Risikofaktorenmedizin
Konzept und Kontroverse

Risikofaktorenmedizin

Konzept und Kontroverse

Herausgegeben von
Heinz-Harald Abholz, Dieter Borgers,
Wilfried Karmaus und Johannes Korporal

W DE G
Walter de Gruyter
Berlin · New York 1982

Anschriften der Herausgeber
Dr. med. H.-H. Abholz, Universitäts-Klinikum Steglitz der Freien Universität Berlin, Medizinische Klinik und Poliklinik (WE 1), Hindenburgdamm 30, 1000 Berlin 45

Dr. med. D. Borgers, Institut für Sozialmedizin und Epidemiologie des Bundesgesundheitsamts, Thielallee 88–92, 1000 Berlin 33

Dr. med. W. Karmaus, Abteilung für Medizinische Soziologie des Universitäts-Krankenhauses Eppendorf, Martinistraße 52, 2000 Hamburg 20

Prof. Dr. med. J. Korporal, Fachhochschule für Sozialarbeit und Sozialpädagogik Berlin, Karl-Schrader-Straße 6, 1000 Berlin 30

Gedruckt mit Unterstützung der Universität Hamburg

CIP-Kurztitelaufnahme der Deutschen Bibliothek

Risikofaktorenmedizin: Konzept u. Kontroverse/
hrsg. von Heinz-Harald Abholz...– Berlin;
New York: de Gruyter, 1982.
ISBN 3-11-008815-0

NE: Abholz, Heinz-Harald [Hrsg.]

Satz: GSD mbH, Berlin 30. – Druck: Karl Gerike, Berlin. – Bindung: Dieter Mikolai, Berlin.

VORWORT DER HERAUSGEBER

Die Beiträge in diesem Band beschäftigen sich mit dem Konzept der Risikofaktoren als einem Gegenstand der medizinischen Grundlagenforschung, der sozialmedizinischen Theoriebildung und der präventiven und therapeutischen Umsetzung. Dieser Theorieansatz wurde in mehr als 30 Jahren mit hohem personellen und finanziellen Aufwand und unter Einbeziehung großer Bevölkerungsteile erarbeitet.

Der hier vorgelegte Versuch einer Bilanz geschieht in einer Zeit, in der die Ergebnisse zahlreicher Studien den Stellenwert des Risikokonzepts sichtbar und beurteilbar machen. Zugleich werden durch die Umsetzung in verschiedene Formen der Prävention aber auch die Reichweite und vor allem die sozialen Folgen dieses Ansatzes deutlich.

Angesichts der erkennbar gewordenen Grenzen der Finanzierbarkeit unseres Systems der Gesundheitsversorgung muß die Frage nach dem Sinn und dem Stellenwert von Maßnahmen der Therapie und der Prävention neu gestellt werden. Neu deshalb, weil die breite gesundheitspolitische Diskussion, die bei uns seit Beginn der 70er Jahre z.B. mit dem Schlagwort 'Prävention statt Kuration' verbunden war, zum Teil euphorisch oder illusionär und häufig auch unter Verkennung medizinisch-therapeutischer, institutioneller und ökonomischer Wirklichkeit geführt wurde.

Inzwischen liegen Erfahrungen mit diesen Reformansätzen vor. Sie sind so weit aufgearbeitet, daß Problemfelder benannt werden können, denen gegenüber präventive Innovationen nicht blind sein dürfen:

- Die adäquate Nutzung vieler Angebote der Vorsorge und Früherkennung scheint in unserem Versorgungssystem bestimmten sozialen Gruppen besser als anderen zu gelingen, oder umgekehrt, sie scheint den Möglichkeiten bestimmter Teile der Bevölkerung nicht zu entsprechen.

- Zudem ist deutlich geworden, daß ein medizinisches Versorgungssystem in Fragen der Prävention weniger arztzentriert und offener für nichtmedizinische Angebote sein muß, damit nicht Lebensbereiche der Betroffenen zu Unrecht medikalisiert werden und Prävention geradezu verhindert wird.

- Viele präventiv therapierte 'Risikoträger' haben bei der Nutzung dieser Angebote zugleich auch Formen sozialer Kontrolle erfahren, die mit der Realisierung solcher Eingriffe verbunden sind. Auch hier gilt es, den Zusammenhang von Prävention und Kontrolle neu zu bestimmen.

- Schließlich hat die Summe der Erfahrungen mit medizinischen Institutionen zum Entstehen und Anwachsen neuer gesundheitsorientierter sozialer Bewegungen geführt, die - verbunden mit einem neuen Verständnis von Professionalität - einen umfassenden Begriff von Gesundheit zugrunde legen und bei der Wahl der Mittel zur Bewahrung oder Wiederherstellung von Gesundheit offen, vielseitig und kreativ sind, in jedem Fall aber über ein biomedizinisches Verständnis hinausgehen.

In dieser Situation das Konzept einer an Risikofaktoren orientierten Medizin zu reflektieren verlangt, daß sowohl den Defiziten der medizinischen und sozialwissenschaftlichen Theoriebildung als auch den Mängeln der Umsetzung in die Praxis des Gesundheitswesens Rechnung getragen wird.

*

Seit Beginn der fünfziger Jahre hat sich - vor allem in den Vereinigten Staaten - auf der Basis von klinischen Beobachtungen, tierexperimentellen Untersuchungen und bevölkerungsorientierten epidemiologischen Studien das Konzept von Risikofaktoren der Arteriosklerose und der koronaren Herzkrankheiten entwickelt. Damit schien ein Modell greifbar, das naturwissenschaftliche, klinisch-medizinische und sozialwissenschaftliche Elemente in einem umfassenden Theorieansatz der Krankheitsentstehung verbindet.

Auf verschiedenen Ebenen ätiologischer oder pathogenetischer Bedeutung konnten auf diese Weise zahlreiche Einflußfaktoren benannt werden, die zur Prädiktion eines Risikos für die genannte Krankheitsgruppe geeignet schienen. Zum Teil ließ sich bei diesen Faktoren im Rahmen einer naturwissenschaftlich-experimentellen Analyse eine kausale Beziehung, zumindest aber eine Einordnung innerhalb eines pathophysiologischen Modells, vornehmen. Für sozialwissenschaftlich und epidemiologisch definierte Risikofaktoren galten die methodischen Voraussetzungen der statistischen Zusammenhangsanalyse. Schon zum damaligen Zeitpunkt zeichnete sich ab, daß naturwissenschaftlich-medizinische und sozialwissenschaftliche Elemente innerhalb eines umfassenden Risikofaktorenmodells nicht problemlos würden integriert werden können.

Auf der Basis des Risikofaktorenmodells der Herz-/Kreislauf-Krankheiten, das recht bald als pathogenetischer Theorieansatz akzeptiert wurde und Vorbild für die Betrachtung der Entstehungsbedingungen anderer Krankheiten sein sollte, wurden therapeutische und präventive Interventionen begründet. Zunächst geschah dies wissenschaftlich wenig abgesichert durch die klinische Medizin oder durch Empfehlungen der pharmazeutischen Industrie: Als Risikofaktoren identifizierte biologische Größen wie z.B. Bluthochdruck oder Hypercholesterinämie sollten mit Hilfe von Medikamenten wieder 'normalisiert' werden, um das Risiko, das mit den pathologischen Werten verbunden schien, für die behandelten Personen aufzuheben.

Erst in einer zweiten Phase der wissenschaftlichen Aufarbeitung, in klinisch-epidemiologischen Interventionsstudien, wurde versucht, die therapeutische Anwendung des Risikofaktorenkonzepts in ihrem Nutzen zu überprüfen.

Als Fazit derartiger Studien, die sich auf die verschiedensten Risikofaktoren konzentrieren, läßt sich festhalten, daß zumeist kein durchschlagender oder nur ein unerwartet geringer Nutzen der 'Behandlung' der jeweils untersuchten Risikofaktoren nachzuweisen war. In der jetzigen Phase, in der die relativ geringe Effektivität einer kurativ orientierten Medizin immer offensichtlicher wird, stellt sich nun heraus, daß auch die präventive Orientierung der Beeinflussung von Risikofaktoren nur wenig und zum Teil gar nicht von Nutzen war. Deshalb müssen u.E. das gesamte Konzept und seine Anwendung in Prävention und Therapie noch einmal überdacht werden.

*

Die in diesem Band zusammengestellten Beiträge haben auf der Basis verschiedener wissenschaftlicher Disziplinen eine kritische Analyse zum Ziel. Von naturwissenschaftlicher und sozialwissenschaftlicher Seite wird das Konzept der Risikofaktoren hinsichtlich seiner erklärenden Potenz, dem Verhältnis der Einzelfaktoren zueinander und von der Frage nach der Beeinflussung von Krankheitsinzidenz und Sterblichkeit untersucht. Durch die verschiedenen Beiträge wird deutlich, daß hier über lange Zeit im Bereich der Wissenschaft und noch mehr im Alltagsverständnis der Medizin eine folgenreiche Überschätzung des Erklärungswerts des Risikofaktorenmodells vorgelegen hat und noch vorliegt.

Aber auch auf der Ebene der Methodik, der Operationalisierung und der empirischen Absicherung, der Übertragbarkeit von tierexperimentellen Befunden auf den Menschen sowie der Frage der Definition von Risikopopulationen erscheint das Risikofaktorenmodell defizitär und nicht hinreichend valide für die Anwendung in einem Konzept von Prävention oder Behandlung auf Bevölkerungsbasis zu sein. So ist es zum Beispiel durch gegenseitige Abhängigkeiten von Risikofaktoren zu falschen Interpretationen hinsichtlich des Stellenwerts der einzelnen Faktoren gekommen. Die Tatsache, daß bei den meisten Risikofaktoren eine mehr oder minder lineare Beziehung zwischen der Ausprägung des als Risikofaktor identifizierten Merkmals und der untersuchten Krankheit vorliegt, wirft das Problem der Grenzziehung zwischen 'normal' und 'pathologisch' auf. Bei einem Konzept, das in seiner therapeutischen Anwendung eine massenhafte Erkrankung zurückdrängen oder verhindern soll, wäre es plausibel, diese Grenzziehung sehr nah an den Bereich der Norm zu verlagern, damit große Teile einer Population, nämlich auch diejenigen mit geringem Risiko, präventiv hinsichtlich des identifizierten Risikofaktors 'behandelt' werden können. Die Folge ist jedoch, daß große Teile der Bevölkerung - nach Grenzziehung und Zahl der Risikofaktoren zwischen 30 und 80 % - nun zu behandlungsbedürftigen Risikofaktorenträgern werden. Dies stellt verschärft die Frage nach einer Medikalisierung, nach einer umfassenden chemischen Steuerung aller Lebensvorgänge neben derjenigen der ethischen Problematik und der von Aufwands- und Erfolgsrelationen bei der therapeutischen Anwendung von Risikofaktorenmodellen.

Risikofaktorenmedizin erscheint als plausibles und erfahrungswissenschaftlich begründetes Modell, wichtige Volkskrankheiten in ihren Morbiditäts- und Mortalitätsfolgen dadurch zu beeinflussen, daß die einzelnen Risikoträger in der Vorphase einer klinischen Erkrankung professionell 'behandelt' werden. Dieser Ansatz mag primär, sekundär oder primordial präventiv genannt werden, in jedem Fall verknüpft er ein sich bisher fast ausschließlich therapeutisch verstehendes System der medizinischen Versorgung breit mit dem Gedanken einer 'massenhaften individuellen Prävention' - und dies zugleich in Übereinstimmung mit dem herrschenden Paradigma in der Medizin.

Beiträge des vorliegenden Readers setzen hier an den verschiedenen Ebenen der wissenschaftlichen und wissenschaftstheoretischen Voraussetzungen und der institutionellen Umsetzung an. Antworten werden in sehr unterschiedlicher Weise gegeben. Ebenso wie der wissenschaftliche Bestand mit vielen Fragezeichen versehen wird, sind auch die wissenschaftlichen Konsequenzen kontrovers: Verbreiterung der empirischen Basis durch einen Ausbau der Grundlagenforschung, Verfeinerung und Weiterentwicklung des theoretischen Konzepts oder interventive Forschung unter den gegebenen Modellvoraussetzungen.

Aber auch die anwendungs- und umsetzungsorientierten Beiträge zeigen ein weites Spektrum, das von mehr und aufwendigerem Screening mit der notwendigen Konsequenz einer weiteren Medikalisierung und den hiermit gegebenen individuellen und sozialen Folgen bis zu einer primärpräventiven, gesundheitsorientierten Argumentation reicht.

Über die medizinische Dimension hinaus wird auch die staatliche und institutionelle Seite reflektiert. Strukturelle Prävention intendiert eine Reduktion von Morbidität und Mortalität durch Veränderungen in der Gesundheitsversorgung und durch weitere gesundheits- und sozialpolitische Maßnahmen. Über diese Maßnahmen präventiv zu wirken, ist bei uns in der Regel konträr zu einem Ansatz, der den Betroffenen in seinem sozialen Zusammenhang in den Mittelpunkt stellt.

Schließlich kann am Beispiel der verhaltensbedingten Risiken deutlich werden, daß präventive Zielsetzung sich mit individueller Schuldzuschreibung oder der zunehmenden sozialen Kontrolle auseinanderzusetzen hat oder - mit einer anderen präventiven Zielsetzung - emanzipative Elemente aufweisen kann.

In einer solchen Situation scheint es sinnvoll, einen Blick in die Geschichte der Medizin zu tun. Wir sind der Auffassung, daß hier die Darstellung der Bekämpfung der Tuberkulose als Volkskrankheit hilfreiche Einsichten vermitteln kann: Den Kontroversen um den Stellenwert sozialer und medizinischer Bedingungen der Krankheitsentstehung, Behandlung und Prävention kann entnommen werden, daß im medizinhistorischen Rückblick eine Reihe von Verkürzungen der medizinischen Theoriebildung erkannt werden können, die zu problematischen Strategien in Prävention und Behandlung geführt haben.

Eine solche Distanz zur Diskussion einer Risikofaktorenmedizin, in die wir mit unseren theoretischen, praktisch-therapeutischen oder interventiven Arbeiten direkt einbezogen sind, haben wir derzeit noch nicht. Wenn jedoch durch die Beiträge dieses Bandes die kontroversen Positionen transparenter werden, eher zu begründen oder abzuwägen sind, so sehen wir seine Aufgaben als erfüllt an.

Der vorliegende Band basiert auf Beiträgen und Diskussionen einer Tagung, die im Juni 1981 in Berlin stattfand. Sie wurde vom Institut für Sozialmedizin und Epidemiologie des Bundesgesundheitsamts in Zusammenarbeit mit der Freien Universität Berlin, der Fachhochschule für Sozialarbeit und Sozialpädagogik Berlin und der Universität Hamburg durchgeführt. Planung und Organisation der Tagung lagen in den Händen von Dieter Borgers.

Mit der breiten Diskussion des Risikofaktorenansatzes war zugleich versucht worden, eine offene Auseinandersetzung mit diesem Thema in ganz unterschiedlichen Wissenschaftsdisziplinen zu beginnen. Die Beiträge dieses Bandes gehen im Umfang wesentlich über die auf der Tagung gehaltenen Referate hinaus und schließen die Ergebnisse der Diskussion ein.

Im Zusammenhang mit der Durchführung der Tagung und der Herausgabe dieses Bandes haben wir vielen zu danken: Eva Trollst für die umsichtige Vorbereitung der Tagung, allen Autoren für ihre Tagungsbeiträge und die Bearbeitung der vorliegenden Aufsätze sowie dem Bundesgesundheitsamt, der Fachhochschule für Sozialarbeit und Sozialpädagogik Berlin, der Freien Unversität Berlin und der Universität Hamburg für die Unterstützung unserer Arbeit. Im Zusammenhang mit der Herausgabe dieses Bandes danken wir ganz besonders Rita Forgber für die sorgfältige Textverarbeitung, Lutz-Olaf Walter für die graphische Gestaltung und Dr. Christoph Zink für die redaktionelle Bearbeitung der Beiträge.

Berlin, im Januar 1982

Heinz-Harald Abholz, Dieter Borgers, Wilfried Karmaus, Johannes Korporal

INHALTSVERZEICHNIS

HISTORISCHE BEISPIELE DER ENTWICKLUNG EPIDEMIOLOGISCHER UND PRÄVENTIVER KONZEPTE

Die Entwicklung des Konzepts der Risikofaktoren
Frederick H. Epstein 2

Die sozialhygienischen Forderungen zur Bekämpfung der Tuberkulose als Volkskrankheit
Hans Harmsen 7

Das Risikofaktorenkonzept der koronaren Herzkrankheiten vor dem Hintergrund der sozialhygienischen Erforschung und Bekämpfung der Tuberkulose als Volkskrankheit
Claus Garbe 17

Phasen präventiver Strategien
Wilfried Karmaus 27

METHODISCHE PROBLEME DER ERFORSCHUNG VON RISIKOFAKTOREN

Zur theoretischen und empirischen Fundierung des Konzepts der Risikofaktoren koronarer Herzkrankheiten
Johannes Korporal und Angela Zink 38

Epidemiology as causal research?
Holger Hansen 51

Empirische Probleme der Definition einer Risikopopulation beim milden Bluthochdruck
Eckardt Bergmann 57

Probleme der Definition sozialer Risikofaktoren
Uta Gerhardt 65

Zur empirischen Einlösbarkeit komplexer sozialwissenschaftlicher Belastungskonzepte
Werner Maschewsky 77

DAS RISIKOFAKTOREN-MODELL AM BEISPIEL VON HERZ-KREISLAUF-ERKRANKUNGEN

Risk factors for high blood pressure
Walter W. Holland 86

Thesen zur Kontrolle des erhöhten Blutdrucks
Ulrich Laaser 91

Risikofaktorenmedizin und Primärprävention beim milden Bluthochdruck
Dieter Borgers 105

Stellenwert des Cholesterins im Risikofaktorenkonzept
Hans-Ulrich Melchert 119

Zur Epidemiologie des relativen Körpergewichts
Konrad W. Tietze 125

Übergewicht - Wechselwirkungen mit anderen Risikofaktoren
Winfried Kahlke 135

Das Typ-A-Muster: Ein Risikofaktor für koronare Herzkrankheiten?
Klaus Dittmann und Ingbert Weber 147

Chronisch-mangelhaftes Bewältigungsverhalten. - Einige Ergebnisse psychoanalytischer Untersuchungen von Herzinfarktpatienten
Heide Berndt 161

Belastende und protektive Faktoren am Beispiel eines Vergleichs erwerbstätiger mit nicht erwerbstätigen Frauen
Sabine Bartholomeyczik 169

UMSETZUNG DES RISIKOFAKTOREN-KONZEPTS IN DIE PRÄVENTION

Konzeptionelle und ethische Probleme des Risikofaktorenkonzepts in seiner therapeutischen Anwendung
Heinz-Harald Abholz 182

Soziale und institutionelle Prävention von Risikofaktoren
Eberhard Greiser 193

Ausmaß und Verursachung von Non-Compliance in der Präventivmedizin
Dieter von Schmädel 203

Kovariablen des Abbruchs einer psychologischen Gruppenbehandlung bei adipösen Patienten mit essentieller Hypertonie
Heinz-Dieter Basler, Ulrich Brinkmeier, Kurt Buser, Irene Diegritz, Klaus-Dieter Haehn und Regine Mölders-Kober 209

Übergewicht als Risikofaktor - Möglichkeiten der verhaltenstherapeutischen Beeinflussung
Jürgen Bengel 219

Das Hamburger Modellvorhaben zur praktischen Primärprävention auf der Ebene der Veränderung von gesundheitlichen Einstellungen und Verhaltensweisen
Joachim Lewerenz, Rainer Fehr und Ulf Haartje 229

Selbsthilfegruppen gegen Risikofaktoren?
Alf Trojan und Ralf Itzwerth 235

Gesundheitsorientierte Selbsthilfe als soziale Aktion
Karin Becker und Peter Franzkowiak 249

Die Kooperation von Experten und Laien - Bedingung oder Gefahr für die Prävention von Volkskrankheiten?
Alex Füller 259

Vom Umgang mit der Utopie: Anmerkungen zum Gesundheitsbegriff der Weltgesundheitsorganisation
Ilona Kickbusch 267

AUTOREN IN STICHWORTEN 277

SACHREGISTER 287

HISTORISCHE BEISPIELE DER ENTWICKLUNG EPIDEMIOLOGISCHER UND PRÄVENTIVER KONZEPTE

DIE ENTWICKLUNG DES KONZEPTS DER RISIKOFAKTOREN

Frederick H. Epstein

Das Konzept der Risikofaktoren lag den großen epidemiologischen Studien über kardiovaskuläre Krankheiten, welche um 1950 begannen, zugrunde. Klinische Beobachtungen ließen vermuten, daß Hyperlipidaemie, Hypertonie und Rauchen sowie andere Einflüsse bei Koronarkranken häufiger vorkommen. Es galt zu zeigen, daß diese Befunde nicht Folgen, sondern Vorläufer dieser Krankheit sind, wofür Langzeitstudien notwendig waren. Das Bewußtsein bestand schon damals, daß die Lebensgewohnheiten des einzelnen und seiner Gemeinschaft für erhöhte Werte dieser vermutlichen Vorläufer weitgehend verantwortlich sein müssen. Die letztere Erkenntnis kam damals hauptsächlich von Beobachtungen über geographische Unterschiede. Die wichtige Rolle von Wohlstand und Armut sowie der Vielzahl sozialer, ökonomischer und psychologischer Umstände stand von Anfang an im Gesichtsfeld. Das Wort 'Risikofaktor' tauchte schließlich erstmals in einer Publikation aus der Framingham Studie im Jahre 1961 auf und fing sofort Feuer. Der Grund ist klar: Es ist ein gutes, einfaches und treffendes Wort! Daher ist es schwer verständlich, warum der Begriff und alles, was er beinhaltet, in den letzten Jahren zunehmend unter Beschuß zu kommen scheint. Zum Teil ist wohl der Zeitgeist verantwortlich, welcher alle bestehenden Werte in Frage stellt. Außerdem hat der Mensch offenbar eine Neigung, das Rad immer wieder neu erfinden zu wollen!

In der angelsächsischen Welt, wo das Konzept der Risikofaktoren entstand, ist die Einstellung zu diesem Fragenkomplex im wesentlichen pragmatisch. Man schert sich relativ wenig um Definitionen oder medizinsoziologische Abhandlungen, sondern fragt, was man mit diesen Risikofaktoren praktisch anfangen soll. Damit sei keineswegs gesagt, daß solche mehr theoretischen Betrachtungen und Modelle fehl am Platz sind. Nur sollen Wort und Tat sozusagen Hand in Hand gehen!

Risikofaktoren sagen Krankheit voraus. Zentral ist die Frage der Kausalität. Falls Risikofaktor und Krankheit ursächlich verknüpft sind, sollte Abbau der Risikofaktoren das Auftreten manifester Krankheit verhüten oder verzögern - und Verhütung ihrer Entstehung überhaupt die Gesundheit erhalten. So einfach ist es, und es fragt sich, woher die Hemmschuhe und Steine im Weg kommen, Programmen zur Bekämpfung von Risikofaktoren entgegenzuwirken. In dieser Beziehung muß gefragt werden: (1) Ist der Zusammenhang tatsächlich kausal?, (2) wenn 'ja': Wie stark ist der Zusammenhang?, (3) wenn zureichend stark: Wie kommt man an den Einzelnen und die Bevölkerung heran, riskantes Verhalten zu ändern oder zu verhüten?

Nachweis einer kausalen Beziehung erfordert (Tab. 1) eine Dosis-Wirkung-Beziehung, Regeln mit wenigen und erklärbaren Ausnahmen, Vereinbarkeit der Resultate aus verschiedenen Forschungsgebieten, plausible Mechanismen und Unterstützung der Resultate durch Interventionsstudien. In einem gegebenen Fall wird es weder möglich noch notwendig sein, alle diese Forderungen im gleichen Maß zu erfüllen. Beispielsweise vermag die Existenz von überzeugenden Mechanismen Lücken in bezug auf andere angeführte Punkte zu überschatten. Umgekehrt sind an und für sich gute Nachweise verdächtig, wenn der Mechanismus in der Luft hängt. Interventionsstudien werden natürlich benötigt, um nicht nur Nachweise, sondern einen endgültigen Beweis zu erbringen. Hier ist das Problem, eine wirklich aussagekräftige Interventionsstudie zu entwerfen und relativ mangellos durchzuführen. Bei den chronischen Krankheiten ist es in den letzten Jahren offensichtlich geworden, daß die Logistik und Deutung solcher Studien schwieriger sind, als ursprünglich angenommen wurde. Die Gefahr falsch-negativer Resultate ist deshalb erheblich. Wenn ein derartiger Verdacht vorliegt, sollte er bei der Beurteilung einer Kausalkette nicht ausschlaggebend sein.

Tab. 1: Nachweis einer Ursache-Wirkung-Beziehung zwischen einem Risikofaktor und dem Krankheitsrisiko

---

Es sind erforderlich:

1. eine abgestufte Dosis-Wirkung-Beziehung, so daß Prävalenz und Inzidenz, auch nach Berücksichtigung von 'Störungsfaktoren', mit steigendem Risikofaktorenwert zunehmen
2. Übereinstimmung der Befunde in verschiedenen Bevölkerungen
3. Vereinbarkeit der Resultate aus verschiedenen Forschungsgebieten -
   - Klinische Beobachtungen
   - Epidemiologische Studien
   - Pathologische Befunde
   - Experimentelle Studien (Tierversuche, Gewebe)
4. plausible Mechanismen für die Wirkung des Risikofaktors auf zellulärer Ebene
5. Unterstützung durch Resultate von Interventionsstudien.

Hinsichtlich der Stärke einer Beziehung ist ein kausaler Zusammenhang umso wahrscheinlicher, je höher der Risikoquotient liegt, d.h. je größer das Krankheitsrisiko bei Risikoträgern im Vergleich zu Nicht-Risikoträgern ist. Aber auch wenn der Risikoquotient 'nur' 1,5 oder 2 beträgt, kann ein wichtiger biologischer und nicht nur statistisch signifikanter Zusammenhang bestehen. Dabei ist der Zeitfaktor zu beachten. Ein Risikofaktor mag im

Jugendalter weichenstellend sein, aber bei Messung im mittleren Alter das wirkliche Risiko unterschätzen. Außer dem Risikoquotient messen Sensitivität, Spezifität und die Voraussagekraft bei Risikoträgern die Stärke der Beziehung zwischen Risikofaktor und Krankheitsrisiko.

Schließlich nützt der beste Risikofaktor nichts, wenn er nicht beeinflußbar ist. Die Erfahrungen der letzten Jahre mit Projekten, welche das Verhalten individuell und im Rahmen gemeinde-orientierter Prävention zu verändern suchen, haben gelehrt, daß der Mensch in seinen täglichen Lebensgewohnheiten noch stärker fixiert ist, als man annahm. Wenn Befürchtungen sich bestätigen, ist dies kein Grund zur Resignation. Im Gegenteil müssen solche Befunde dazu anspornen, die Bemühungen zu intensivieren. Es ist auch wichtig zu wissen, wie es nicht geht, bevor man bessere Wege findet! Trotz aller Probleme existiert heute eine Anzahl von Beispielen von erfolgreicher Gesundheitserziehung. In diesem Zusammenhang besteht eine bedauerliche Meinungsverschiedenheit zwischen Befürwortern einer Prävention, welche in erster Linie auf das Individuum - ob Risikoträger oder noch nicht - gerichtet ist, und einer Strategie, welche das Gefüge der Gesellschaft zu verändern sucht. Ersterer Ansatz kann sich darauf beschränken, dem Bürger auf Gemeindeebene präventivmedizinische Maßnahmen zugänglicher zu machen. Am anderen Ende des Spektrums, mit allen möglichen Zwischenstufen, steht eine vom Staat oder Behörden ausgehende Gesundheitspolitik. Es wird hier häufig von 'strukturellen' Maßnahmen gesprochen, ohne diesen Begriff unmißverständlich zu definieren. Politische Maßnahmen verändern nicht zwangsläufig die menschliche Natur. Dies geht eindeutig daraus hervor, daß die Problematik gesundheitskonformen Verhaltens und die Häufigkeit von Risikofaktoren in der Bevölkerung in industrialisierten Ländern vom politischen System unabhängig sind. Jedenfalls ist es, wie gesagt, zu bedauern, die Prävention für den einzelnen und für die Allgemeinheit als Alternativen zu betrachten. Alle Hebel sollten auf allen Ebenen in Bewegung gesetzt werden. Verschiedene Ansätze und Aktionen müssen sich gegenseitig ergänzen und verstärken. In gleicher Weise sind Gesundheitsförderung durch die Medien und durch die Fahndung nach Risikoträgern keine Alternativen, sondern komplementäre Strategien für eine optimale Gesundheitsvorsorge. Erkennung und vorsorgliche Behandlung von Risikoträgern im Rahmen der üblichen medizinischen Betreuung ('incidental screening') ist auch vom Kosten-Nutzen-Standpunkt durchaus tragbar.

Die historische Entwicklung des Risikofaktoren-Konzepts, der heutige Stand der Dinge und ein Blick in die Zukunft können am Modell der Epidemiologie der Koronarkrankheit erläutert werden (Tab. 2). Die wissenschaftlichen Grundlagen kamen von den epidemiologischen Studien, die einen Höhepunkt erreichten und dann zum Teil den Interventionsstudien Platz machten. Die Interventionsstudien haben ihren Schwerpunkt teilweise von der individuell-gezielten Prävention, hauptsächlich auf den Nachweis von Kausalität ausgerichtet, in die Richtung bevölkerungsorientierter Programme verlegt. Diese historischen und wissenschaftlichen Entwicklungen wurden verschiedentlich besprochen und zusammengefaßt (1-11). In der Zukunft sollte gewiß auf all diesen Ebenen, mit Berücksichtigung der gesammelten Erfahrungen und mit neuen Prioritäten, weitergeforscht werden. Errungene Erkenntnisse müssen zur Prävention beim Einzelnen und in der Gemeinschaft mit erprobten Methoden angewandt werden. Doch setzt optimale Prävention optimales Wissen um Risikofaktoren voraus. Zu diesem Zweck bedarf es weiterer epidemiologischer Forschung, welche die Wechselbeziehungen zwischen Mensch und Umwelt im weitesten Sinne einbezieht.

Tab. 2: Epidemiologie der Koronarkrankheit - historische Entwicklung

---

Vorläufer

Deskriptiv-Analytische Studien

Gründerzeit: um 1950 bis Mitte der 50er Jahre
Blütezeit: um 1955 bis Mitte der 70er Jahre
Konsolidierung und Suche nach neuen Risikofaktoren: Gegenwart und Zukunft

Interventionsstudien

Anlaufzeit: Ende der 50er bis Ende der 60er Jahre
Höhepunkt: 70er Jahre, in die 80er Jahre
Zukunftsperspektiven: von der Entwicklung abhängig

Einsatz präventiver Maßnahmen auf Grund des errungenen Wissens

Beim Einzelnen
In der Gemeinschaft

LITERATUR

(1) EPSTEIN, F.H.: Risikofaktor, Risikoindikator und Pathogenese. Med. Klin. 73: 381-387 (1978)

(2) STAMLER, J.: Lifestyles, major risk factors, proof and public policy. Circulation 58: 3-19 (1979)

(3) BLACKBURN, H.: Diet and mass hyperlipidemia: a public health point of view. In: LEVI, R.I. et al. (Hg.): Nutrition, lipids and coronary heart disease, a global view, S. 309-347. New York (Raven Press), 1979.

(4) EPSTEIN, F.H. et al.: Prävention der Atherosklerose: Grundlagen heute. Schweiz. Med. Wochenschr. 109: 1171-1180 (1979)

(5) EPSTEIN, F.H.: Predicting, explaining and preventing coronary heart disease. Mod. Concepts Cardiovasc. Dis. 48: 7-12 (1979)

(6) EPSTEIN, F.H.: Die Epidemiologie der koronaren Herzkrankheit - ein historischer Überblick. In: AUGUSTIN, J. et al. (Hg.): Fettstoffwechselstörungen, S. 19-26. Baden-Baden (Witzstrock), 1980.

(7) EPSTEIN, F.H.: Koronarkrankheit: das Risiko für den Einzelnen und die Gemeinschaft. In: AUGUSTIN, J. et al. (Hg.): Fettstoffwechselstörungen, a.a.O., S. 27-32.

(8) EPSTEIN, F.H.: Lipide und Atherogenese: Epidemiologische Evidenz. Ther. Umsch. 37: 947-953 (1980)

(9) EPSTEIN, F.H.: Zur Epidemiologie der Risikofaktoren der Koronarkranheit. Therapiewoche 30: 1293-1297 (1980)

(10) EPSTEIN, F.H.: Risikofaktor Hyperlipidaemie heute. Aktuel. Endokrinol. Stoffwechsel 2: 1-4 (1981)

(11) EPSTEIN, F.H.: Epidemiologie der koronaren Herzkrankheit. In: KRAYENBÜHL, H.P. und W. KÜBLER (Hg.): Kardiologie in Klinik und Praxis, Bd. II, S. 40.1-40.6. Stuttgart (Thieme), 1981.

DIE SOZIALHYGIENISCHEN FORDERUNGEN ZUR BEKÄMPFUNG DER TUBERKULOSE ALS VOLKSKRANKHEIT

Hans Harmsen

Ziel der Weltgesundheitsorganisation ist die Ausrottung der Seuchen - aber auch in der Medizin stehen Erfolg und Mißerfolg oft dicht beieinander. Für die WHO war es ein Triumph, als man den letzten Pockenkranken unter Kontrolle gebracht hatte und nunmehr weltweit auf die Fortführung der Pockenimpfung - mit ihren Schäden - verzichtet werden konnte.

Das neue 'International Journal of Health Development' der WHO wird bezeichnenderweise eröffnet mit einem kritischen Bericht des früheren Programm- und Planungsdirektors der WHO, FARID, 'The Malaria Programme - from euphoria to anarchy' (1). Über die Kontrolle hoffte man, unter Aufwendung von Milliarden-Beträgen in den 50er Jahren, zur Ausrottung, 'Eradication', dieser weltweiten Seuche zu kommen. In den 70er Jahren mußte man sich eingestehen, daß man in einigen Gebieten die Malaria zwar zurückdrängen konnte, in anderen aber die Überträger, die Anophelen, sich erneut ausbreiten und die Malaria wieder ihre Opfer fordert.

Eine ähnliche Enttäuschung erlebte die WHO bei ihrem Großeinsatz gegen die Geschlechtskrankheiten.

Ist der Rückschlag - das Versagen der Impfung - bei der Bekämpfung der Tuberkulose als Volkskrankheit methodisch bedingt?

Frühgeschichtliche Knochenfunde aus der jüngeren Steinzeit mit typischen tuberkulösen Veränderungen, ägyptische Mumienskelette mit Gibbus um 2800 v.Chr. sind ein weiterer Beweis für die Ausbreitung der Tuberkulose im eurasischen Raum schon in der Frühzeit. Andererseits sind in Amerika keine tuberkulösen Knochenveränderungen aus vorkolumbianischer Zeit bekannt.

Aus Keilschrift-Dokumenten geht hervor, daß man damals schon wußte, daß die 'zehrende' Krankheit durch den 'Auswurf' auf andere Menschen übergeht. Hippokrates wies auf das gehäufte Vorkommen in bestimmten Familien hin, er kannte auch die Knotenbildungen in der Lunge.

Holländische Anatomen nannten um 1620 die Lungenknoten 'Tuberkula'. Die Krankheitsbezeichnung 'Tuberkulose' prägte SCHÖNLEIN um 1832. Im geschichtlichen Ablauf kennen wir Zeiten stärkerer Ausbreitung der Tuberkulose und erheblicher Zunahmen - immer, wenn es durch Kriege oder Mißernten zur Verelendung insbesondere der entwurzelten Bevölkerungsgruppen kam. Aber auch soziale Entwicklungen sind für die seuchenhafte Ausbreitung der Tuberkulose oft entscheidend gewesen.

Während die landsässige bäuerliche Bevölkerung in der Regel eine ausreichende eiweißhaltige Ernährungsgrundlage hatte, ergaben sich in der Frühzeit der Industrialisierung, in Verbindung mit dem sich ausbreitenden Alkoholismus, bei ausgesprochener Mangelernährung im städtischen Bereich in Verbindung mit Wohnungsmangel, elendsbedingte Ausbreitungsherde der Tuberkulose.

'Schwindsucht' bedeutet 'abmagerndes zehrendes Siechtum'. In der Form der 'Galoppierenden Schwindsucht' wurde diese Tuberkuloseform Mitte des 19. Jhs. zum Bühnenereignis: Dumas 'Kameliendame' (1850), Verdi in seiner Oper 'Traviata' (1853), Puccini in 'La Bohême' (1896).

Dem Streit über die Verursacher der Schwindsucht wurde 1882 durch Robert KOCH mit dem Nachweis des Tuberkelbakteriums als Erreger ein Ende bereitet. Die Möglichkeit der Farbkontrastfärbung lehrte zugleich, viele, bis dahin als selbständige Krankheiten angesehene Prozesse wie die käsige Pneumonie, chronisch-produktive Lungenprozesse, Knochen-, Mittelohr-, Augen-, Kehlkopf-, Urogenital-Tuberkulosen, aber auch die Skrofulose und die zu fürchtende Meningitis als Folgen des gleichen Infektionserregers aufzufassen.

Das Tuberkelbakterium ist nicht nur der Schwindsuchterreger beim Menschen, wir kennen die Perlsucht der Rinder und die Geflügeltuberkulose. Der Typus Humanus kann Rinder infizieren, der Typus Bovinus den Menschen. Der Typus Gallinatius erzeugt nicht nur bei Geflügel, sondern auch bei Schweinen eine Tuberkulose, ist aber für den Menschen praktisch bedeutungslos. Das gleiche gilt auch für die Kaltblüter-Tuberkulose, von der sich FRIEDMANN seinerzeit einen wirksamen Impfstoff versprach. Das Tuberkulose-Ausmerzverfahren bei Rindern hat in Verbindung mit den Milchbehandlungsbestimmungen die Weiterverbreitung der Tuberkulose über die Milch weitgehend eingedämmt.

Die 'Weiße Pest' ist bis heute in allen Kulturstaaten eine noch wichtige 'übertragbare Krankheit'; sie ist in der Dritten Welt zur wichtigsten Tropenkrankheit geworden. Von 10.000 Lebenden starben im Altreich an Tuberkulose (2):

1882	33	1920	16
1890	29	1930	9
1910	19	1932	8
1919	23	1938	6

Jeder Krieg - auch der letzte Weltkrieg - führte zu einer erheblichen Zunahme der Tb-Morbidität wie der Tb-Mortalität.

Als Todesursache ist heute die Tuberkulose aber von geringerer Bedeutung. Man stirbt nicht mehr an seiner Tuberkulose, sondern an anderen Erkrankungen. Die Autopsie weist nach, daß außer den zum Tod führenden Prozessen oft auch Reste einer Tuberkulose festzustellen sind. In der

Bundesrepublik Deutschland wurden 1979 nur 2.126 Tuberkulose-Todesfälle registriert.

Der spektakuläre Rückgang der Tuberkulose als Todesursache ist in erster Linie das Ergebnis wirtschaftlich-sozialer Entwicklungen und sozialhygienischer Maßnahmen, insbesondere der Aufklärung der Allgemeinheit über das Wesen der Tuberkulose. Entscheidend war die Verbesserung des Ernährungsstandards und der Wohnverhältnisse - weniger aktiv-therapeutische Maßnahmen, so wertvoll diese auch für manchen Einzelfall sein können.

Ausgehend von der Erkenntnis im 19. Jh., daß die Tuberkulose im Einzelfall allein mit physikalisch-diätetischen Maßnahmen heilbar sei: Ruhe, gute vollwertige Ernährung, frische gesunde Luft, dosierte Einwirkung der Sonne und maßvolle körperliche Belastung - gründete Dr. Bremer bereits 1854 im schlesischen Görbersdorf das erste Tuberkulose-Sanatorium. Es war der Versuch, die Lungentuberkulose mittels Anstaltseinweisung zu bekämpfen. - Wie wir heute wissen, ein teurer und vergeblicher Versuch, weil der Ansatz falsch war.

Am 24. März 1882 hatte Robert KOCH seinen berühmten Vortrag 'Über Tuberkulose' vor der Berliner Physiologischen Gesellschaft gehalten, der dem Thema 'Tuberkulose' mit einem Schlag auch in der Laienwelt eine breite Plattform verschaffte. Der 1899 in Berlin tagende 'Kongreß zur Bekämpfung der Tuberkulose als Volkskrankheit' führte dazu, daß Vereine, Kommunalbehörden, vor allem aber die neugegründeten Landesversicherungsanstalten, als Träger der Arbeiter-Rentenversicherung über große Finanzmittel verfügend, sich auf den Bau von Heilstätten warfen.

Bei der Entgegennahme des Nobel-Preises 1906 führte Robert KOCH in einer Rede, die auffallend geringe Beachtung gefunden hat, aus: "Was soll nun mit den als gefährlich anzusehenden Kranken geschehen, nachdem sie zur Kenntnis gekommen sind? Wenn es möglich wäre, dieselben sämtlich in Krankenhäusern unterzubringen und dadurch relativ unschädlich zu machen, dann würde die Tuberkulose sehr rasch abnehmen" (3).

Robert KOCH hatte inzwischen in Norwegen gesehen, wie man dort die Lepra als Volkskrankheit erfolgreich bekämpfte. 1856 betrug die Zahl der Leprösen in Norwegen fast 3.000. Nicht alle wurden isoliert, sondern nur die besonders Gefährlichen. Bis 1906 erreichte man damit einen Rückgang auf etwa 500. Analog forderte Robert KOCH, daß man die Gefährlichen, d.h. die im letzten Stadium der Schwindsucht Befindlichen, in Krankenhäusern unterbringen solle. So kam Robert KOCH in seiner Nobel-Preis-Rede zu dem Schluß:

"Aber ich bin fest davon überzeugt, daß die bessere Fürsorge für die Schwindsüchtigen im letzten Stadium, nämlich ihre Unterbringung in Krankenanstalten, die in England und Preußen in verhältnismäßig großem Umfange geschieht, am meisten zur Besserung der Tuberculoseverhältnisse beigetragen hat" (4).

"Wenn nicht mehr wie bisher die Schwindsüchtigen als Unheilbare von den Krankenhäusern zurückgewiesen werden, sondern wenn wir ihnen die denkbar beste und unentgeltliche Pflege anbieten, in einzelnen Fällen sogar noch Heilung in Aussicht stellen können, wenn ferner für ihre Familien während der Krankheit gesorgt wird, dann wird nicht der geringste Zwang nötig sein, um noch viel mehr dieser unglücklichen Kranken zu veranlassen, die Krankenhäuser aufzusuchen, als es jetzt schon geschieht" (5).

Die 'Heilung' verheißende Volksheilstätten-Bewegung führte im Altreich seit 1899 zu einem immer kostspieliger werdenden Netz von Spezialheilstätten für Lungenkranke.

Der Schweizer Arzt ROLLIER errichtete 1903 in Leysin die erste Heilstätte zur helio-therapeutischen Behandlung der Tuberkulose. Ab 1909 trat ROLLIER für eine Ergänzung der klima-ärztlichen Behandlung durch arbeitstherapeutische Maßnahmen ein.

Daß eine 'Heilung' der Tuberkulose in der Heilstätte nur in seltenen Fällen möglich ist, mußte man bald erkennen. Man begründete nunmehr den weiteren Heilstättenbau mit dem Zweck der 'Wiederherstellung der Arbeitsfähigkeit' - damit konnten alle finanziellen Anforderungen gerechtfertigt werden. Zwar war die Tuberkulose rückläufig -, aber bestimmt nicht durch die Heilstätten, wenn diese auch den einzelnen Patienten Hilfe gebracht haben.

Wie schon Robert KOCH, so forderte Alfred GROTJAHN, der Begründer der deutschen Sozialhygiene, für die Bekämpfung der Tuberkulose als Volkskrankheit ein grundsätzliches Umdenken in der Medizin. Seine Kritik richtete sich auch gegen die einseitige Orientierung der Hygiene-Lehrstühle. Man lehrte nicht mehr Gesundheitspflege, sondern Mikrobiologie und Physiologische Chemie.

Die Aufgaben der Gesundheitspflege wurden von großen Ärzte-Fachgesellschaften wie den Vereinen gegen den Alkoholismus, die Tuberkulose, die Geschlechtskrankheiten, die Säuglingssterblichkeit u.a. aufgegriffen. Dabei kam die theoretische Fundamentierung dieser hygienischen Bewegungen zu kurz, "weil agitatorische Gesichtspunkte in den Vordergrund traten, die einer rein wissenschaftlichen Objektivität abträglich waren" (6).

In seinen Lebenserinnerungen 'Erlebtes und Erstrebtes' führte GROTJAHN aus, wie er an einem in die Augen springenden Beispiel nachzuweisen bemüht war, daß die praktische Betätigung auf dem Gebiet der Sozialhygiene dringend einer Führung durch theoretische Erwägungen benötige. GROTJAHN wählte als Beispiel "Die Bekämpfung der Lungentuberkulose als Volkskrankheit durch Errichtung von großen und beinahe luxuriös ausgestatteten Lungenheilstätten seitens der Landesversicherungsanstalten":

"Diese Heilstätten verdanken ihre Entstehung einer lebhaften, fast an Schaumschlägerei grenzenden Propaganda, die mit dem um die Jahrhundertwende in Berlin abgehaltenen Kongreß zur Bekämpfung der Lungentuberkulose einsetzte. Ihre Wortführer gingen von der irrigen Voraussetzung aus, daß die Lungentuberkulose durch mehrmonatigen Aufenthalt in einer Anstalt in großem Umfange geheilt werden könne. Man vergaß, daß dies nur bei einer viel zu geringen Anzahl von Kranken der Fall ist, als daß dadurch eine Beeinflussung der Tuberkulose als Volkskrankheit erzielt werden kann. Gewiß mögen Anstaltskuren für die einzelnen Kranken günstig sein, auch wenn sie nicht gerade geheilt werden. Fraglich ist jedoch ihr Wert vom sozialhygienischen Gesichtspunkte aus; denn das langsame aber stetige Absinken der Sterblichkeit an Tuberkulose in den Jahrzehnten vor und nach der Jahrhundertwende ist jedenfalls nicht, wie man behauptet hat, eine Folge der Lungenheilstättenbewegung, sondern eine mit der Industrialisierung der Länder, dem dadurch bewirkten Reicherwerden der Nation und der damit verbundenen reichlicheren Ernährung, besserem Wohnen und hygienischerem Verhalten der Gesamtbevölkerung begründet" (7).

Weiter heißt es in den Lebenserinnerungen GROTJAHNs:

"Unter dem Titel 'Die Krisis in der Lungenheilstätten-Bewegung' trug ich am 11. April 1907 in der Gesellschaft für Soziale Medizin meine Einwände vor und empfahl, wenn man nicht überhaupt darauf verzichten wolle, auf dem Anstaltswege die Tuberkulose zu bekämpfen, die Heilstättenbehandlung der im Frühstadium befindlichen Lungenkranken durch eine Heimstättenverwahrung, d.h. dauernde Anstaltsverbringung, in kleinen Invalidenheimen zu ergänzen und so die Ansteckungsquellen innerhalb der Bevölkerung zu vermindern. Man begreift heute nicht mehr die Sensation, die damals meine Kritik der Lungenheilstättenbewegung durch Gedankengänge erregte, die gegenwärtig als selbstverständlich gelten. Sie ist auch wohl nur verständlich, wenn man sich vergegenwärtigt, daß zu jener Zeit höchste Regierungsstellen, öffentliche Meinung und nicht zuletzt die in solchen Fällen nie fehlenden wirtschaftlichen Interessen zusammenwirkten, um fast so etwas wie einen Taumel mit der Fiktion zu erzeugen, als könne man die Tuberkulose durch die Anstalten für Leichterkrankte ebenso schnell eindämmen, wie das bei anderen Infektionskrankheiten durch die Städteassanierung der Fall gewesen war. Nicht weniger als fünfzehn Redner marschierten damals in der Diskussion, zu deren Erschöpfung noch eine zweite Sitzung stattfinden mußte, gegen mich auf. Erst in der dritten, diesem Gegenstand gewidmeten Sitzung konnte ich mein Schlußwort anbringen, um darin alle meine Behauptungen aufrechtzuerhalten und noch einmal scharf zu betonen. Jedenfalls hatte ich es wieder einmal mit einem erheblichen Teil der Würdenträger des offiziellen Gesundheitswesens verdorben...

Die Lungenheilstätten stehen heute nicht mehr im Mittelpunkt der Bekämpfung der Lungentuberkulose, und auf die Anstaltsverbringung der vorgeschrittenen Fälle wird gegenwärtig ein größeres Gewicht gelegt als auf die vermeintliche Heilung und die trügerische Mästung der leicht oder überhaupt nicht Erkrankten. - Wer allerdings mit seinen Mitbürgern in Frieden leben will, muß vermeiden, derartige Wahrheiten zu verkünden, solange sie als Ketzereien gelten, und sollte hübsch warten, bis die Entwicklung selbst sie offenbar macht und einer der ewig Zeitgemäßen sie als seine Wohltat ruhmvoll verkündet" (8).

In dieser Hinsicht irrte GROTJAHN - die epidemiologische Erkenntnis und Einstellung zu sozialhygienischen Forderungen der Bekämpfung der Tuberkulose setzte sich keineswegs von selbst durch. Der gewichtige Apparat des Sozialversicherungswesens - als Großarbeitgeber - war auch nicht bereit, aus den Beispielen anderer Länder - wie etwa Großbritannien - zu lernen.

Zuvor seien aber noch einmal die beiden Schwerpunkte der Forderungen GROTJAHNs zur wirksamen Bekämpfung der Lungentuberkulose als Volkskrankheit hervorgehoben:

1. Die Asylierung aller schweren Offen-Tuberkulösen in kleinen kostengünstigen Heimen - nicht über 20 Betten - als familien-ähnliche Betriebsform.

2. Die eugenische Forderung:
   Die Tuberkulose als solche ist nicht vererbbar - wohl aber die Anlage zur möglichen Anfälligkeit. GROTJAHN bezeichnete die Lungentuberkulose schlicht als "Krankheit der körperlich minderwertigen Personen" (9).

So gesehen, war die 'Galoppierende Schwindsucht' im 19. Jh. ein positiver Auslesefaktor: "Dieser ausmerzende Einfluß wird natürlich dann am wirksamsten sein, wenn die Tuberkulose schnell verläuft und die soziale Umwelt eine derartig ungünstige ist, daß möglichst wenig ärztliche Fürsorge und Pflege die Krankheit aufhält" (10). GROTJAHN: "Mit steigender Kultur und durchgreifender Hebung des Volkswohlstandes wird also die eugenische Wirkung (der Lungentuberkulose) sinken" (11). Man ist an MALTHUS erinnert, der das zu schnelle Wachstum der Bevölkerung Englands in der Frühphase der Industrialisierung dadurch abbremsen wollte, daß er empfahl, neue Städte in Sumpfgebieten anzulegen, damit die Malaria-Sterblichkeit den Geburtenüberschuß beseitige.

Solche Feststellungen werden heute als Mißtöne empfunden, ebenso wie GROTJAHNs Ablehnung der Lungensanatorien und der großen Heilstätten.

GROTJAHN: "Die fortpflanzungshygienisch ungünstigen Nebenwirkungen der Humanität, Hygiene und Sozialpolitik bedürfen einer bewußten Korrektur der Fortpflanzung" (12). In seiner 'Hygiene der menschlichen Fortpflanzung' fordert GROTJAHN eine eugenische Beratung durch den Arzt. Unter den für die Fortpflanzung unerwünschten Personen führt GROTJAHN an erster Stelle den Astheniker an - aber einschränkend: "... soweit sie durch Erkrankung an Lungentuberkulose gekennzeichnet sind. - Ist der Tuberkulöse verheiratet, soll er nach Feststellung der Krankheit seine Familie nicht mehr vergrößern - ist er unverheiratet, so verzichte er, auch bei günstigen Lebensumständen, darauf, eine Familie zu gründen."

1934 wurden auf dem Eisenacher NS-Tuberkulose-Kongreß von dem Parteibeauftragten Bartels die unsinnige Forderung erhoben, alle Astheniker zu sterilisieren.

Bereits als Student hatte GROTJAHN das Problem der Entartung einer Bevölkerung beschäftigt, der Widerstreit zwischen einer allzu großen Fürsorge für die Schwachen und Kränklichen einerseits und dem Wohl der ganzen Bevölkerung zum anderen. Es wurde argumentiert, vor allem ärztliche und hygienische Maßnahmen verhinderten eine rechtzeitige Ausmerzung der für die Fortpflanzung ungeeigneten Individuen durch frühzeitigen Tod. Die Darwinisten machten mit guten Gründen der Hygiene - bei aller Anerkennung für das Individuum - die für das große Ganze bedenklichen Nebenwirkungen zum Vorwurf, daß sie die körperlich Schwachen und Leistungsunfähigen "vor einem wünschenswerten frühen Ende bewahren, sie auf diese Weise bis zur Möglichkeit der Fortpflanzung konservieren und so ihre Minderwertigkeit auf dem Weg der Vererbung dem Volk künstlich erhalten" (13). - "Die Lösung dieses Konfliktes liegt natürlich darin, daß man nicht soziale Hygiene treiben darf, ohne sie gleichzeitig durch eine Hygiene der Fortpflanzung - die Eugenik - zu ergänzen" (14).

GROTJAHN hat nicht nur schon vor Ausbruch des Ersten Weltkrieges 1914 in seinem Buch 'Geburtenrückgang und Geburtenregelung' aufgezeigt, auf welchem Wege die Herabsetzung der Geburtenzahl erreicht werden könne, sondern betont, daß die Möglichkeit einer bewußten Beschränkung der Kinderzahl zugleich eine generative Verantwortung erfordere. 1926 folgte in der Weiterführung 'Die Hygiene der menschlichen Fortpflanzung als Versuch einer praktischen Eugenik' (15).

Alfred GROTJAHN war ein wirklicher nationaler Sozialist. Es war bezeichnend, daß meine 'Praktische Bevölkerungspolitik', die dem Andenken GROTJAHNs (25.11.1869 - 3.9.1931) gewidmet war, mit dieser Begründung 1934 verboten wurde (16).

Eine erfolgreiche Bekämpfung der Tuberkulose als Volkskrankheit ist aber - wie das englische Beispiel Papworth zeigt - auch unter anderen Gegebenheiten erfolgreich möglich (17).

Der englische Arzt Warrior JOHNS gründete 1915/16 in Mittelengland die erste Siedlung für kriegsbeschädigte Tuberkulöse. Das entscheidende Organisationsprinzip in Papworth war der stufenweise Abbau der klinischen Behandlung in dem Heilstättenteil mit Übergang zu dosierter überwachter Arbeitsbelastung in einer der angeschlossenen industriellen Fertigungsstätten. Die Rekonvaleszenz wurde mit der Rehabilitation verbunden. Aus dem 'Patienten' wurde eine 'produktiv tätige Arbeitskraft'. Die Unterbringung erfolgte zusammen mit der Familie in Eigenheimen in der Wohnsiedlung, die den Arbeitsstätten benachbart lag. Hier lebte der Tuberkulöse in seinem eigenen abgeschlossenen Wohn-Schlafraum. Kinder aus den Ehen Tuberkulöser sind - gesunde Wohnverhältnisse vorausgesetzt - gegen eine tuberkulöse Erkrankung in hohem Maße gefeit. Bei einer Tuberkulintestung wiesen alle Bewohner der Papworth-Siedlung eine starkpositive Moro-Reaktion auf, es wurde aber keine einzige tuberkulöse Erkrankung festgestellt. Wie wirksam die stille Feiung war, erwies sich eklatant im Zweiten Weltkrieg, als das Regiment, in dem die Jungmänner aus Papworth dienten, in japanische Kriegsgefangenschaft geriet. Die Angehörigen dieses Regiments wurden bei dem berüchtigten Bau der Burma-Straße eingesetzt, mit schwersten Verlusten durch Tuberkulose. Die einzigen, die diesen Einsatz überlebten und nach dem Zweiten Weltkrieg in ihre Heimat zurückkehrten, waren die aus Papworth!

Der entscheidende sozialhygienische Ansatz zur Bekämpfung der Tuberkulose ist die Wohnversorgung der Tuberkulösen.

In der vom Bauhaus inspirierten Weißenhof-Siedlung Stuttgart (1926/27) zeigte der holländische Architekt P. Oud eine Einfamilien-Reihenhaus-Mustersiedlung für Vollfamilien mit jeweils drei Schlafräumen entsprechend der holländischen Wohnungsbaugesetzgebung, dazu ein großer Wohnraum, Küche, Waschküche mit einem abgeschlossenen Hofraum und ein kleines nach Süden gelegenes, vor dem Wohnraum befindliches Gartenstück. Baukosten damals DM 3.000,-. Diese Oud-Häuser sind auch heute noch bestens in Stand.

Auf Grund sorgfältiger Vorplanung des Berliner Martin-Luther-Krankenhauses - der für die Leitung vorgesehene Chefarzt und die künftige Oberin wurden für die Planungszeit freigestellt und dem Architekten Kopp zugeordnet - konnte der Krankenhausbau in einer Bauzeit von knapp einem Jahr (!) (1930/31) mit allen seinerzeit modernsten Anforderungen als 450-Betten-Krankenhaus, und damit der optimalen Betriebsgröße entsprechend, errichtet werden zu einem Betten-Durchschnittspreis von DM 5.000,- (18)!

Im gleichen Jahr (1931) gab eine Landesversicherungsanstalt trotz bereits rückläufiger Bettenbelegung für einen Tuberkulose-Krankenhausneubau mehr als DM 50.000,- je Bett aus: ein Musterbeispiel für die auch von GROTJAHN bereits 1906 kritisierte Verschleuderung von Volksvermögen. Hätte diese LVA nicht besser daran getan, für jede von ihr betreute Familie eines Tuberkulösen ein eigenes Haus zu bauen?

Weltweit ist auch heute noch die Sanierung der Tuberkulose eine Aufgabe. In dem eingangs bereits erwähnten ersten Heft des neuen WHO-Organs 'World Health Forum' steht als Programmbeitrag: "Tuberculosis case-finding and chemotherapy" (19); Case-Finding - das Aufspüren der Tuberkulösen, das bei uns unverändert eine Aufgabe der Tuberkulosefürsorge des Öffentlichen Gesundheitsdienstes ist - und dann die chemotherapeutische Behandlung mit den Problemen der Erregerresistenz.

Der Organismus des Kranken selbst muß eine positive Abwehrlage entwikkeln. Entscheidende Hilfe kann dabei die häusliche Wohnungssituation sein. Auch heute gilt als wichtigste Forderung: die Früherkennung.

LITERATUR

(1) FARID, M.A.: The malaria programme - from euphoria to anarchy. World Health Forum 1: 8-22 (1980)

(2) MÜLLER, R.: Medizinische Mikrobiologie, S. 260. 3. Aufl., Berlin (Urban und Schwarzenberg), 1946.

(3) KOCH, R.: Über den derzeitigen Stand der Tuberculosebekämpfung. Dtsch. Med. Wochenschr. 32: 89-92 (1906) (Zit. S. 90)

(4) KOCH, R.: Über..., a.a.O., S. 91

(5) KOCH, R.: Über..., a.a.O., S. 91

(6) GROTJAHN, A.: Erlebtes und Erstrebtes - Erinnerungen eines sozialistischen Arztes. S. 135, Berlin (Herbig), 1932.

(7) GROTJAHN, A.: Erlebtes ..., a.a.O., S. 136.

(8) GROTJAHN, A.: Erlebtes ..., a.a.O., S. 136-137.

(9) GROTJAHN, A.: Soziale Pathologie, S. 52. 3. Aufl., Berlin (Springer), 1923 (Reprint 1977).

(10) GROTJAHN, A.: Soziale Pathologie, a.a.O., S. 74.

(11) GROTJAHN, A.: Soziale Pathologie, a.a.O., S. 75.

(12) GROTJAHN, A.: Die Hygiene der menschlichen Fortpflanzung. Versuch einer praktischen Eugenik. Berlin (Urban und Schwarzenberg), 1926.

(13) GROTJAHN, A.: Die Hygiene ..., a.a.O.

(14) GROTJAHN, A.: Die Hygiene ..., a.a.O.

(15) vgl. Anm. 12

(16) HARMSEN, H.: Praktische Bevölkerungspolitik. Berlin (Junker und Dünnhaupt), 1932.

(17) HARMSEN, H.: Arbeits- und Wohnungsfürsorge für Tuberkulöse in England. Städtehygiene 1: 146-154 (1950)

(18) HARMSEN, H.: Die letzten 'optimalen' Betriebsgrößen beim Krankenhausbau. Neue Heimat 1980 (27): 14-24

(19) TOMAN, K.: Tuberculosis case-finding and chemotherapy: questions and answers. World Health Forum 1: 153-158 (1980)

DAS RISIKOFAKTORENKONZEPT DER KORONAREN HERZKRANKHEITEN VOR DEM HINTERGRUND DER SOZIALHYGIENISCHEN ERFORSCHUNG UND BEKÄMPFUNG DER TUBERKULOSE ALS VOLKSKRANKHEIT

Claus Garbe

In der vorliegenden Arbeit sollen Gedanken der ersten beiden Beiträge in diesem Band aufgegriffen und zueinander in Beziehung gesetzt werden, ohne daß ein ausdrücklicher Vergleich des Risikofaktorenmodells mit dem pathogenetischen Verständnis der Sozialhygiene beabsichtigt ist.

Während Konzept und präventive Praxis des Risikofaktorenmodells der koronaren Herzkrankheiten vorwiegend auf physiologische und biochemische Größen in bezug auf die Krankheitsverursachung ausgerichtet sind, stellte die sozialhygienische Tradition der Tuberkulosebekämpfung soziale Tatbestände in den Mittelpunkt ihrer Forschungsaktivitäten und ihres Präventionskonzeptes. Erforschung und Bekämpfung der Tuberkulose in der sozialhygienischen Tradition des ersten Drittels dieses Jahrhunderts werden im folgenden genauer untersucht und zu dem derzeit weitgehend akzeptierten ätiologischen Risikofaktorenmodell der koronaren Herzkrankheiten in Beziehung gesetzt. Es wird versucht, die impliziten Einschränkungen und Grenzen des Risikofaktorenmodells vor diesem Hintergrund zu problematisieren.

Obwohl die Ätiologie der Tuberkulose und der koronaren Herzkrankheiten nicht vergleichbar sind, stellte die Tuberkulosebekämpfung vor 100 Jahren für die Medizin unter bestimmten Aspekten eine ähnliche Aufgabe dar wie heute die Bekämpfung der Herz-Kreislaufkrankheiten. Drei vergleichbare Probleme sollen hervorgehoben werden:

1. Vor hundert Jahren starb etwa ein Drittel der Bevölkerung an Tuberkulose. 1978 starben 48 % der Bevölkerung in der Bundesrepublik an Krankheiten des Kreislaufsystems, ca. 20 % der Bevölkerung starben an ischämischen Herzkrankheiten. Hinsichtlich des Umfangs der Mortalität ergibt sich also eine vergleichbare Situation.

2. Spezifische ätiologisch orientierte Therapien waren für die Tuberkulose damals genausowenig bekannt wie heute für ischämische Herzkrankheiten. Erst mehr als 60 Jahre nach Entdeckung des Tuberkelbakteriums, nämlich 1944 mit der Entdeckung des Streptomycins, wurde eine spezifische Therapie der Tuberkulose eingeführt.

3. Die Therapie der Tuberkulose konnte zuvor nur mit allgemeineren präventivmedizinischen Maßnahmen erfolgen. Vor einer vergleichbaren Situation stehen wir heute im Hinblick auf die ischämischen Herzkrankheiten.

Im folgenden soll geprüft werden, ob die Strategien der medizinischen Erforschung und Bekämpfung der Tuberkulose Anregungen für Erforschung und Prävention der koronaren Herzkrankheiten geben können.

Der Rückgang der Tuberkulosesterblichkeit begann in Deutschland in den 70er Jahren des letzten Jahrhunderts (1), in England bereits 1853 (2) und führte innerhalb von fünfzig Jahren in Deutschland von 1880 bis 1930 zu einer Verminderung der Mortalität um mehr als 80 %, von Raten über 300/100 000 pro Jahr auf Raten um 60/100 000 pro Jahr (3). Diese Minderung der Mortalität wurde erreicht, ohne daß spezifische Therapien zur Verfügung standen und bei geringen Heilerfolgen der Heilstättentherapien (4). Aus heutiger Sicht sind diese Erfolge einmal als Ausdruck der Veränderung der allgemeinen Lebenslage der Bevölkerung, insbesondere der Verbesserung der Ernährung, der Wohnsituation und der Arbeitshygiene, und zum anderen als Ergebnis präventivmedizinischer Einflußnahme einer breiten sozialhygienischen Bewegung zu werten.

Die Tuberkuloseforschung nahm ab den 70er Jahren des 19. Jahrhunderts einen steilen Aufschwung. Zunächst brachten die Entdeckung der Kontagiosität der Tuberkulose durch COHNHEIM (1877) und schließlich die Klärung der bakteriellen Ätiologie durch KOCH (1882) Erkenntnisse, die in der Folgezeit vor allem das Augenmerk auf die Verhinderung der Anstekkung lenkte. In FLÜGGEs 'Grundriß der Hygiene' von 1897 wird als prophylaktische Maßnahme vor allem die "Verschließung des wesentlichsten Infektionsweges, der Einatmung einer keimhaltigen Luft" empfohlen. Er schlug vor, in öffentlichen Anstalten, Fabriken, Schulen, Eisenbahnwagen usw. Spucknäpfe mit feuchtem Sand oder Carbollösung aufzustellen, deren Benutzung besonders für Phthisiker verpflichtend sein sollte. Wo ihre Benutzung nicht möglich wäre, sollte der einzelne angehalten werden, ein 'Dettweilersches Spuckfläschchen' zu benutzen (5). Die Hygieniker der damaligen Zeit begannen also unter anderem, der Bevölkerung systematisch das Spucken abzugewöhnen.

Dieser Aspekt der Prävention trat jedoch bald in den Hintergrund. Die Zeit der "orthodox-bakteriologischen Ära", wie sie später von TELEKY benannt wurde, endete um 1900 mit den Entdeckungen des Züricher Pathologen NAEGELI, daß im erwachsenen Organismus fast immer tuberkulöse Veränderungen zu finden waren. Nach PIRQUETs Ausgestaltung und genauen Erprobung der kutanen Tuberkulinreaktion in den folgenden Jahren wurde durch mehrere Forschungsarbeiten belegt, daß bis zum 6. Lebensjahr bereits ca. 50 % und bis zum 14. Lebensjahr etwa 90 % der Kinder bereits tuberkulinpositiv reagierten (6). Angesichts eines so hohen Grades der Durchseuchung der Bevölkerung konnte das Problem der Tuberkulose nicht mehr allein als das Problem der Infektion begriffen werden. Wenn alle Menschen im Laufe ihres Lebens mit Tuberkelbakterien infiziert wurden und dann nur ein bestimmter Anteil von ihnen an Tuberkulose erkrankte, so mußten diejenigen, die erkrankten, eine besondere Disposition dafür mitbringen.

Ab Beginn des 20. Jahrhunderts entwickelte sich so eine Dispositionsforschung der Tuberkulose, die ähnlich der derzeitigen Risikofaktorenforschung Faktoren zu erforschen suchte, die das Entstehen und das Ausbrechen der Krankheit förderten. Die internationale Tuberkuloseforschung entwickelte sich in zwei Richtungen: Die eine suchte die Disposition für Tuberkulose in hereditären, besonders konstitutionellen Faktoren, die andere Forschungsrichtung wandte sich schwerpunktmäßig den Umweltfaktoren zu.

Im folgenden soll zuerst die früher beginnende, auf die konstitutionellen Faktoren bezogene Forschung charakterisiert werden. Ein Zusammenhang zwischen körperlicher Konstitution und vermehrter Tuberkuloseanfälligkeit wurde bereits vor der 'bakteriellen Ära' gesehen. Schon BREHMER, der die Anstaltsbehandlung in die Therapie der Tuberkulose einführte, beschrieb 1869 in seinem Hauptwerk über 'Die chronische Lungenschwindsucht und Tuberkulose, ihre Ursache und Heilung' den phthisischen Habitus, der für ihn durch ein relativ kleines Herz, langen Thorax und geringe Kapazität der Verdauungsorgane gekennzeichnet war (7).

Die Forschung zu konstitutionellen Risikofaktoren der Tuberkulose widmete sich zu Beginn des 20. Jahrhunderts, ausgehend von den durch ärztliche Inspektion gesammelten Eindrücken, vor allem den anatomischen Ursachen erhöhten Tuberkuloserisikos. So wurde ein erhöhtes Risiko durch das "gruppenweise Zusammentreten anatomischer Konstitutionsanomalien" bedingt gesehen (8), vor allem wurde hervorgehoben der lange und flache Thorax, die costa decima fluctuans, das kleine, schwache, steil gestellte Herz, die Enge arterieller Gefäße und die Ptosis der Bauchorgane.

Entsprechend dem Entwicklungsstand der medizinischen Wissenschaft und der ärztlichen Diagnostik, in der damals Inspektion und körperliche Untersuchung eine noch viel größere Rolle spielten als heute, wurde Konstitutionsmerkmalen und ihrer Kombination zu bestimmten Körperbautypen eine große Aufmerksamkeit geschenkt. Eingeschlossen wurden in diese Überlegungen auch Konstitutionsmerkmale, die offensichtlich nicht dazu beitragen konnten, das Angehen einer Tuberkulose in irgendeiner Form zu begünstigen. So sah KRETSCHMER beispielsweise ein Hauptmerkmal des Habitus asthenicus einschließlich des Habitus phthisicus in dem Mißverhältnis zwischen großer, schlanker Nase und zurückweichendem, hypoplastischem Kinn (9).

Beobachtungen TURBANs, daß in 80 % aller untersuchten Fälle bei Eltern und Kindern bzw. Geschwistern dieselbe Seite der Lunge an Tuberkulose erkrankte, führten zu Untersuchungen zu besonders disponierenden Organschwächen, zu loci minoris resistentiae. Das vorwiegende Angehen der Lungentuberkulose in den Lungenspitzen ließ eine besondere individuelle Disposition bei mangelhafter Entwicklung des ersten Rippenknorpels und einer damit zusammenhängenden frühzeitigen Verengung und Erstarrung der oberen Thoraxapertur wahrscheinlich erscheinen. Durch Umschnürung und Kompression der Lungenspitzen würde dann deren Funktion behindert und die Ansiedelung eingeatmeter bzw. eingeschwemmter Tuberkel begünstigt (10).

Die Entwicklung der Röntgentechnik seit 1895 erweiterte die Möglichkeit der Forschung nach konstitutionellen 'Risikofaktoren'. So wurden beispielsweise zur Beurteilung der Lungenspitzen, an denen sich die Tuberkulose bevorzugt ansiedelt, Rippenwinkel ausgemessen und damit die These einer mechanischen Disposition für Tuberkulose bei engen Lungenspitzen aufgestellt. Auf der Grundlage von Röntgenbefunden wurde über diese Frage eine langjährige Kontroverse ausgetragen.

In den 20er Jahren wandte sich das Interesse außerdem rassenhygienischen Fragen zu. So fand der Schwede LUNDBORG, um nur eine aus der Vielzahl der Untersuchungen zu erwähnen, bei der Untersuchung von Wehrpflichtigen Tuberkulose gehäuft bei dunkeläugigen Personen. Dunkeläugigkeit interpretierte er als Zeichen von Rassenmischung, die infolge vermehrter Heterozygotie zu einer Längenzunahme und darüber zu einem vermehrten Habitus asthenicus mit höherem Tuberkuloserisiko führe (11).

Zwei Momente sind bei der Beurteilung dieser Forschungsrichtung aus heutiger Sicht zu bedenken: Einmal entsprach dieser Forschungsansatz weitgehend der traditionellen ärztlichen Denk- und Handlungsweise. Die so ins Blickfeld geratenen, für Tuberkulose disponierenden Konstitutionsmerkmale ließen sich am Körper des Probanden mit den damals zur Verfügung stehenden diagnostischen Methoden erheben. Körperliche Untersuchung, Röntgendiagnostik und pathologisch-anatomische Untersuchungen bildeten die Grundlage dieser Forschung.

Zum anderen waren jedoch für präventivmedizinisches Handeln aus der Erforschung einer Tuberkulose fördernden konstitutionellen Disposition kaum Anregungen zu gewinnen. Vielmehr vertraten viele Wissenschaftler auf der Grundlage dieser Forschungen die These, daß die Abnahme der Krankheit Tuberkulose nicht etwa auf gezielte Einflußnahme, sondern auf Ausleseprozesse durch die 'Aussonderung minder geeigneter Stämme' zurückzuführen sei, deren Effekt durch die Erhaltung konstitutionell disponierter Individuen nur gestört würde. So führte der spätere Nobelpreisträger PEARSON 1911 in einer Arbeit über den Rückgang der Tuberkulosemortalität aus: "Es ist vielleicht eine bittere Pille, die die Menschheit schlucken muß, wenn man ihr zumutet, daß die natürliche Auslese für die Gesundheit der Menschen möglicherweise mehr getan hat als ärztliche Wissenschaft ... Vor allem kann es uns lehren, daß die natürliche Entwicklung mehr hilft, als sich der Mensch derzeit selbst zu helfen versteht, und daß er sich möglicherweise besser zu helfen lernen würde, wenn er ihr Vorgehen in der Rassenauslese etwas näher studierte" (12).

Als zweite Forschungsrichtung wandte sich die ab der Jahrhundertwende entstandene Sozialhygiene dagegen vorrangig der Erforschung der Risiken für Tuberkulose in der sozialen Umwelt zu. Bereits 1904 erklärte GROTJAHN die Tuberkulose zu einer sozialen Krankheit und erregte damit erhebliches Aufsehen (13). In seinem Lehrbuch 'Soziale Pathologie' gibt er einen ausführlichen Überblick über Forschungen zu den sozialen Bedingungen der Tuberkulose. Eindrucksvoll wird dargestellt, daß die Tuberkulose auf das engste mit dem Elend der großstädtischen Wohnverhältnisse verbunden war. In einer Vielzahl von Arbeiten wurde statistisch belegt, daß die Tuberkulose vor allem bei Bewohnern von Einzimmerwohnungen, die mit vier Personen und mehr belegt waren, bei Bewohnern von Kellerwohnungen, nicht heizbaren Räumen, solchen ohne Lüftungsmöglichkeit usw. um ein Mehrfaches häufiger auftrat. Auch auf dem Lande waren die Verhältnisse nicht viel besser. HILLENBERG beschrieb die Wohnbedingungen der Landbevölkerung als eine der Hauptursachen für die in Norddeutschland, besonders in Niedersachsen, erhöhte Tuberkulosemortalität. Er fand überfüllte Räume und fehlende Lüftungsmöglichkeiten der kleinen Fenster, und als den größten Übelstand schließlich sah er die sogenannten Butzen an, "große Schränke, die in die Wand eingelassen und mit einem Bett ausgefüllt sind" (14). Der Kampf gegen diese Art des Wohnens wurde von GROTJAHN, HARMSEN und anderen Sozialhygienikern als Kern des Kampfes gegen die Tuberkulose begriffen. Sie forderten eine durchgreifende Wohnungsreform als Grundlage jeder Tuberkulosebekämpfung (15).

Ein zweiter wesentlicher sozialer Faktor für erhöhtes Tuberkuloserisiko war der Beruf. Schon 1912 schrieb KOELSCH der Berufstätigkeit für die Tuberkulose, eine ganz besondere Bedeutung zu, "teils, weil dieselbe spezifische, direkt tuberkulosefördernde Bedingungen schafft, teils, weil von Beruf und Verdienst alle anderen angeführten Lebensbedingungen abhängig sind" (16).

KOELSCH hatte als bayerischer Landesgewerbearzt die bayerische Todesursachen- und Berufsstatistik ausgewertet und fand, daß bestimmte Berufe gegenüber dem Durchschnitt eine mehr als dreifach erhöhte Sterblichkeit an Tuberkulose aufwiesen. Zu diesen zählten an erster Stelle Tagelöhner und Gelegenheitsarbeiter und an zweiter Stelle Berufe, die mineralischen Stäuben exponiert waren, z.B. Steinhauer und Steinschleifer (17). SOMMERFELD stellte in statistischen Untersuchungen fest, daß die Tuberkulosemorbidität bei Berufen mit Staubexposition mehr als doppelt so hoch war wie in Berufen ohne Staubexposition. Bei Steinhauern starben nach seinen Untersuchungen 90 %, bei Metallschleifern 74 % an Tuberkulose (18). KOELSCH forderte deswegen ärztliche Untersuchungen bei der Berufswahl, Staubbeseitigung und Ventilationseinrichtungen, Beschränkung der Arbeitszeiten sowie der Frauen- und Jugendarbeit in bedenklichen Betrieben. Ein besonderes Problem, das mit den damals zur Verfügung stehenden Mitteln nicht zu bewältigen war, sah er in der Heimarbeit, in der eine außerordentlich hohe Tuberkulosesterblichkeit zu finden war. Hier fanden sich die schädlichen Einwirkungen von Beruf und Wohnungselend in konzentrierter Form. KOELSCH rief deshalb dazu auf, die Sanierung der Heimarbeit mit allen Mitteln anzustreben (19).

Einen wichtigen Einfluß auf den Tuberkuloserückgang hatte die Verbesserung der Ernährung. KANTOROWICZ führte die niedrigere Tuberkulosesterblichkeit in England gegenüber Deutschland vor allem auf die besseren

Wohn- und Ernährungsbedingungen zurück. Die Erhöhung des Lebensstandards der englischen Arbeiter sei zu einem großen Teil durch die Ermäßigung der Lebenskosten bedingt, die dem englischen Freihandel mit Agrarprodukten zu verdanken sei. In England wurden im Gegensatz zum Kontinent 1846 die Kornzölle aufgehoben (20). In Deutschland wurde das Brot durch Getreidezölle verteuert. Schon 1913 schrieb Friedrich NAUMANN: "Der Bazillus weicht dem besseren Brot ... Mit dem billigen Brot werden die Lungen freier und stärker" (21). FISCHER wies darauf hin, daß in den Kriegsjahren von 1914-1918 die Zunahme der Tuberkulosesterblichkeit genau parallel der jeweiligen Verringerung der Kalorienmenge, die zur Verfügung stand, verlief (22).

Die Tuberkulose wurde so zu Beginn dieses Jahrhunderts als Proletarierkrankheit charakterisiert, die direkt abhängig von der sozialen Stellung der Bevölkerungsschichten war. Es gab Arbeiten, die einen Zusammenhang zwischen Einkommen und Tuberkulosesterblichkeit nachwiesen. GOTTSTEIN zeigte diesen Zusammenhang für Charlottenburg im Durchschnitt der Jahre 1908-1912 und stellte nach einer Gruppierung der Bevölkerung in vier Einkommensklassen fest, daß in der untersten Einkommensklasse die Tuberkulosemortalität je 100 000 Lebende 163 betrug, in der obersten Einkommensgruppe mit 33 dagegen nur ein Fünftel (23).

In den Ausführungen zu den Forschungsarbeiten der Sozialhygieniker werden auch schon Orientierungen für die Bekämpfung der Tuberkulose sichtbar. Zwei Schwerpunkte setzte sich die Sozialhygiene bei der Bekämpfung der Tuberkulose: Einmal bekämpfte sie die sozialen Ursachen der Tuberkulose und zum anderen setzte sie sich die Organisation eines effektiven öffentlichen Gesundheitswesens zum Ziel. An vorderster Stelle wurden immer wieder die Bekämpfung der sozialen Ursachen der Tuberkulose gefordert, so eine gründliche Wohnungsreform und die Bereitstellung der dafür notwendigen Kredite, eine verbesserte Arbeitshygiene und der Erlaß dafür notwendiger Vorschriften sowie eine reichhaltigere Ernährung der Bevölkerung. Daneben standen spezifische sozialhygienische Maßnahmen wie die Verbesserung des Sozialversicherungswesens, der Ausbau der Lungenheilstätten und des Fürsorgewesens im Vordergrund.

Die Bedeutung gesundheitlicher Aufklärung im Sinne der Hygieniker zur Verminderung der Infektionsgefahr wurde dagegen von den Sozialhygienikern für gering eingeschätzt. GROTJAHN bemerkte dazu: "Es unterliegt keinem Zweifel, daß der Tuberkulöse, der über die Natur und Wirksamkeit des Erregers sowie über die daraus abzuleitenden Vorsichtsmaßnahmen genau unterrichtet ist, der die Willensstärke und Achtsamkeit hat, diese Maßregeln stets peinlichst zu beobachten, der keine Arbeit zu verrichten hat, die ihm diese ihrer Natur und Dauer nach unmöglich macht, und der imstande ist, so zu wohnen, daß seine Familie sich nicht in unmittelbarer Nähe seiner Person aufzuhalten braucht, wohl fähig ist, die Ansteckungsgefahr für seine Mitmenschen auf ein Geringes zu beschränken. Aber diese Aufzählung schon beweist, daß sich solche Bedingungen nur bei einer verschwindend geringen Anzahl von wirtschaftlich ungewöhnlich günstig gestellten Personen finden können" (24).

Ein Vergleich dieser Forschungen zur Tuberkulose mit dem derzeitigen Forschungsstand zu Risikofaktoren koronarer Herzkrankheiten lenkt die Aufmerksamkeit auf vier Aspekte:

1. Das damals verwendete Begriffsinstrumentarium zur Erforschung von Dispositionen für die Erkrankung an Tuberkulose erscheint differenzierter als das des Risikofaktorenmodells. Es wurde zwischen konstitutioneller Disposition und sozialen Bedingungen begrifflich getrennt, und damit wurde die gegenseitige Abhängigkeit beider Bedingungsfelder erst analysierbar. Das Risikofaktorenmodell läßt alle Faktoren als gleichwertig erscheinen und erschwert die aus präventivmedizinischer Sicht wichtige Unterscheidung von konstitutionellen und von der sozialen Umwelt zuzurechnenden Krankheitsdispositionen.

2. Das Risikofaktorenmodell begrenzt die Diskussion von Krankheitsdispositionen weitgehend auf im Körper und in individuellem Verhalten abgebildete Merkmale. Soziale Einflüsse werden nur als unspezifische körperliche Reaktion unter dem Sammelbegriff 'psychosozialer Streß' diskutiert. Die Bedeutung sozialer Bedingungen im Bereich der Arbeitswelt, im Bereich der Wohnbedingungen und im Bereich des sozial vermittelten Ernährungs- und Genußverhaltens für die Verursachung koronarer Herzkrankheit bleibt bisher wenig erforscht. Forschungsergebnisse zu diesen Fragestellungen könnten für präventive Strategien eine bessere Anleitung bieten als unsere derzeitigen Erkenntnisse.

3. Bestimmte Forschungen zur konstitutionellen Disposition der Tuberkulose müssen aus heutiger Sicht als Weg in eine Sackgasse gewertet werden. Die Bestimmung etwa von Rippenwinkeln für konstitutionelles Tuberkuloserisiko kann dazu gezählt werden. Es bleibt zu fragen, ob nicht auch bestimmte Forschungsrichtungen derzeit, wie beispielsweise die in letzter Zeit einsetzende Differenzierung von Lipoproteinfraktionen im Hinblick auf das koronare Risiko, langfristig ohne Konsequenzen für die präventive Medizin bleiben werden.

4. Schließlich werden im Risikofaktorenmodell Parameter als relevante Faktoren postuliert, deren pathogenetische Bedeutung durchaus umstritten ist und die zum Teil lediglich als 'Risikoindikatoren' zu bezeichnen sind, wie beispielsweise das Übergewicht. Die Benennung wenig spezifischer Faktoren beruht auf der statistischen Auswertung von Longitudinalstudien; es werden Korrelationen erfaßt, für die keine ätiologische Theorie existiert. Auch die neuere Tuberkuloseforschung bietet dafür Beispiele.

In einem 1975 erschienenen ausführlichen Aufsatz über die moderne Epidemiologie der Tuberkulose nennt COMSTOCK vier Risikofaktoren, die die Entwicklung der Krankheit nach der Infektion fördern: Alter, Geschlecht, Rasse und Körperbau werden als Risikofaktoren beschrieben, wobei für den Körperbau nicht mehr der Konstitutionstypus, sondern lediglich der Gewichtsindex angegeben wird. Untergewicht wird danach als Risikofaktor für Tuberkulose identifiziert (25). Auch der Risikofaktor Streß gilt für die Tuberkulose. Schon Mitte der 60er Jahre berichtete CASSEL über Fallkontrollstudien, in denen bei Krankenhausangestellten ein vermehrtes Erkrankungsrisiko für Tuberkulose nach Streßsituationen nachgewiesen werden konnte (26). Mit diesen Faktoren sind unspezifische dispositionelle und expositionelle Faktoren benannt, die für Volkskrankheiten allgemein Bedeutung haben.

Folgende Anregungen für die Weiterentwicklung des Risikofaktorenkonzepts koronarer Herzkrankheiten können der Auseinandersetzung mit der sozialhygienischen Forschungstradition entnommen werden: Die Erforschung und Einbeziehung sozialer Tatbestände kann relevante Lebensbedingungen identifizieren und wichtige Anregungen für präventive Maßnahmen geben. Es ist notwendig, die Spezifität und Ebene der bisher beschriebenen Risikofaktoren zu überdenken. Das sozialhygienische Modell zeigt, wie eng und begrenzt ein auf biomedizinische Einzelfaktoren ausgerichtetes präventives Konzept ist. Diese Einzelfaktoren können aber in ein soziales Verursachungsmodell einbezogen werden (27). Für ein wirksames Präventionskonzept muß jedoch ihr eng begrenzter Stellenwert qualifiziert werden.

LITERATUR

(1) GROTJAHN, A.: Soziale Pathologie, S. 47-93. Berlin (Springer), 1923.

(2) KANTOROWICZ, M.: Die Tuberkulosesterblichkeit in England und Wales. In: GROTJAHN, A., L. LANGSTEIN und F. ROTT (Hg.): Ergebnisse der sozialen Hygiene und Gesundheitsfürsorge, Bd. 2, S. 180-224. Leipzig (Thieme), 1930.

(3) WINTER, K.: Lehrbuch der Sozialhygiene, S. 317-333. Berlin/DDR (Volk und Gesundheit), 1967.

(4) Vergl. HARMSEN, H.: Die sozialhygienischen Forderungen zur Bekämpfung der Tuberkulose als Volkskrankheit. Beitrag in diesem Band, S. 7-15.

GROTJAHN, A.: Soziale Pathologie, a.a.O., S. 76 ff.

(5) FLÜGGE, C.: Grundriß der Hygiene für Studierende und praktische Ärzte, Medicinal- und Verwaltungsbeamte, S. 548 ff. Leipzig (v. Veit & Co.), 1897.

(6) TELEKY, L.: Die Tuberkulose. In: GOTTSTEIN, A., A. SCHLOSSMANN und L. TELEKY (Hg.): Handbuch der Sozialen Hygiene und Gesundheitsfürsorge, Bd. 3, S. 115-402. Berlin (Springer), 1926.

(7) BREHMER, H.: Die chronische Lungenschwindsucht und Tuberkulose, ihre Ursache und ihre Heilung. 2. Aufl., Berlin (Enslein), 1869.

(8) HAECKER, V.: Vererbungsgeschichtliche Probleme der sozialen und Rassenhygiene. In: GOTTSTEIN, A, A. SCHLOSSMANN und L.

TELEKY (Hg.): Handbuch der Sozialen Hygiene und Gesundheitsfürsorge, Bd. 1, S. 184-256. Berlin (Springer), 1925.

(9) KRETSCHMER, E.: Körperbau und Charakter. Berlin (Springer), 1921.

(10) HAECKER, V.: Vererbungsgeschichtliche Probleme ..., a.a.O., S. 237 ff.

(11) HAECKER, V.: Vererbungsgeschichtliche Probleme ..., a.a.O., S. 243 ff.

(12) Zit. nach DUBLIN, L.: Gesundheit als Wirtschaftsgut. Übersetzt von F. Tietze, S. 58. Leipzig (Barth), 1931.

(13) WINTER, K.: Lehrbuch ..., a.a.O., S. 318.

(14) HILLENBERG, B.W.: Tuberkulose auf dem Lande. In: GROTJAHN, A. und J. KAUP (Hg.): Handwörterbuch der sozialen Hygiene, Bd. 2, S. 627-633. Leipzig (Vogel), 1912.

(15) GROTJAHN, A.: Soziale Pathologie, a.a.O., S. 59 ff.

(16) KOELSCH, F.: Tuberkulose und Beruf. In: GROTJAHN, A. und J. KAUP (Hg.): Handwörterbuch ..., a.a.O., Bd. 2, S. 650-656.

(17) KOELSCH, F.: Arbeit und Tuberkulose. Archiv für soziale Hygiene 6: 1-3 (1911)

(18) SOMMERFELD, T.: Die Schwindsucht der Arbeiter, ihre Ursache, Häufigkeit und Verhütung. Berlin (C. Heymanns), 1895.

(19) KOELSCH, F.: Tuberkulose ..., a.a.O., S. 656.

(20) KANTOROWICZ, M.: Die Tuberkulosesterblichkeit ..., a.a.O., S. 187.

(21) FISCHER, A.: Soziale Hygiene mit besonderer Berücksichtigung der sozialen Medizin. Neue Deutsche Klinik 10: 34-138 (1932)

(22) FISCHER, A.: Soziale Hygiene ..., a.a.O., S. 101.

(23) GROTJAHN, A.: Soziale Pathologie, a.a.O., S. 65.

(24) GROTJAHN, A.: Soziale Pathologie, a.a.O., S. 79.

(25) COMSTOCK, G.W.: Frost revisited: The modern epidemiology of tuberculosis. Am. J. Epidemiol. 101: 363-382 (1975)

(26) CASSEL, J.M.: potentials and limitations of epidemiology. In: KATZ, A.H. und J.S. FELTEN (Hg.): Health and the community, S. 432-445. New York (The Free Press), 1965.

(27) BORGERS, D.: Primärprävention von Volkskrankheiten: Biotechnischer Eingriff und soziale Prävention. Am Beispiel von Tuberkulose, Karies und Hypertonie. Argumente für eine soziale Medizin, Bd. 9, S. 27-52. Berlin (Argument Verlag), 1981.

PHASEN PRÄVENTIVER STRATEGIEN

Wilfried Karmaus

BEURTEILUNGSKRITERIEN DER PRÄVENTION

Zur Einschätzung der präventiven Ansätze werden sieben Fragen verwandt (vgl. Zeile 1 der Übersicht). Dieser Kriterienkatalog soll, beginnend mit der zweiten Frage, erläutert werden:

- o An welchen Prozessen bzw. Bedingungen der Krankheitsentwicklung setzt die Prävention an? Bei der Beantwortung ist es üblich, zwischen exogenen Bedingungen, d.h. Expositionen, und endogenen Faktoren, d.h. Krankheits- oder Verhaltensdispositionen, sowie dem Krankheitsverlauf zu unterscheiden. Eingriffe lassen sich dementsprechend in die Expositionsprophylaxe, d.h. Verminderung der Aussetzung gegenüber pathogenen Bedingungen, in die Dispositionsprophylaxe, d.h. die Stärkung individueller Abwehrkräfte sowie in therapeutische Eingriffe in den Krankheitsverlauf gliedern.

- o Wie spezifisch soll der Eingriff sein? Die Frage der Spezifität soll in bezug auf die Erkrankung beurteilt werden. Spezifische Verfahren versuchen dementsprechend, klar definierte Krankheitsfaktoren einzuschränken. Dazu zählt als spezifische Dispositionsprophylaxe die Impfung gegen Kinderlähmung, als spezifische Expositionsprophylaxe die Quarantäne bei Infektionskrankheiten und gemeinsam als spezifische Dispositions- und Expositionsprophylaxe der Abbau einer Verhaltensdisposition zum Rauchen und der damit verbundene Rückgang der Exposition von pathogenen Faktoren. Unspezifische Verfahren hingegen zielen darauf ab, einen allgemeinen Krankheitsschutz herzustellen. Im Bereich der Disposition zählt dazu der Ernährungszustand; im Bereich der Exposition die Wohnsituation, die Stadthygiene oder die Streßexposition.

- o Welche Mittel werden zur Prävention eingesetzt? Dabei soll orientierend zwischen Mitteln biomedizinischer, sozialhygienischer und gesellschaftlicher Natur unterschieden werden.

- o An welchen Objekten oder Subjekten wird der präventive Eingriff vorgenommen? Eine Verhütung von Krankheiten kann prinzipiell an zwei verschiedenen Objekten erfolgen. Es kann zum einen versucht werden, Maßnahmen für einzelne Personen zu entwickeln; zum anderen können bestimmte gesellschaftliche Bedingungen als Objekt der Veränderung gesehen werden, wie beispielsweise die Assanierung großer Städte, ohne zu berücksichtigen, wie und ob sich diese Maßnahmen für einzelne auswirken.

PHASEN	KRITERIEN		
	PRÄVENTION WELCHER ERKRANKUNGEN?	AN WELCHEN PROZESSEN WIRD ANGESETZT?	SPEZIFITÄT DES VORGEHENS
SOZIALHYGIE-NISCHE PRÄ-VENTION	Infektions- und Berufskrankheiten	Verminderung gesellschaftlicher Exposition und Stärkung der Disposition	unspezifisch
PHASE DER AUS-ROTTUNG 'UNWER-TEN' LEBENS	'genetische Abweichungen' (Alkoholismus usw.)	Ausrottung fehlerhafter Disposition	vorgeblich 'genetisch-spezifisch'
PHASE DER IMPF-PROGRAMME	Infektionskrankheiten	spezifische Dispositionsprophylaxe	'immunisierend spezifisch'
PHASE 'WENN ER/SIE NUR FRÜHER ZUM ARZT GEGANGEN WÄRE'	chronische Krankheiten	Eingriff in bestehende Krankheitsabläufe	'krankheits-spezifisch'
PHASE DER FRÜH-ERKENNUNGSPRO-GRAMME	chronische Krankheiten	Eingriff in latent bestehende Krankheitsabläufe	'krankheits-spezifisch'
PHASE DER RISIKO-FAKTOR-SCREENINGS	stoffwechselbedingte chronische Krankheiten	Eingriff in risikoträchtige physiologische Dispositionen	'krankheits-spezifisch'
PHASE DER GESUNDHEITS-ERZIEHUNG	verhaltensbedingte chronische Krankheiten	Veränderungen von Verhaltensdispositionen und indirekt der Exposition	'krankheits-spezifisch'

o Welche 'Breite' soll dem präventiven Vorgehen zukommen? Bei der Prävention ist danach zu unterscheiden, ob die Prävention für die ganze Population oder nur für ausgewählte Risikogruppen oder Risikopersonen vorgenommen werden soll. Die Unterscheidung der letzten beiden Kriterien wird am Begriff der 'individuellen Massenprophylaxe' deutlich. Objekt der Prävention ist das Individuum, während in die Vorgehensweise die gesamte Bevölkerung einbezogen werden soll.

KRITERIEN			
WAHL DER MITTEL	AN WELCHEN OBJEKTEN ERFOLGT DER EINGRIFF?	WELCHES VORGEHEN WIRD GEWÄHLT?	INSTITUTION DER PRÄVENTION
Assanierung, Stadt- und Arbeitshygiene, Ernährung	gesellschaftliche Bedingungen	Massenprophylaxe	Gemeinden, Staat, Tarifpartner
Tötung und Sterilisierung	Ausrottung von Individuen	Massenprophylaxe	quasi-staatliche Institutionen, ärztliche Standesvertreter
Einsatz biologischer Produkte	Impfung von Individuen	Massenprophylaxe	Öffentliche Gesundheitsdienste
Anwendung therapeutischer Techniken	Individuen, die den Arzt aufsuchen	Kuration von Patienten	niedergelassene Ärzte
Anwendung diagnostischer Techniken	Individuen, die zur Früherkennung kommen	Erkennung von 'Quasi-Patienten'	niedergelassene Ärzte
Anwendung diagnostischer u. pharmakoprophylaktischer Verfahren	Individuen, die vom Screening erfaßt werden	Screening von begrenzten Populationen	niedergelassene Ärzte und neue Institutionen
Sozialtechniken (Angstkampagnen, Verantwortungsappelle und Werbung)	gesellschaftliche Information	Massenpropaganda	staatliche und private Träger, niedergelassene Ärzte

o Welche Institutionen übernehmen präventive Aufgaben? Prävention kann auf verschiedenen institutionellen Ebenen ansetzen. Gesetze, Vereinbarungen zwischen niedergelassenen Ärzten und gesetzlichen Krankenkassen, Absprachen der Tarifvertragsparteien über schädliche Arbeitsbedingungen, aber auch die Einflußnahme der pharmazeutischen Industrie schaffen Voraussetzungen für präventive Möglichkeiten. Die Aufgaben können demzufolge von staatlichen Institutionen durchgeführt oder überwacht werden; sie können auch von niedergelassenen Ärzten, Diagnostikzentren, privaten Einrichtungen oder speziellen Forschungsinstituten übernommen werden.

Diese beschriebenen Kriterien sollen im folgenden als Werkzeug dienen, um Phasen und Einschnitte zu beschreiben.

PRÄVENTIVE PHASEN

Die Skizzierung von sieben Phasen beabsichtigt, Entwicklungsschritte darzustellen, die nicht nur nacheinander, sondern auch nebeneinander stattfanden oder, wie z.B. die Impfprogramme, immer noch von Bedeutung sind (vgl. Übersicht).

Die Phase sozialhygienischer Prävention

Im 19. und im frühen 20. Jahrhundert war die Prävention von der Umsetzung expositions- und dispositionsprophylaktischer Maßnahmen gegen Infektions- und Berufskrankheiten gekennzeichnet. Typisch für diese Phase war, daß in vielen Fällen die 'Ursachen' (z.B. Bakterien) damaliger Erkrankungen nicht bekannt waren, hingegen aber die Rahmenbedingungen (1), wie beispielsweise das Fehlen getrennter Ver- und Entsorgungen für Frisch- und Abwasser bei der Cholera oder schlechte Wohn- und Ernährungszustände für die Tuberkulose. Unspezifische Präventionsmaßnahmen, die für ganze Populationen vorgenommen wurden und deren Objekt weniger das Individuum war als gesellschaftliche Verhältnisse waren, haben damals nach Schätzungen von SUSSER (2) mehr Menschenleben gerettet als irgendeine andere Methode bis zum heutigen Zeitpunkt.

Präventive Eingriffe erfolgten durch die Gemeinden oder durch den Staat (3). Die Mittel waren sozialhygienischer Natur, wie z.B. die Wasser- und Abfallhygiene, sowie gesellschaftlicher Natur. Zu den letzten zählen Verbesserungen der Arbeits- und Lebensbedingungen (4). Die wissenschaftliche Verarbeitung dieser Strategien und deren Erfolge vollzog sich meist im nachhinein (5). Obwohl die Kosten der damaligen Gesundheitsfürsorge im Vergleich zu den heutigen gering waren, fanden im wissenschaftlichen Bereich starke Auseinandersetzungen zwischen Sozialdarwinisten und Sozialhygienikern statt. Die Sozialdarwinisten betonten, daß der 'Naturvorgang der Auslese' durch die Entwicklung der Gesundheitsfürsorge unterlaufen würde. Im Disput zwischen der sich entwickelnden Mikrobiologie und den Sozialhygienikern verloren letztere weiter an Boden. Die Mikrobiologen konnten - ohne zwischen notwendigen und hinreichenden Bedingungen zu unterscheiden - argumentieren, daß Bakterien die wesentliche Krankheitsursache darstellen und nicht die sozialen Lebens- und Arbeitsbedingungen.

Die Phase der Ausrottung unwerten Lebens

Der wissenschaftliche Disput wurde durch den Faschismus abgebrochen. Sozialhygieniker flüchteten oder wurden vernichtet (6). Die damals herrschende Erklärung einer massenhaften Verursachung von Volkskrankheiten durch genetische Faktoren ist aus heutiger Sicht als wissenschaftlicher und gesundheitspolitischer Wahn zu bezeichnen (7).

Der Versuch einer Rassenhygiene läßt sich nach wissenschaftlichen Kriterien aber kennzeichnen als

- o spezifisch-genetische Massen-Dispositionsprophylaxe durch die Vernichtung individuellen Lebens zur Eindämmung angeblich genetisch bedingter Abweichungen.

Die Rassenhygiene wurde von quasi-staatlichen Institutionen durchgeführt, fand aber bei standesärztlichen Vertretern Unterstützung (8).

Zentrale Einschnitte zur vorangehenden sozialhygienischen Präventionsphase zeichnen sich durch einen Orientierungswechsel am Objekt der Prävention ab. Individuen, sei es als unterstellte Träger genetisch fehlerhafter Dispositionen oder als Objekt der Ausmerze, und nicht gesellschaftliche Bedingungen stehen im Mittelpunkt einer Massenprophylaxe (vgl. Übersicht).

Die Phase der Impfprogramme

Abgesehen von den Pockenschutzimpfungen begann die Immunisierung großer Bevölkerungskreise erst nach dem Zweiten Weltkrieg (9). Die Schutzimpfungsprogramme lassen sich als Versuche einer primären Prävention bezeichnen, die auf eine Stärkung der spezifischen Disposition (Immunisierung) abzielten. Sie stellen den Einsatz spezifisch-medizinischer Verfahren im Rahmen einer am Individuum - hier meistens Kinder und Jugendliche - orientierten Massenprophylaxe durch das öffentliche Gesundheitswesen dar (vgl. Übersicht).

Die Effektivität der Impfprogramme wird unterschiedlich beurteilt. Als Erfolgskriterien dienen epidemiologische Daten der Morbiditäts- oder Mortalitätsentwicklung. Anhand dieser Quellen kann McKEOWN (10) aufzeigen, daß die wesentliche Reduktion der Todesraten von Tuberkulosen (11), Keuchhusten und Masern unabhängig von den Impfprogrammen erfolgte. Für die Pockenerkrankung und die Diphtherie läßt sich ein merklicher Teileffekt nachweisen; nur für die Inzidenz der Poliomyelitis eine ausschließlich auf die Impfung zurückzuführende Wirkung.

Die Phase "Wenn er/sie nur früher zum Arzt gegangen wäre"

Wie TAYLOR (12) schreibt, war es eine einleuchtende Reaktion auf die Fortschritte in der Medizin zwischen 1940 und 1950, daß angenommen wurde, die meisten Krankheiten seien zu kurieren. Im Rahmen technischer Machbarkeit wurde davon ausgegangen, daß bei früher Symptomwahrnehmung und guter Zugänglichkeit für jegliche medizinische Versorgung die

Lebenserwartung und Lebensqualität aller Individuen verbessert werden können.

Entgegen dieser Vorstellung von der Allmacht der Medizin blieben chronische Leiden wie koronare Herzkrankheiten, Diabetes, chronische Bronchitis, Bluthochdruck sowie degenerative Wirbelsäulen- und Gelenkerkrankungen unheilbar (13). Die Verbesserung der Überlebensrate bei Krebspatienten in dieser Phase war im wesentlichen der Reduktion der Operationsmortalität zuzuschreiben und nicht durch die Behandlung selber zu erklären. HETZEL (14) schränkt die Funktion der modernen Medizin folglich auch darauf ein, daß sie dem Leben zwar nicht Jahre hinzufügt, aber den Jahren Leben. Aber auch dieser Auffassung steht entgegen, daß eine Behandlung, die zu passageren Verbesserungen führen soll, langdauernd ist und daß unerwünschte Wirkungen (sogenannte Nebenwirkungen) für die Patienten oft beeinträchtigender sind als die subjektive Belastung durch die Krankheit.

Diese Überschätzungen therapeutischer Möglichkeiten hatten schwerwiegende Konsequenzen im Verhältnis von primärmedizinischer Versorgung sowie Selbstdiagnose und Selbstbehandlung (15):

- o Viele Menschen mit leichten passageren Beschwerden suchten im Glauben an 'Wunderheilungen' den Arzt auf. Und wenn Besserungen der Krankheiten auftraten, wurde es der Therapie zugeschrieben und nicht den natürlichen Heilungsvorgängen.
- o Menschen mit milden Symptomen wurden veranlaßt, den Arzt aufzusuchen, weil in diesen Beschwerden Vorläufer ernster Erkrankungen vermutet wurden, ohne daß gleichzeitig anerkannte Behandlungsmöglichkeiten bestanden. Selbstdiagnose und Selbstbehandlung wurden offiziell diffamiert.

Im Gegensatz zur Sozialhygienischen Präventivphase ist die Phase "wenn er/sie nur früher zum Arzt gegangen wäre" nicht unmittelbar der Prävention von Erkrankungen zuzuordnen. Durch spezifisch-therapeutische Eingriffe am 'rechtzeitig kommenden Patienten' sollten aber Endstadien wie z.B. schwere Komplikationen chronischer Krankheiten verhindert werden. Diese sogenannte 'Endstadien-Prophylaxe' war damit auf die 'Gruppe' der Patienten eingeschränkt (vgl. Übersicht). Typisch für die Phase ist ferner, daß diese Gedanken nicht einer gesundheitspolitischen oder sozialmedizinischen Rahmenkonzeption entsprangen, sondern den verallgemeinerten, aber nicht-verallgemeinerungsfähigen Erfahrungen einzelner Therapeuten.

Die Vorstellung "wenn er/sie nur früher zum Arzt gegangen wäre" als Prävention auszugeben, ist eine Reduktion präventiver Chancen auf Interventionen in individuellen Krankheitsprozessen. Gesellschaftliche Prävention gerät auf diese Weise aus dem Gesichtsfeld der Medizin. In den folgenden beiden Phasen wird versucht, diesen Rückschritt der Prävention auf die begrenzten Möglichkeiten der Arzt-Patient-Beziehung dadurch wieder auszugleichen, daß die Arzt-Patient-Beziehung ausgedehnt wird. Dem Arzt werden nämlich Aufgaben der Früh- und Risikoerkennung zugeordnet. Nicht hinterfragt wird jedoch, ob dieser Ansatz für die Prävention überhaupt tauglich ist.

Die Phase der Früherkennungsprogramme

Ausgegangen wird von dem Modell, daß Prävention im Arzt-Patient-Kontakt ansetzen muß. Da der rechtzeitige Arztbesuch bei vielen Symptomen wie beispielsweise beim chronischen Husten oder beim Vorhandensein von Blut im Stuhl für mögliche Heilungen bereits als 'zu spät' beurteilt wurde, sind Programme zur Erfassung asymptomatischer Krankheiten entwickelt worden. Implizit wird dabei wiederum von der Heilbarkeit bei rechtzeitiger Erkennung ausgegangen. Erst im nachhinein fordert z.B. die WHO (16), daß Früherkennungsprogramme nur dann anzuwenden sind, wenn Chancen der Verbesserung des Gesundheitszustandes bestehen, und daß das Ziel dieser Maßnahmen nicht nur einfach die Vorverlegung der Diagnosestellung ist.

Diese Chancen sind für verschiedene Erkrankungen unterschiedlich einzustufen. Sie bestehen zum großen Teil in der Schwangerenvorsorge sowie in der Vorsorge im Säuglings- und Kleinkindesalter. Die Diskussion um die Krebsfrüherkennung ist kontrovers und zeigt, daß sie, abgesehen von derjenigen bei Cervix-Carzinomen, von geringem Wert ist (17).

Die beschränkten Möglichkeiten der Früherkennungsphase werden durch die vorgestellten Kriterien verdeutlicht. Der präventive Zugriff soll zu einem möglichst frühen Zeitpunkt bereits bestehender individueller Krankheitsentwicklungen durch die Anwendung diagnostischer Techniken erfolgen. Der Unterschied zur Phase "wenn er/sie nur früher zum Arzt gegangen wäre" ist für den Ansatzpunkt in der Krankheitsentwicklung nur graduell, denn beide Strategien sind an relativ unspezifischen Symptomen oder - wichtiger noch - an asymptomatischen Befunden orientiert (vgl. Übersicht). Entscheidend ist auch, daß mit den Früherkennungsmaßnahmen den niedergelassenen Ärzten oder speziellen Diagnostik-Kliniken offiziell präventive Aufgaben übertragen wurden. Es handelt sich um den aufwendigen Versuch, die Arzt-Patient-Beziehung massenprophylaktisch einzusetzen.

Die Phase des Risikofaktorscreenings

Für bestimmte Krankheiten, nämlich Stoffwechselstörungen und Herz-Kreislauferkrankungen, konnte die Philosophie der frühen Diagnose ausgedehnt werden. Die Weiterentwicklung betraf nicht deren gesellschaftliche Anwendung, sondern ein erneutes Vorgreifen in der Krankheitsentwicklung auf erste individuell faßbare Risikofaktoren. Der Unterschied vom 'case-finding' zur vorangehenden Phase der Früherkennung ist wiederum nur graduell. Der entscheidende Einschnitt wird aber im Umgang mit Risikoträgern deutlich. Dabei sind folgende Gesichtspunkte und Grenzen hervorzuheben:

- o Eine massenhafte Pharmakoprophylaxe für Risikoträger kann nicht wie Impfungen punktuell begrenzt, sondern muß bei den gegebenen Möglichkeiten als Dauerbehandlung erfolgen (18).
- o Durch die Durchführung der massenhaften individuellen Pharmakoprophylaxe fallen der kurativ ausgerichteten Medizin neue präventive Aufgaben zu.
- o Die Kosten einer Massenprophylaxe mit Dauerbehandlung im Rahmen der Arzt-Patient-Beziehung können jedes Gesundheitsbudget sprengen. Medikationen außerhalb therapeutischer Kontrollen sind aus ethischen Gründen nicht vertretbar.
- o Im Gegensatz zu therapeutischen Eingriffen kann bei der Pharmakoprophylaxe auch nicht zwischen den gewünschten und unerwünschten Wirkungen der Therapie einerseits und der Gefährdung durch eine bestehende Erkrankung andererseits abgewogen werden, da die Indikationsstellung für präventive Eingriffe im Rahmen der 'prospective medicine' aufgrund von statistisch ermittelten Risiken erfolgt.

Die Phase der Gesundheitserziehung

In dem Umfang, in dem individuelles Verhalten als pathogener Faktor in den Vordergrund trat, nahm auch die Gesundheitserziehung an Bedeutung zu. Die Qualität der Maßnahmen unterscheidet sich von denen vorangehender Abschnitte im wesentlichen dadurch, daß Sozialtechniken (Aufklärung, Verhaltensmodifikation) Anwendung finden. Der Ansatzpunkt präventiver Gesundheitserziehung bezieht sich aber ebenso wie der der Früherkennungs- und Risikoscreening-Phase auf die individuelle Krankheitsdisposition. Es wird eine Veränderung der Verhaltensweisen einzelner angestrebt - sei es bei Rauch- oder Essensgewohnheiten oder beim Alkoholkonsum - und nicht eine Änderung in konkreten Konsumangeboten wie durch die Werbung für Tabakprodukte oder durch das Kantinenessen. Mit der Veränderung individuellen Verhaltens sollen dann in einer gesundheitsfeindlichen Umwelt indirekt Verminderungen der Risikoexpositionen - wie sie z.B. durch das Inhalieren beim Rauchen gegeben sind - erreicht werden.

In der Gesundheitserziehung arbeiten quasi-staatliche, private Institutionen und niedergelassene Ärzte, wobei letztere Gesundheitserziehung wiederum als Teil der Arzt-Patient-Beziehung betrachten (vgl. Übersicht).

Sozialtechnisch stellt Gesundheitserziehung den Versuch dar, ein Spill-over von Normen auf Individuen durch Angstkampagnen, Verantwortungsappelle, Werbung oder Verhaltensmodifikation zu erreichen (19). Programme dieser Art leben von der Eingängigkeit eines neu propagierten Gesundheitsbewußtseins und bewerkstelligen es auch, sich durch Sammlungen neue

Finanzquellen zu ermitteln, deren weitere Verwertung dann Instituten des 'medizinischen Fortschritts' zu Nutzen kommt. Die Gefahr dieses Vorgehens liegt aber darin, daß es sich leerläuft, ohne daß die Möglichkeiten genutzt wurden, da soziale Veränderungen, die eine effektive Gesundheitserziehung unterstützen müßten, durch scheinbar ökonomische Sachzwänge unterbunden werden.

SOZIALMEDIZINISCHE FOLGERUNGEN AUS DER ERÖRTERUNG HISTORISCHER PHASEN

Die Entwicklung der letzten 100 Jahre zeigt, daß sich - ausgehend von den sozialhygienischen Ansätzen - Formen der Prävention entwickelt haben, die sich nicht mehr an den Bedingungen der Erkrankungen, sondern an den scheinbaren Möglichkeiten der Behandlung orientieren. Damit verbunden war eine Expansion des medizinischen Versorgungssystems, die aber ohne größeren Effekt auf die allgemeine Lebenserwartung blieb und nur eine fragliche Wirkung auf die Lebensqualität besaß. Die Begriffe, die diese Entwicklung widerspiegeln, wie Sekundär- und Tertiärprävention, sollten daher kritischer beurteilt werden. Auch wenn die Termini Prophylaxe und Hygiene z.T. durch Perversionen wie die Rassenhygiene belastet sind, so spiegeln sie doch gesellschaftliche Präventionsmöglichkeiten außerhalb des medizinischen Versorgungssystems wider.

Gerade diese Rückbesinnung auf gesellschaftliche Möglichkeiten der sozialmedizinischen Prävention in der Gemeinde und am Arbeitsplatz können neue Möglichkeiten eröffnen und heutige Strategien in den Schatten stellen. Die Absurdität und der Aufwand von isoliert eingesetzten Gesundheitserziehungsprogrammen oder von Pharmakoprophylaxe kann an einem fiktiven Beispiel verdeutlicht werden. Analog zur heutigen Orientierung wäre dann jedes Individuum eigenständig und zum eigenen Schutze für die Beseitigung seiner Fäkalien zuständig, ohne daß die Gemeinden sanitäre Anlagen bauen müßten. Jeder wäre für die Verwendung sauberen Trinkwassers eigenverantwortlich, da - wie argumentiert würde - eine Trinkwasserversorgung an die ökonomischen Grenzen des Machbaren stieße. Sollten sich dabei Infektionskrankheiten einstellen, so hätte der Einzelne massenprophylaktisch zum schmutzigen Trinkwasser Chemotherapeutika zu schlucken, ohne daß diesem Vorgehen aber ökonomische Sachzwänge entgegenzuhalten wären.

LITERATUR

(1) WAGNER, D.: Arabische und europäische Medizin des Mittelalters. In: METTE, A. und I. WINTER (Hg.): Geschichte der Medizin. Einführung in ihre Grundzüge, S. 166. Berlin/DDR (Verlag Volk und Gesundheit), 1968.

SUSSER, M.: Causal thinking in the health sciences. Concepts and strategies of epidemiology, S. 51 f. New York (Oxford University Press), 1973.

(2) SUSSER, M.: Causal thinking..., a.a.O., S. 51.

MORRIS, J.N.: Uses of epidemiology, S. 142. London (Churchill Livingstone), 1975.

(3) WEYL, T.: Sozialhygienische Maßnahmen für alle Altersklassen und Berufsstände. In: WEYL, T. (Hg.): Handbuch der Hygiene, Suppl.-Bd. IV, S. 1 ff. Jena (G. Fischer), 1904.

ZAHN, F. und J. KLEINDIENST: Bekämpfung der sozialen Krankheitsursachen durch den Staat. In: MOSSE, M. und G. TUGENDREICH (Hg.): Krankheit und soziale Lage, S. 637-720. München (Lehmann), 1913.

(4) KAUPEN-HAAS, H.: Gesundheitsverhalten und Krankheitsverhalten aus historischer Sicht - zwei Strategien der Gesundheitssicherung. Jahrbuch für kritische Medizin, Bd. 1, S. 86-100. Berlin (Argument-Verlag), 1976.

(5) MORRIS, J.N.: Uses..., a.a.O., S. 142.

(6) LEIBFRIED, St.: Verschüttete Alternativen in der Gesundheitspolitik freilegen. Frankfurter Rundschau, 12. Juni 1981, S. 14.

(7) BAADER, G. und U. SCHULTZ (Hg.): Medizin und Nationalsozialismus. Dokumentation des Gesundheitstages Berlin 1980, Bd. 1. Berlin (Verlagsgesellschaft Gesundheit), 1980.

(8) DÖRNER, K.: Diagnosen der Psychiatrie, S. 59 ff. Frankfurt (Campus), 1975.

(9) McKEOWN, Th.: The role of medicine, S. 50 ff. Oxford (Blackwell), 1979.

(10) McKEOWN, Th.: The role..., a.a.O., S. 90 ff.

(11) COMSTOCK, G.W.: Uncontrolled ruminations on modern controlled trials. J. Epidemiol. 108: 81-84 (1978)

(12) TAYLOR, R.: The four phases of prevention. New Doctor. Journal of the Doctors Reform Society 12: 41-46 (1979)

(13) ABHOLZ, H.-H.: Welche Bedeutung hat die Medizin für die Gesundheit? In: DEPPE, H.U. (Hg.): Vernachlässigte Gesundheit, S. 29 ff. Köln (Kiepenheuer und Witsch), 1981.

TAYLOR, R.: The four..., a.a.O., S. 42 ff.

(14) HETZEL, B.S.: Health and Australian society, S. 32. New York, Ringwood (Penguin Books), 1980.

(15) TAYLOR, The four..., a.a.O., S. 42.

(16) WORLD HEALTH ORGANIZATION: Mass health examination. Public Health Paper No 45., 1971.

(17) ABHOLZ, H.-H.: Der Nutzen von Früherkennungsuntersuchungen. Jahrbuch für kritische Medizin, Bd. 2, S. 55-76. Berlin (Argument-Verlag), 1977.

ACS, AMERICAN CANCER SOCIETY REPORT: The cancer-related health checkup. o.O., 1980.

PFLANZ, M. and U. GEISSLER: Rapid cost expansion in the Federal Republic of Germany. Prev. Med. 6: 298 (1977)

(18) BORGERS, D.: Milder Bluthochdruck: Pharmakoprophylaxe oder Primärprävention. MMW 121: 1407-1410 (1979)

(19) GÖPEL, E.: Gesundheitserziehung oder Didaktik der Medizin. Jahrbuch für kritische Medizin, Bd. 4, S. 42-54. Berlin (Argument-Verlag), 1979.

METHODISCHE PROBLEME DER ERFORSCHUNG VON RISIKOFAKTOREN

ZUR THEORETISCHEN UND EMPIRISCHEN FUNDIERUNG DES KONZEPTS DER RISIKOFAKTOREN KORONARER HERZKRANKHEITEN

Johannes Korporal und Angela Zink

Ungeachtet der weitreichenden Kontroversen um Definition, Gegenstand und Aufgaben der Epidemiologie ist heute unumstritten, daß sich diese Disziplin in erster Linie mit den Entstehungsbedingungen, der Verbreitung und den Möglichkeiten der Verhütung häufiger chronischer Krankheiten sowie der Effizienz der gesundheitlichen Versorgung der von diesen Krankheiten betroffenen Personen zu beschäftigen hat.

Weiterhin steht außer Frage, daß für denjenigen Teilbereich der Epidemiologie, der sich mit der Erforschung der Entstehungsbedingungen chronischer Krankheiten in analytischen Bevölkerungsstudien befaßt, das Konzept der Risikofaktoren koronarer Herzkrankheiten eine methodisch und theoretisch wegweisende Entwicklung darstellt.

Die Herausbildung dieses Paradigmas trug ganz wesentlich zur Etablierung der Epidemiologie als eigenständige Wissenschaft bei, die sich einer Unterordnung unter ihre Nachbardisziplinen Medizin oder Sozialwissenschaften verweigert.

Während klinisch-medizinische Ursachenforschung nach wie vor auf ätiologische Krankheitstheorien konzentriert ist, d.h. auf kausale Erklärungsmodelle, die eine stofflich-materielle Verursachung postulieren, ist es im Zusammenhang der Risikofaktorenforschung gelungen, ein empirisch fundiertes pathogenetisches, also auf die Aufdeckung schädigender Bedingungen gerichtetes Modell der Krankheitsentstehung zu gewinnen, das den Anspruch auf Kausalerklärung durch probabilistische Modelle ersetzt.

Diese Diskussion unterschiedlicher Erkenntnisebenen macht fundamentale Differenzen in der Interpretation des Risikofaktorenmodells deutlich: Eine Auffassung, die - in einer veränderten Deutung des klassischen Kausalitätsbegriffs - das Modell der Risikofaktoren ätiologisch, also kausalanalytisch zu interpretieren versucht, gerät in unlösbare methodische und theoretische Widersprüche, die dazu führen, daß das Risikofaktorenmodell seines eigentlich innovativen Charakters, nämlich der Integration von Biologischem und Psychosozialem, beraubt und auf seine klinisch-medizinisch faßbaren Anteile reduziert wird.

Die in der empirischen Erarbeitung und Fundierung dieses Konzepts eingetretene Vernachlässigung psychischer und sozialer Bedingungen der Krankheitsentstehung zugunsten meßbarer biologischer Größen - am deutlichsten ist dies wohl am Beispiel der 'Cholesterin-Forschung' geworden - ist weniger aus theoretischen Vorannahmen als aus - nun schon fast historischen - Invarianzen des Forschungsprozesses zu erklären.

In dem zu Beginn der Studien zusammengestellten Katalog der einzubeziehenden Variablen wurde das Schwergewicht auf die Beobachtung der Veränderung pathophysiologischer und klinischer Parameter gelegt. Alternativ hierzu wäre es denkbar gewesen, ein theoretisches Konzept von Krankheit zugrunde zu legen, das eine Integration von psychologischen, sozialwissenschaftlichen, klinisch-diagnostischen und statistischen Methoden im Forschungsprozeß angestrebt hätte. Es wurde damit schon frühzeitig davon Abstand genommen, an historische Traditionen der Sozialmedizin als integrativer Wissenschaft zwischen Sozialwissenschaften und Medizin anzuknüpfen.

Ein solcher Ansatz wurde z.B. von VIRCHOW in der Beobachtung sozialer und ökologischer Bedingungen der Entstehung des Typhus gewählt, wobei sein sozialwissenschaftlich-medizinischer - oder wie wir heute sagen würden: epidemiologischer - Ansatz auch dann nichts von seiner Gültigkeit einbüßte, als mit dem Typhusbakterium eine ätiologische Erklärung gefunden war.

Als ein anderes Beispiel für frühe Ansätze der Integration biologischer und sozialer Parameter kann die Gegenüberstellung der Begriffe Exposition und Disposition bei GROTJAHN gesehen werden, die nicht als starres Gegensatzpaar, sondern als dynamische und sich wechselseitig beeinflussende Größen verstanden wurden. Es wäre vorstellbar gewesen, diesen begrifflichen Rahmen aufzugreifen, ihn in der Arbeitsteiligkeit wissenschaftlicher Disziplinen weiterzuentwickeln und die Begriffe Exposition und Disposition am Beispiel koronarer Herzkrankheiten medizinisch und sozialwissenschaftlich zu präzisieren.

Die bei Beginn der großen amerikanischen Bevölkerungsstudien - mehr oder weniger bewußt - getroffene Entscheidung für ein wenig theoriegeleitetes, pragmatisches Vorgehen erklärt sicherlich einen Teil der Schwierigkeiten, die heute bei der Interpretation des Stellenwerts medizinischer, psychologischer und sozialer Risikofaktoren bestehen. Mit dem pragmatischen Ansatz läßt es sich auch begründen, daß lange Zeit - und teilweise heute noch - ein additiver Zusammenhang zwischen verschiedenen Einzelrisikofaktoren und ein linearer Zusammenhang zwischen Faktor und Risiko postuliert wurden, was aufgrund vieler Erfahrungen und Kenntnisse aus Medizin und Sozialwissenschaften durchaus nicht zwingend ist.

PROBLEME DER EMPIRISCHEN ERFORSCHUNG VON RISIKOFAKTOREN

Diese an den theoretischen Grundlagen des Risikofaktorenkonzepts ansetzende Kritik wäre unvollständig, würde man sie nicht um Anmerkungen zur empirischen Fundierung ergänzen.

Es ist naheliegend, daß die Entstehungsbedingungen von chronisch-degenerativen Krankheiten, die sich über Jahre und Jahrzehnte bis zum klinischen Bild entwickeln, in langeinwirkenden, dauerhaften Einflüssen mit möglicherweise jeweils geringen Einzelbeiträgen zu suchen sind. Insofern ist der aus methodischen Gründen vermutlich einzig gangbare Weg zur Identifikation solcher Bedingungen die jahrzehntelange Beobachtung einer primär gesunden Kohorte aus einer 'Durchschnittspopulation'.

Gleichzeitig stellt sich bei einem solchen, auf lange Zeiträume angelegten prospektiven Vorgehen jedoch auch das Problem, daß die erklärenden Variablen nur so vielfältig sein können, wie die von Beginn an in der gesamten Kohorte erhobenen Parameter; d.h. es ist streng genommen nicht zulässig, retrospektiv weitere Variablen, die nicht von Anfang an einbezogen waren, zur Unterscheidung von Erkrankten und Nichterkrankten heranzuziehen oder im Verlauf der Studien die Fragestellung zu ändern bzw. um vorher nicht beachtete Dimensionen zu erweitern. Diese strenge methodische Vorgabe ist sicherlich in der Praxis kaum einzulösen, da sie voraussetzt, daß sämtliche relevanten Einflußfaktoren bereits vorab erkennbar sein müssen. Ein exploratives, induktives Vorgehen wäre damit ausgeschlossen.

Die Entwicklung der Bevölkerungsstudien über 20 oder 30 Jahre zeigt, daß psychosoziale Bedingungen (wie Streß, Persönlichkeitsmerkmale usw.) in größerem Umfang erst relativ spät - nach einer Laufzeit von 10 bis 15 Jahren - aufgenommen wurden (1). Angesichts der auch damals schon vorliegenden sozialhygienischen und sozialmedizinischen Arbeiten und psychosomatischer Theorieansätze ist schwer einzusehen, warum die engen Zusammenhänge von biologischen Veränderungen (z.B. Blutdrucksteigerung, Veränderungen der Zusammensetzung der Blutfette, Übergewicht usw.) mit psychischen und sozialen Gegebenheiten nicht hypothetisch formulierbar und in die Forschungspraxis einbeziehbar gewesen sein sollten.

Darüber hinaus müssen einige Fragen hinsichtlich der Durchführung der Erhebungen und der Interpretation der Ergebnisse gestellt werden. Wir wollen unsere Anmerkungen auf die folgenden Punkte beschränken:

1. Auswahl der untersuchten Populationen, Teilnahmeraten und 'Verweigerer'
2. Zusammenbringen der Daten verschiedener Studien zur Erhöhung der Aussagefähigkeit der Ergebnisse
3. Verallgemeinerung der Ergebnisse auf andere Populationen und andere soziokulturelle Verhältnisse
4. Zusammenhänge und gegenseitige Beeinflussung von Risikofaktoren
5. Prognostischer Wert der populationsbezogen gewonnenen Ergebnisse für das Individuum
6. Meßinstrumente für soziale und psychische Risiken oder protektive Wirkungen des sozialen Umfeldes
7. Konsequenzen für interventive und gesundheitserzieherische Strategien, Sekundärfolgen interventiven Vorgehens.

Auswahl der untersuchten Bevölkerungsgruppen

Den frühen Veröffentlichungen der Framingham-Studie (2) ist zu entnehmen, daß das Ziel, eine für die weiße US-amerikanische Bevölkerung repräsentative Stichprobe von Personen einer bestimmten Altersgruppe zu untersuchen, nicht erreicht werden konnte. Einerseits weicht die Bevölkerung von Framingham hinsichtlich sozialstruktureller Parameter von der Bevölkerung der USA in Richtung auf eine Überrepräsentation von Angehörigen sozialer Mittelschichten ab. Andererseits stellte sich auch die Verteilung biologischer Größen wie Serumcholesterin oder durchschnittliche Blutdruckwerte in Framingham als unterschiedlich von Ergebnissen aus anderen Teilen der USA heraus (3). Schließlich hat die Entscheidung, als Auswahleinheit der Stichprobe Familien zu wählen, zu einer Reduktion der Zahl voneinander unabhängiger Individuen geführt. Es ist ohne weiteres einsehbar, daß nicht nur bei biologischen Größen, sondern gerade auch bei Verhaltensweisen wie Ernährungsgewohnheiten oder Rauchen die Zugehörigkeit zur selben Familie von Bedeutung sein kann.

Ist schon aufgrund der gewählten Untersuchungsregion keine Repräsentativität für die weiße Bevölkerung der USA - geschweige denn für andere Bevölkerungsgruppen in den USA oder für andere hochindustrialisierte Länder - zu erwarten, so führt die Tatsache, daß ein Drittel der ausgewählten Stichprobe nicht an der Untersuchung teilnahm, zu weiteren Verzerrungen, deren Einfluß aufgrund der Veröffentlichungen über die Studie nicht zu beurteilen ist. Die nachträgliche Aufnahme von 700 freiwilligen, aus den Untersuchern rekrutierten Personen erhöht die Aussagefähigkeit keinesfalls, sondern verstärkt die Zweifel an der Gültigkeit der Ergebnisse (4).

'Poolen' von Daten

Zur Verbreiterung der empirischen Basis der Ergebnisse wurden Daten der beiden großen Gemeindestudien (Framingham und Tecumseh) und von drei betrieblichen Studien im 'National Pooling Project' zusammengefaßt (5). Da in den Betriebsstudien nur Männer untersucht worden waren, wurde kurzerhand auf die in den Gemeindestudien bei Frauen gewonnenen Daten verzichtet. Dieses Verfahren reduziert den Aussagewert des Pooling-Project erheblich, da nicht davon auszugehen ist, daß die Ergebnisse aus der Männer-Population ohne weiteres auf Frauen übertragen werden können.

Hinzu kommt, daß die gemeinsame Auswertung verschiedener Datensätze aus Studien, die nicht von vornherein multizentrisch angelegt waren, die Qualität der Daten nicht verbessert und neue Verzerrungen durch unterschiedliche Methoden der Erhebung und des follow-up entstehen.

Verallgemeinerbarkeit der Ergebnisse

Der Erfolg des Konzepts der Risikofaktoren und seine Bekanntheit in großen Teilen der Bevölkerungen der Industrieländer sind aus der Plausibilität und scheinbaren Eindeutigkeit der Ergebnisse und ihrer vermeintlich unmittelbaren Umsetzbarkeit zu begründen. Dabei sind in der Übernahme der Ergebnisse amerikanischer Bevölkerungsstudien durch die westdeutsche Sozialmedizin die Probleme der empirischen Fundierung und der eingeschränkte Geltungsbereich der Resultate nur selten berücksichtigt worden. Es wurde mit Begriffen wie "klar erwiesenen" Zusammenhängen operiert, die den Prozeß der Datengewinnung und den probabilistischen Charakter des Modells außer acht lassen (6).

Eine Übertragung der amerikanischen Ergebnisse auf die Verhältnisse in der Bundesrepublik ist auch wegen der unterschiedlichen morbiditäts- und mortalitätsstatistischen Bedeutung des Problems in den beiden Ländern fragwürdig. Die Diskussion um abnehmende Raten der Herz-Kreislauf-Mortalität in den USA und ansteigende Raten in der Bundesrepublik geht insofern am Problem vorbei, als nach wie vor die Raten der USA in den Altersgruppen unter 65 Jahren erheblich höher sind als die der Bundesrepublik und die Anstiege sich bei uns auf bestimmte - höhere - Altersgruppen beschränken (7). Da nicht davon auszugehen ist, daß sich die Ausprägungen der Standardrisikofaktoren in den beiden Ländern grundlegend unterscheiden, verlangt die höhere Mortalität in den USA nach weitergehenden Erklärungsansätzen (8).

Interaktion von Risikofaktoren

In deutlichem Gegensatz zu dem Forschungsaufwand, der mit der Herausarbeitung der einzelnen Risikofaktoren und deren Begründung verbunden war, steht die bisher geringe Reflektion der Beziehungen der Risikofaktoren untereinander.

So handelt HEYDEN in seiner kürzlich erschienenen deutschsprachigen Monografie (9) das Problem nahezu ausschließlich auf der Basis bivariater Zusammenhänge ab. Andere Autoren unterstellen additive oder über-additive Wirkung mehrerer Risikofaktoren im Hinblick auf das Auftreten koronarer Herzkrankheiten. Dies ist zum Teil wenig plausibel, legen pathophysiologische Modelle - so wenig angemessen sie im einzelnen dem komplexen Geschehen auch sein mögen - doch eher einen korrelativen Zusammenhang der Risikofaktoren untereinander nahe, so daß ein Teil der Varianz eines Risikofaktors durch einen anderen erklärbar sein dürfte (10). In diesem Sinn können sich erhebliche Veränderungen der Gewichtung einzelner Risikofaktoren im Hinblick auf das Koronarereignis ergeben (11).

Aber auch die Fragen der Zeitabhängigkeit, der Reversibilität von hohen Risikoausprägungen zu Beginn eines Beobachtungszeitraums, der Grenzwertproblematik oder der Klassifikation von Risikokonstellationen bedürfen der weiteren Klärung. Eine Binnenstrukturierung nach initialen Risikoklassen und deren Differenzierung nach unterschiedlichen Merkmalen erscheint hier ein sinnvoller Ansatz einer weitergehenden multivariaten Analyse. Dies bietet sich auch in der Form von Sekundärauswertungen früherer Studien an.

Probleme der individuellen Prognose

Ein wiederholt diskutiertes Problem, das sich bei der Umsetzung der Ergebnisse bevölkerungsbezogener Risikofaktorenforschung in individuelle Prävention oder Intervention ergibt, ist die Frage der Bestimmung des persönlichen Risikos. Dieses Problem geht u.a. darauf zurück, daß jeweils nach einem längeren Beobachtungszeitraum die Gruppe der inzwischen Erkrankten mit den nichterkrankten Personen hinsichtlich der ursprünglichen, zu Beginn der Studie gemessenen Ausprägungen der Standardrisikofaktoren verglichen wurde. Es wurden zunächst die Mittelwerte der beiden Gruppen gegenübergestellt, wobei festzuhalten ist, daß bei allen Standardrisikofaktoren und in allen Altersgruppen sich die Verteilungen der gemessenen Werte bei der erkrankten und der gesunden Population weit überdecken (12). Abgesehen von den geringen Vorhersagemöglichkeiten, die aufgrund dieser wenig differierenden Meßwertverteilungen bestehen, setzt ein solches Verfahren auch voraus, daß der vermutete pathogene Einfluß während des Beobachtungszeitraums dauerhaft wirksam war. Dieses unterstellte 'tracking', also die Invarianz von biologischen Meßgrößen über einen längeren Zeitraum, ist jedoch - je nach Risikofaktor - unterschiedlich stark ausgeprägt. BERGMANN geht hierauf am Beispiel des Blutdrucks in seinem Beitrag in diesem Band ein (13).

Gegenüber der eher globalen Betrachtungsweise auf den Ebenen unterschiedlicher Mittelwerte und Streuungen in erkrankter und gesunder Population war es im Pooling Project aufgrund der höheren Fallzahl möglich, 'individuelle' Risiken für verschiedene Altersgruppen in Abhängigkeit von der Ausprägung einzelner Risikofaktoren - eingeteilt in Quintile - zu berechnen. Die beobachtete Häufigkeit von Herz-Kreislauf-Ereignissen bei Personen, deren Ausprägung der jeweils gemessenen Größe (z.B. Blutdruck) im Bereich der ersten Quintile lag, wurde mit der Erkrankungsrate von Personen mit sehr hoher Ausprägung (fünfte Quintile) ins Verhältnis gesetzt. Das Erkrankungsrisiko war - je nach gemessenem Parameter und Altersklasse - in der fünften Quintile zwei- bis viermal höher als in der ersten Quintile. Deutliche Differenzen in den Extremgruppen berechtigen jedoch nicht, von einem linearen oder kurvilinearen Anstieg zu sprechen. Dies wird von den Autoren des Pooling Project selbst auch nicht getan; es drückt sich in dieser nicht seltenen - und für die Grenzwertdiskussion relevanten - Auffassung eher ein Problem der Rezeption im deutschen Sprachraum aus.

Messung psychischer und sozialer Risiken

Seit dem Beginn der bevölkerungsbezogenen Longitudinalstudien wurden soziale Variablen in der Form einiger Items zur Bestimmung des sozioökonomischen Status erfaßt. Die Ergebnisse werden jedoch praktisch nur in Abhängigkeit von Alter und Geschlecht dargestellt, also Variablen, die nicht als Repräsentanten sozialer Zusammenhänge angesehen werden können. Über die Bedeutung der sozialen Schicht als Einflußvariable waren aufgrund dieser Studien keine weitergehenden Aussagen möglich. Interpretationen reichten von der These, es gäbe keinen Zusammenhang zwischen sozialer Schicht und dem Auftreten kardiovaskulärer Krankheiten (z.B. Framingham (14)) über einen linearen Zusammenhang zwischen steigender Morbidität und sinkender Sozialschicht (15) bis zur Postulierung eines kurvilinearen Zusammenhangs (16). Von diesen eher wenig gesicherten Interpretationen, die sich auf globale Schichtkriterien - meist die arbeitsrechtliche Stellung - beziehen, weicht die Evans-County-Studie insofern ab, als hier soziale Schicht indikatoriell unter Einbeziehung eines differenzierten Berufeschlüssels und weiterer soziodemographischer Variablen erfaßt wurde. Am Ende des 7-Jahres-Beobachtungszeitraums dieser prospektiven Bevölkerungsstudie konnte die Frage nach dem Zusammenhang von sozialer Schicht und Koronarrisiko zumindest präziser gestellt werden: Soziale Schicht und Beruf wurden als Globalvariablen identifiziert, die erst unter Einbeziehung des sozialen Wandels aussagefähig wurden. Unterschichtangehörige mit sozialer Aufwärtsmobilität hatten ein erheblich höheres Koronarrisiko als stabile Personen derselben Schicht oder Mittelschichtangehörige. In der Mittelschicht schien die Aufwärtsmobilität dagegen eher protektive Wirkung zu haben. Die Autoren führen als Erklärung für diesen Befund die rasche Entwicklung der Gemeinde von einem ländlichen zu einem hochindustralisierten Gebiet an, von der im Beobachtungszeitraum vor allem Angehörige der sozialen Unterschicht betroffen waren (17).

Die Befunde dieser und ähnlicher Studien (18) müssen als Hinweis darauf gewertet werden, daß die Zusammenhänge zwischen psychosozialen Variablen und Koronarrisiko erheblich komplexer sind, als aufgrund der Ergebnisse früherer Bevölkerungsstudien angenommen wurde.

Die Vernachlässigung sozialer Bedingungen in den frühen Bevölkerungsstudien, insbesondere auch die fehlende Berücksichtigung des sozialen Wandels oder der sozialen Integriertheit, und die Verkürzung der sozioökonomischen Dimension auf wenige Parameter gehen einher mit einer Betonung verhaltenswissenschaftlich-psychologischer Erklärungsmodelle. Die Beobachtungen von FRIEDMAN und ROSENMAN (19) über Charakteristika des Koronarpatienten und die Formulierung des 'A-Typ' können eigentlich nur bei Unkenntnis psychosomatischer Ansätze und psychoanalytischer Persönlichkeitstheorien als neues und zureichendes Erklärungsmodell gewertet werden. Die Bereitwilligkeit, mit der das A-Typ-Konzept in gängige Risikofaktorenmodelle integriert wurde (20), verweist auf die in diesem behavioristischen und kognitivistischen Ansatz enthaltenen Verkürzungen psychischer Strukturen und psychodynamischer Prozesse auf ein Verhaltensschema - einen einzigen 'Faktor', der obendrein auch noch durch rationale Entscheidung zur Verhaltensänderung zu beeinflussen ist. Wir sehen in der Einbeziehung von Verhaltensmerkmalen in der Form des A-Typ-Konzepts keinen bedeutsamen Schritt in Richtung auf ein reflektierteres Konzept psychosozialer Risiken, es sei denn, es gelingt in der Weiterentwicklung dieses Ansatzes, die Brücke zu analytischen Persönlichkeitstheorien zu schlagen.

Seit der Roseto-Studie (21) ist unabweisbar, daß die Wirkung körperlicher Risikofaktoren wie Übergewicht oder Ernährung nicht unabhängig von der sozialen Situation - insbesondere dem Vorhandensein oder Fehlen sozialer Unterstützung und sozialer Integriertheit - gesehen werden darf. Dies hat jedoch nicht dazu geführt, daß die Erforschung protektiver und pathogener Bedingungen des sozialen Umfelds als gleichberechtigt mit der weiteren Differenzierung der Standard-Risikofaktoren angesehen worden wäre. Mit großem zeitlichen Verzug und unter wesentlich ungünstigeren ökonomischen und organisatorischen Bedingungen versuchen nun sozialwissenschaftlich orientierte Studien, das beginnende Umdenken hinsichtlich der Bedeutung der psychosozialen Lebensverhältnisse wissenschaftlich zu untermauern. Dies gilt sowohl hinsichtlich soziogenetischer Ansätze der Krankheitsentstehung als auch für Formen der Intervention, bei denen versucht wird, Bedingungen des sozialen Umfeldes von Risikoträgern mit dem Ziel einer Reduktion von Risikofaktoren zu verändern. Gerade dieser Ansatz ist auf ein differenziertes und begründetes Verständnis der Zusammenhänge von psychosozialer Situation und Risikofaktoren angewiesen.

Umsetzung des Risikofaktorenkonzepts in Intervention und 'präventive Therapie'

Wenn ein Ergebnis epidemiologischer Forschung und sozialmedizinischer Theorieentwicklung zu so weitreichenden Konsequenzen führt, wie dies in den Interventions- und Therapiestudien geschehen ist und noch geschieht, so muß in der Diskussion um die Fundierung des Modells auch nach der Absicherung der daraus folgenden Entwicklungen gefragt werden.

Wir wollen Methodenprobleme einer therapeutischen Intervention, die sich auf Ergebnisse epidemiologischer Studien beruft, am Beispiel der medikamentösen Therapie des Grenzwert-Hypertonus diskutieren. Von Befürwortern einer breiten bevölkerungsbezogenen Medikation wird häufig die HDFP-Studie (22) als Beleg für die Sinnhaftigkeit eines solchen Vorgehens herangezogen. Beispielhaft für andere Interventions- und Therapiestudien sollen deshalb zu dieser vom Umfang her größten Therapiestudie einige Anmerkungen gemacht werden:

Jeweils etwa 5500 Personen mit diastolischen Blutdruckwerten über 90 mmHg wurden zufällig einer Intensiv-Therapiegruppe oder einer nach üblichem Muster behandelten Gruppe zugeordnet. Für beide Gruppen wurde die 5-Jahres-Mortalitätsrate bestimmt. Die Studie war - anders als die meisten Interventionsstudien - auf ein 'unifaktorielles Vorgehen' (23), also die alleinige Bekämpfung des Risikofaktors Hypertonie gerichtet. Es wurde nicht auf den Abbau anderer Risikofaktoren wie Rauchen, Bewegungsmangel, Übergewicht usw. hingewirkt. Die Strategie der Bekämpfung des Hypertonus wurde außerdem auf die medikamentöse Behandlung festgelegt. Hinsichtlich weiterer Risikofaktoren wurden der Behandlungsgruppe allerdings Beratungen angeboten. Der Schwerpunkt der Intervention lag jedoch nach eigenen Angaben der Studiengruppe eindeutig auf der medikamentösen Bekämpfung des Bluthochdrucks. So wurde im wesentlichen eine intensive medikamentöse Dauertherapie mit einer durchschnittlichen medikamentösen Behandlung verglichen (70 % der Patienten der Kontrollgruppe befanden sich in ärztlicher Langzeitbetreuung).

Während des Beobachtungszeitraums war die Mortalität an koronaren Herzkrankheiten bei weißen amerikanischen Frauen in beiden Gruppen sehr niedrig und zwischen Behandlungs- und Vergleichsgruppe kaum different. Dies wurde mit der intensiven medizinischen Betreuung der Frauen in der Kontrollgruppe begründet. Die größten Senkungsraten der Sterblichkeit an Herz-Kreislauf-Erkrankungen wurden bei den farbigen Frauen und Männern in der Behandlungsgruppe festgestellt, was als Hinweis auf die Effektivität der medizinischen Intensivtherapie gewertet wurde. Insbesondere wenn man die in einer Reihe anamnestischer und medizinischer Parameter ungünstigeren Eingangsbefunde dieser Gruppe berücksichtigt, drängt sich die Vermutung auf, daß hier vorrangig schichtenspezifische Differenzen der Versorgung kompensiert wurden und die intensivere ärztliche Beobachtung und Behandlung den wesentlichen Beitrag zur Senkung des Morbiditäts- und Mortalitätsrisikos geleistet hat. Hierfür spricht die generelle Abnahme der Mortalität an allen wesentlichen Todesursachen in der intensiv betreuten Gruppe.

Dieses Beispiel soll stellvertretend für andere Studien mit - auch bei anderer Methodik - ähnlich gelagerten Problemen verstanden werden. Wir wollen damit nicht therapeutische Intervention per se für nicht sinnvoll erklären, sondern darauf hinweisen, daß interventive Strategien in ihrer Ausrichtung auf nur einen oder wenige Risikofaktoren Gefahr laufen, für eine beobachtete Veränderung von Morbidität und Mortalität verkürzte Erklärungsmodelle zu liefern, weil sie z.B. den versorgungsstrukturellen Hintergrund nicht berücksichtigen. Die scheinbar zwingende Stringenz der Interpretation geht dann oft darauf zurück, daß Veränderungen anderer Risikobedingungen nicht beobachtet und folglich nicht zur Erklärung herangezogen werden können.

Ähnlich wie bei der Erforschung des Risikofaktorenmodells, aber mit viel weitreichenderen Konsequenzen besteht nun bei Interventions- und Therapiestudien die Gefahr der methodischen und theoretischen Verkürzung, die es nach Abschluß der Intervention unmöglich macht, Auswirkungen der direkten Intervention von Nebeneffekten oder säkularen Trends zu unterscheiden.

ABSCHLIESSENDE BEMERKUNGEN

Wir haben in diesem Beitrag theoretische und methodische Probleme bei der Erforschung und Umsetzung des Risikofaktorenkonzepts diskutiert, ohne daß wir dabei den Anspruch erheben, zu einer umfassenden Würdigung dessen in der Lage zu sein, was in diesem Bereich in den letzten 30 Jahren erarbeitet und umgesetzt wurde. Wir verkennen auch nicht, daß auf neuere Studien unsere Bedenken nur noch teilweise zutreffen. Insofern sollten unsere Überlegungen nicht als Versuch einer destruktiven Kritik mißverstanden werden. Vielmehr ist es nach unserer Auffassung für die Weiterentwicklung epidemiologischer Forschungsmethodik in der Bundesrepublik unumgänglich, sich detaillierter, als dies bisher geschehen ist, mit der Anlage und empirischen Umsetzung der klassischen Bevölkerungsstudien zu beschäftigen, weil sie bei uns unangefochten als epidemiologische 'Modellstudien' gelten, ohne daß versucht worden wäre, in einer intensiven Auseinandersetzung mit diesen Untersuchungen und ihren Ergebnissen Bilanz zu ziehen und begründet zu entscheiden, inwieweit sich die Resultate auf unsere sozialen und versorgungsstrukturellen Verhältnisse übertragen lassen.

Es wird nicht selten der Anspruch erhoben, epidemiologische Forschung zu anderen chronischen Krankheiten habe sich an diesen Bevölkerungsstudien zu orientieren. Zumindest dieser Anspruch, Vorbild für die Erforschung anderer Volkskrankheiten zu sein, läßt sich u.E. nicht aufrechterhalten, da weder für bösartige Neubildungen noch für psychische Krankheiten oder Erkrankungen des Stütz- und Bewegungsapparats ein ähnlich einfaches Konstrukt von Bedingungs- und Ursachenzusammenhängen auch nur hypothetisch angenommen werden kann. Die Gültigkeit des Modells wird deshalb auf den Bereich der Herz-Kreislauf-Krankheiten beschränkt bleiben.

Für hierzulande in der Planung oder dem Beginn der Durchführung befindliche Interventionsstudien scheint es uns entscheidend, daß hinsichtlich der beobachteten Randbedingungen über den theoretischen Rahmen des klassischen Risikofaktorenmodells hinausgegangen wird (24). Nachdem sich abzeichnet, daß die auf die isolierte Betrachtung der medizinischen Hauptrisikofaktoren angelegten Interventionsstudien in den USA bei weitem nicht den in sie gesetzten hohen Erwartungen gerecht werden - was sich u.a. in der Unmöglichkeit äußert, parallele Abnahmen in Fall- und Kontrollgruppen zu interpretieren - sollte bei uns die Chance wahrgenommen werden, soziale Determinanten des 'Risikoverhaltens' wie Arbeitssituation, Grad der sozialen Unterstützung oder Familienstruktur als wesentlich den Erfolg der Intervention bedingende Variablen einzubeziehen. Möglicherweise trägt ein differenzierteres Vorgehen in Herz-Kreislauf-Interventionsstudien auch dazu bei, das zugrundeliegende Konzept der Risikofaktoren in sozialwissenschaftlicher und sozialpsychologischer Richtung zu erweitern, auf diesem Wege zu einer begründeteren sozialwissenschaftlich-epidemiologischen Theorie der Pathogenese koronarer Herzkrankheiten zu kommen und zugleich auch das bei uns bestehende Defizit an populationsbezogenen Studien in diesem Bereich abzubauen.

LITERATUR

(1) HAYNES, S.G. et al.: The relationship of psychosocial factors to coronary heart disease in the Framingham study. 1. Methods and risk factors. Am. J. Epidemiol. 107: 362-383 (1978); 2. Prevalence of coronary heart disease. Am. J. Epidemiol. 107: 384-402 (1978); 3. Eight-year incidence of coronary heart disease. Am. J. Epidemiol. 111: 37-58 (1980)

(2) DAWBER, T.R., G.F. MEADORS und F.E. MOORE: Epidemiological approaches to heart disease: The Framingham study. Am. J. Publ. Health 41: 279-286 (1951)

DAWBER, T.R., F.E. MOORE und G.V. MANN: Coronary heart disease in the Framingham study. Am. J. Public Health 47: 4-24 (1957)

DAWBER, T.R. und W.B. KANNEL: An epidemiological study of heart disease: The Framingham study. Nutr. Rev. 16: 1-4 (1958)

(3) WERKÖ, L.: Risk factors and coronary heart disease - facts or fancy? Am. Heart J. 91: 87-98 (1976)

(4) KANNEL, W.B. et al.: Factors of risk in the development of coronary heart disease - six-year follow-up experience. Ann. Intern. Med. 55: 33-50 (1961)

(5) THE POOLING PROJECT RESEARCH GROUP: Relationship of blood pressure, serum cholesterol, smoking habit, relative weight and ecg abnormalities to incidence of major coronary events: Final report of the pooling project. J. Chronic Dis. 31: 201-306 (1978)

(6) SCHÄFER, H. und M. BLOHMKE: Epidemiologie der koronaren Herzkrankheiten. In: BLOHMKE, M. et al. (Hg.): Handbuch der Sozialmedizin, Bd. 2, S. 1-67. Stuttgart (Enke), 1977.

(7) ANGERMEYER, M.: Verteilung gesundheitspolitisch relevanter Herz- und Kreislauferkrankungen in der Bevölkerung. In: Wissenschaftliches Institut der Ortskrankenkassen (Hg.): Gesundheitspolitisch relevante Herz- und Kreislauferkrankungen. WIdO-Materialien, Bd. 7, S. 41-51, Bonn (1979).

JUNGE, B. und H. HOFFMEISTER: Trendwende auch bei uns? Entwicklung von Herzkrankheiten und Gesamt-Sterblichkeit über drei Jahrzehnte in den USA und in der Bundesrepublik. MMW 124 (1982) (im Druck)

JUNGE, B. und H. HOFFMEISTER: 'Civilization-associated' diseases in Europe and industrial countries outside of Europe: Regional differences and trends in mortality. Prev. Med. 11 (1982) (im Druck)

(8) EPSTEIN, F.H.: Recent international changes in coronary heart disease mortality. Nutr. Metab. 24 (Suppl. 1): 45-49 (1980)

(9) HEYDEN, S.: Präventive Kardiologie. Ergebnisse aus Interventions-Studien. Mannheim (Boehringer), 1981.

(10) WILHELMSEN, L., H. WEDEL und G. TIBBLIN: Multivariate analysis of risk factors for coronary heart disease. Circulation 48: 950-958 (1973)

(11) FARCHI, G. et al.: Risk factors changes and coronary heart disease in an observational study. Int. J. Epidemiol. 10: 31-40 (1981)

(12) KARMAUS, W.: Das Konzept der Risikofaktoren als möglicher Beitrag zur Ätiologieforschung. Jahrbuch für kritische Medizin, Bd. 4, S. 6-42. Berlin (Argument-Verlag), 1979.

(13) BERGMANN, E.: Empirische Probleme der Definition einer Risikopopulation beim milden Bluthochdruck. Beitrag in diesem Band, S. 57-63.

(14) DAWBER, T.R., F.E. MOORE and G.V. MANN: Coronary heart disease in the Framingham study. Am. J. Public Health 47: 4-24 (1957)

(15) KRAUS, J.F., N.O. BORHANI and Ch.E. FRANTI: Socioeconomic status, ethnicity, and risk of coronary heart disease. Am. J. Epidemiol. 111: 407-414 (1980)

HEYDEN, S.: Präventive Kardiologie, a.a.O., S. 65 ff.

(16) ANTONOVSKY, A.: Social class and the major cardiovascular diseases. J. chron. Dis. 21: 65-106 (1968)

(17) KAPLAN, B.H. et al.: Occupational mobility and coronary heart disease. Arch. Intern. Med. 128: 938-942 (1971)

(18) HOLME, I. et al.: Four-year mortality by some socioeconomic indicators: The Oslo study. J. Epidemiol. Community Health 34: 48-52 (1980)

(19) FRIEDMAN, M. und R.H. ROSENMAN: Der A-Typ und der B-Typ. Reinbek (Rowohlt), 1975.

FRIEDMAN, M. et al.: Coronary-prone individuals (type A behavior pattern). JAMA 212: 1030-1037 (1970)

(20) HALHUBER, M.J.: Brauchen wir ein neues Risikofaktorenmodell? Unveröff. Vortrag, Berlin, 1981.

ROSENMAN, R.H. und M.A. CHESNEY: The relationship of Type A behavior pattern to coronary heart disease. Act. Nerv. Super. 22: 1-45 (1980)

(21) STOUT, C. et al.: Unusually low incidence of death from myocardial infarction. JAMA 188: 845-849 (1964)

BRUHN, J.G., B.U. PHILIPS and S. WOLF: Social readjustment and illness patterns: Comparisons between first, second and third generation Italian-American living in the same community. J. Psychosom. Res. 16: 387-394 (1972)

(22) HYPERTENSION DETECTION AND FOLLOW-UP PROGRAM COOPERATIVE GROUP: Five-year findings of the hypertension detection and follow-up program I, II. JAMA 242: 2562-2576 (1979)

- : The hypertension detection and follow-up program. Prev. Med. 5: 207-215 (1976)

- : Mild hypertensives in the hypertension detection and follow-up program. Ann. NY Acad. Sci. 304: 254-266 (1978)

- : Therapeutic control of blood pressure in the hypertension detection and follow-up program. Prev. Med. 8: 2-12 (1979)

(23) HEYDEN, S.: Präventive Kardiologie, a.a.O., S. 28.

(24) VASKILAMPI, T.: Sociological aspects of community-based health intervention programmes. The North Karelia Project as an example. Rév. Epidémiol. Santé Publique 29: 187-197 (1981)

EPIDEMIOLOGY AS CAUSAL RESEARCH?

Holger Hansen

Epidemiology does not encounter unique problems of causal inference; it shares questions of philosophy, logic and validity of causal research with other empirical disciplines. For example, what approach is more convincing, the attempt to 'prove' a hypothesis or the attempt to 'disprove' competing explanations? How much evidence is enough for rejecting or accepting a postulated explanation? When new findings are at odds with existing knowledge, which one should be questioned and at what point?

There are, however, aspects of causal inference that gain particular importance given the nature of epidemiological research. The study strategy often lacks the rigor of an experimental design and the evidence may be circumstantial rather than direct. Furthermore, the phenomena epidemiologists study are both multifactorial and multidirectional, and lend themselves only in part to measurement or control. Most importantly, epidemiological data represent group findings and, thus, are subject to an ecological fallacy of inference.

Although epidemiologists may argue about the importance of these limitations, they would probably agree that epidemiological inference is in essence a probability statement. In the context of causal research, this means continuous pursuit of revision and refinement of the notion of probable cause. The concepts, models and strategies epidemiologists employ in this process have been reviewed in detail by SUSSER (1).

The program for this conference lists my topic 'Epidemiology as Causal Research' with a question mark attached. My discussion will attempt to interpret the question mark; however, it is not my intention to replace it by an explanation point. Epidemiologists are aware of the limitations of their methods, probably more so than outside observers of our discipline. In fact, because of this caution epidemiology is able to make valid contributions to our understanding of disease etiology. The material distributed in preparation of this conference includes excellent discussions of causality. However, these considerations refer mostly to the material and the subject of epidemiological research but little to its methodology. For example, the issues of representativeness of epidemiological data and of mass phenomena as predictors of individual risk are raised. In contrast I will focus on problems of epidemiological methods, particularly in the measurement of the relationship between risk factor and disease.

The conference material raises the basic question to what extent epidemiological studies can explain the etiology of disease. I cite three positions, taken from the material, which delineate the broad spectrum of opinion on this issue: "Three general approaches are available for the investigation of causal and contributing factors in specific diseases: case studies, experimental laboratory studies, and investigations of populations" (1), "Epidemiological findings are merely associations of characteristics and can never prove causal relationships" (2), and "A connection of epidemiological research questions with the identification of risks must be rejected entirely" (3). It is of course appropriate to say epidemiological associations cannot prove a cause-effect relationship. However, they can render such a relationship more or less probable. In fact, the identification of risk factors has been a major aim of epidemiology since its beginnings in the public health movement of the 19th century. The rejection of epidemiologic approaches to the elucidation of risks is even more difficult to accept as epidemiology has provided the methodological basis for the estimation of risk.

The quantitative assessment of the relationship between factor and disease, the relative risk, is derived from the distribution of factor and disease in study groups selected for this purpose. This distribution can be reduced in the simplest case to a four-fold table with two categories, factor and disease, each listed as present or absent (Table 1). The frequencies which are needed for this two-dimensional classification can be obtained in two ways. They differ in starting point and direction of observation and both have their specific methodological limitations. Prospective studies start with classification of the study subjects according to the factor and ascertain the subsequent occurrence of disease. They permit a comparison of incidence rates with and without the factor. The quotient of the two incidence rates (risk ratio) represents a direct estimate of the relative risk. Retrospective studies yield an indirect estimate of the relative risk. They compare the frequency of the factor in diseased and non-diseased subjects by means of the appropriate quotient (odds ratio).

The two approaches share three potential limitations of validity: error of measurement, statistical chance and systematic bias. Methods to identify and assess the first two are well known. The third, systematic bias, is especially important in epidemiology, because it is often an unavoidable aspect of the research design. Bias needs to be recognized in order to adjust the epidemiological inference accordingly. In prospective studies, for example, a tendency may exist to overestimate the occurrence of disease in the presence of a known risk factor. On the other hand, incidence may be underestimated in the comparison group where follow-up may be less thorough. Both situations would lead to an overestimate of the relative risk. In retrospective studies, the frequency of the factor is subject to over- or underestimates. Obviously, ascertainment errors can change the quotient only when the comparison groups are affected differentially. Bias occurs not only in the ascertainment of factor or disease, but also in the selection of the comparison groups. Selection bias can distort the frequency of disease or factor and thus render the observed association non-representative in strength or even in direction.

Prospective and retrospective studies have their unique problems as well. The prospective approach can lead to incidence rates which do not constitute valid measurements of risk. Incidence rates should meet two conditions to be valid. First, they need to reflect a true risk relationship; i.e. all subjects counted in the denominator must be theoretically capable of moving into the numerator. This is not the case, for example, with the suicide rate for the total population. Second, they must satisfy the requirements of a probability statement; i.e. the outcome categories must be mutually exclusive and jointly exhaustive. For example, unequivocal classification of subjects as diseased or not diseased is not always possible.

Table 1: Assessment of relative risk

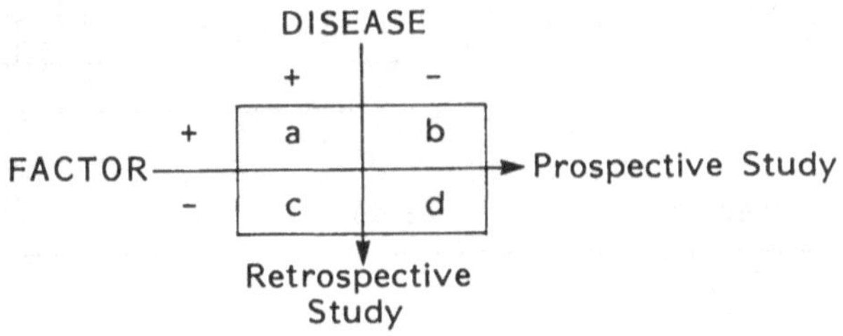

PROSPECTIVE STUDY		RETROSPECTIVE STUDY	
Risks	Risk Ratio	Odds	Odds Ratio
$\frac{a}{a+b}$	$\frac{ac+ad}{ac+cb}$	$\frac{a}{c}$	$\frac{ad}{cb}$
$\frac{c}{c+d}$		$\frac{b}{d}$	

The retrospective quotient represents a good estimate of the relative risk only if the disease incidence is low and if the comparison groups are representative. The formulas in Table 1 show that the retrospective quotient approaches the prospective quotient as the product of a and c, i.e. of the disease frequencies, declines. Table 2 illustrates that the two quotients are almost identical when the disease frequencies fall below 20 percent. However, it should be understood that retrospective studies always overestimate the relative risk to some extent. The second requirement, representativeness, has two important aspects: group selection must not affect the frequency of the factor, and the study group should permit inferences which can be generalized to the disease under study. This may be difficult if the disease shows a broad clinical spectrum. For example, a retrospective study of coronary heart disease is unlikely to include sudden death or silent infarction. It needs to be recognized that a retrospective study always overrepresents the milder forms of the disease. Severe forms are usually associated with shorter duration which of course reduces their chances to be included in a study sample. This is important if different risk factors contribute to mild and severe courses of disease.

Table 2: Comparison of prospective and retrospective quotients

		DISEASE +	DISEASE -	Incid.	DISEASE +	DISEASE -	Incid.	DISEASE +	DISEASE -	Incid.
FACTOR	+	60	40	0,60	20	80	0,20	4	96	0,04
	-	30	70	0,30	10	90	0,10	2	98	0,02
Risk Ratio		2,00			2,00			2,00		
Odds Ratio		3,50			2,25			2,04		

Consideration of the relative risk concept leads to criteria by which epidemiological associations are judged for causal inference: strength, consistency, and specificity of the association. In assessing the strength of an association, the relative risk and the dose-effect gradient are important. The concept of a gradient requires a linear or at least a systematic relationship which does not always exist. Ionizing radiation for example may cause cancer at low levels, while higher levels lead to cell death and thus render carcinogenesis less likely. The criterion of consistency of an association is frequently interpreted as reproducibility. However, more convincing are similar findings obtained by different approaches rather than by mere repetition. This reduces the likelihood to reproduce confounding factors. The criterion of specificity of an association cannot be seen as a one-to-one relationship in view of multiple disease causation. Rather, it calls for specifying the association by refining its components and elucidating the nature of the relationship.

Finally, two additional criteria common in the literature shall be mentioned which, however, are not special to epidemiological associations: temporal sequence and coherence with existing knowledge. The temporal delineation of cause and effect is not always easy, especially when chronic diseases with long latency periods are studied. The criterion of coherence with existing knowledge presupposes such knowledge to be accurate and to be correctly applied to the given situation. Part of probing for coherence is the attempt to systematically eliminate competing explanations based on existing knowledge. Agreement is frequently considered in terms of confirmation only and not in terms of contradiction of a given hypothesis. This shall be illustrated by the story of a research team which just received the statistical results from the computer center (5). Factor A shows a stronger association than factor B. The scientists conclude that this result was entirely predictable since it clearly agrees with current knowledge. Soon thereafter the statistician announces with some embarrassment that the computer had mistaken factor A for factor B. The researchers proceed to convince each other that factor B is in full agreement with existing evidence.

My comments have only touched upon conceptual issues of causality epidemiologist are confronted with. I thought it more useful for this multidisciplinary audience to concentrate on some methodological problems of epidemiological risk factor research. Recognition of these limitations can only strengthen epidemiology as a major tool in the search for causes of disease.

REFERENCES

(1) SUSSER, M.: Causal thinking in the health sciences. London (Oxford University Press), 1973.

(2) KARMAUS, W.: Das Konzept der Risikofaktoren als möglicher Beitrag zur Ätiologieforschung. Jahrbuch für kritische Medizin, Bd. 4., S. 6-42. Berlin (Argument-Verlag), 1979.

(3) ABHOLZ, H.-H.: Konzeptionelle und ethische Probleme des Risikofaktoren-Konzepts in seiner therapeutischen Anwendung. Beitrag in diesem Band, S. 182-192.

(4) NIEHOFF, J.-U.: Risikofaktoren - Risikofaktorentheorie - Risikokonzept. Z. Ärztl. Fortbild. 72: 84-89 (1978)

(5) WEISS, N.S.: Inferring causal relationships. Elaboration of the criterion of 'Dose-Response'. Am. J. Epidemiol. 113: 487-490 (1981)

EMPIRISCHE PROBLEME DER DEFINITION EINER RISIKOPOPULATION BEIM MILDEN BLUTHOCHDRUCK

Eckardt Bergmann

Extrem hohe Blutdruckwerte (diastolisch > 115 mmHg und systolisch > 200 mmHg) im Rahmen eines komplexen klinischen Krankheitsbildes schränken die Lebenserwartung auf wenige Jahre ein. Jedoch auch für niedrigere Bereiche, die ohne klinisches Krankheitsbild auftreten (z.B. diastolisch 90-105 mmHg), zeigt sich in Bevölkerungsstudien und den Statistiken von Lebensversicherungsgesellschaften eine mit der Blutdruckhöhe sinkende Lebenserwartung, die vor allem auf ein erhöhtes Risiko für Herz-Kreislaufkrankheiten zurückzuführen ist. Dies ist der Hintergrund des Begriffes 'Risikofaktor Hypertonie'. Solche Menschen sind nicht klinisch krank, unterliegen aber, und darauf kommt es hier an, einem durch den Blutdruck bedingten Risiko. Daraus wird abgeleitet, daß eine kontinuierliche, langfristige Senkung des Blutdruckniveaus einen präventiven Effekt hat (1). Diese Prävention setzt voraus, daß die Individuen als Risikoträger zuverlässig erkannt werden können.

Eine andere Möglichkeit, Prävention zu betreiben, besteht darin, die gesamte Bevölkerung - also auch die Nicht-Risikoträger - in ein interventives Programm einzubeziehen. Diese Möglichkeit der Primärprävention der gesamten Bevölkerung durch allgemeine Maßnahmen (z.B. Gesundheitserziehung) benötigt keine Identifikation von Risikopersonen. Die individuelle, auf einen Risikofaktorträger bezogene Prävention, die schon Jahrzehnte vor dem möglichen Eintritt der Erkrankung ansetzen soll, verlangt jedoch nicht nur eine zuverlässige, sondern auch eine frühzeitige Identifikation.

INDIVIDUELLER DURCHSCHNITTSBLUTDRUCK

Wegen der Variabilität des Blutdrucks über den Tag, aber auch über Wochen, Monate und Jahre, ergeben sich für die Definition der Risikopopulation große Schwierigkeiten. Zwei Extreme sind dabei möglich: Entweder der einmalig oder z.B. dreimalig gemessene Blutdruckwert hat nur Zufallscharakter, d.h. praktisch, daß die Messungen an einem anderen Tag zufällig andere Probanden zur Risikopopulation erklären; oder als anderes Extrem, daß nämlich schon eine einmalige Messung in bezug auf das Risiko eindeutig ist. Praktisch sind beide Möglichkeiten erstens wegen der statistischen Abhängigkeit von Messungen in der Zeitreihe am gleichen Individuum und zweitens wegen der biologischen Variabilität und der Meßfehlerprobleme ausgeschlossen. Es kommt für die praktische Statistik darauf an, diese Schwierigkeiten und Unsicherheiten für die Risikodefinition zu quantifizieren.

Der individuelle Blutdruck variiert von Pulsschlag zu Pulsschlag und wird durch jede Lebensäußerung und Einwirkung beeinflußt. Zwei besondere Werte dieser Funktion des Blutdrucks über die Zeit sind Maximum und Minimum einer Phase, also systolischer und diastolischer Blutdruck. Für eine zweimalige Messung des Arztes am selben Tage - unter standardisierten Bedingungen (Sitzen, 5 Min. Ruhe) - ergibt sich eine Standardabweichung von ca. 5 mmHg für den diastolischen und mehr als 7 mmHg für den systolischen Blutdruck (2).

Für die Identifikation von Individuen als Risikoträger sind prinzipiell andere Ansprüche zu stellen als bei der Analyse von Wirkungszusammenhängen wie z.B. bei der Aufstellung eines Risikofaktorenmodells. Selbstverständlich sind beide Aufgaben eng verknüpft: jedoch reicht es nicht aus, mit einem empirisch überprüften Erklärungsmodell allein sicher genug prognostizieren zu können, ob ein bestimmtes Individuum zur Risikopopulation gehört. Erklärungsmodelle beziehen sich in der Regel auf Durchschnittswerte, für die noch die Genauigkeit bestimmt werden kann. Das Individuum jedoch weicht immer von den Durchschnittseigenschaften ab. Die Identifikation des Risikoträgers ist mit zusätzlichen Unsicherheiten behaftet.

Das Problem ist nicht ohne Wahrscheinlichkeitsbetrachtungen und damit nicht ohne Fehlerabschätzungen zu beantworten. Es gibt die Möglichkeit, ein normotones Individuum fälschlich der Risikopopulation zuzuordnen, was als falsch positives Meßergebnis oder als Fehler erster Art bezeichnet wird. Ebenso ist die Möglichkeit gegeben, ein mit erhöhtem Risiko behaftetes Individuum irrtümlich als zur Normalpopulation gehörend einzustufen (falsch negatives Meßergebnis oder Fehler zweiter Art). Diese Überlegung gilt unter der Voraussetzung, daß die Extremwerte der Druck-Zeit-Funktion als Indikatoren einer möglichen gesundheitlichen Störung eine 'repräsentative' Stichprobe aus der sehr großen Menge der möglichen Meßzeitpunkte bilden. Unterstellt man nun, daß es überhaupt den charakteristischen systolischen oder diastolischen Durchschnittsblutdruck des Probanden gibt, der Grundlage für die Zuordnung in der Grundgesamtheit (Bevölkerung) sein soll, so muß man sich fragen, ob es problematischer ist, 'gesunde' Menschen fälschlich zu behandeln oder solche mit erhöhtem Risiko nicht zu behandeln. Offensichtlich hängt dies von der Art der 'Therapie' selbst und ihren Nebenwirkungen ab. Ist nicht von vornherein klar, ob es problematischer ist, eine unnötige Therapie anzuwenden oder eine nötige Therapie zu unterlassen, bleibt nur die Möglichkeit, sowohl die Rate falsch Positiver als auch die falsch Negativer zu vermindern.

Unter der Voraussetzung, daß das zugrunde gelegte Meßmodell stimmt, bietet die Statistik beim Blutdruck nur eine Möglichkeit an: die Erhöhung des Stichprobenumfanges. Der Blutdruck des Probanden muß also häufiger gemessen werden, damit sein wirklicher Durchschnittsblutdruck genauer geschätzt werden kann. Einige Autoren (3) schlagen vor, beim Screening eine falsch positive Rate von 50 % hinzunehmen. Diesen Fehler erster Art von 0,5 erreicht man z.B. bei der üblichen, von der WHO vorgeschlagenen Blutdruckmessung an drei verschiedenen Tagen mit je zwei Messungen. Dafür beträgt dann die Wahrscheinlichkeit, Patienten mit einem empirischen Mittelwert von z.B. 95 mmHg diastolischem Blutdruck (zweimal drei Messungen) als Hypertoniker zu erkennen, mehr als 95 % - wenn man den Grenzwert auf 90 mmHg festgesetzt hat. Es wird hier also mehr Wert gelegt auf Sensitivität als auf Spezifität (4). Selbstverständlich muß die Rate falsch negativer Meßergebnisse möglichst klein sein, d.h. man möchte schon sicher sein, daß man aus der Bevölkerung möglichst viele Risikoträger erfaßt hat, damit man überhaupt sinnvoll Prävention betreiben kann. Welche Konsequenzen dies haben kann, ist der Tabelle 1 zu entnehmen.

Der Grenzwert sei z.B. 90 mmHg beim diastolischen Blutdruck; die Rate der falsch negativen Meßergebnisse sei mit $\beta = 0,10$ festgelegt. Aus der Tabelle 1 können nun die Wahrscheinlichkeiten, ob ein Proband als falsch positiv eingestuft wird, in Abhängigkeit von der Anzahl der Messungen und dem Durchschnittsblutdruck (5) entnommen werden. Z.B. zeigt sich, daß bei Messungen an drei Tagen, die einen Durchschnittswert von 100 mmHg diastolisch ergeben, 10 % der Probanden falsch positiv sind, also in Wirklichkeit unter 90 mmHg liegen. Bei einem über mehrere Tage ermittelten Durchschnittswert von 95 mmHg müßte man an 16 Tagen messen, um ebenfalls eine entsprechend niedrige Rate von 10 % falsch Positiver zu erhalten. Bei einem Mittelwert von 95 mmHg durch Messungen an zwei Tagen läge die falsch positive Rate schon extrem hoch bei 40 %. Das bedeutet, daß milde Fälle von Hypertonie nur dann erkannt werden können, wenn sehr viele einzelne Messungen stattgefunden haben. Für das Auffinden 'schwerer Fälle' - z.B. über 110 mmHg für den diastolischen Blutdruck - genügt hingegen schon eine Messung. Wenn also sehr selten der Blutdruck gemessen wird, kann es zu gravierenden Fehleinstufungen kommen.

Tab. 1: Anteil falsch Positiver (α) in Abhängigkeit vom Durchschnittsblutdruck und Anzahl der Messungen an verschiedenen Tagen (3, 5). (Grenzwert 90 mmHg diastolischer Blutdruck; Anteil falsch Negativer (β) = 0.10 bei 2 Messungen am Tag)

gemessener Durchschnittsblutdruck (mmHg)	Anzahl der Tage 2	3	4	16
95	0.40	0.31	0.24	≤ 0.10
100	0.19	0.10	0.06	
105	0.13	< 0.05	< 0.05	

In der Framingham-Studie (6) sind von 1043 'Grenzwerthypertonikern', das sind fast 25 % aller Untersuchten, in der nächsten Untersuchung nur 543 Personen wiederum als 'Grenzwerthypertoniker' eingestuft worden. Fast 30 % der ursprünglichen 'Grenzwerthypertoniker' wurden als normoton und gut 20 % als Hypertoniker bezeichnet.

Diese Überlegungen zur Zuverlässigkeit der Identifikation einer Risikopopulation beruhen nur auf eindimensionalen Betrachtungen. Der Blutdruck selbst ist - wie dargestellt - mindestens zweidimensional, nämlich diastolisch und systolisch. Ebenso ist hier aus methodischen Gründen unterstellt worden, daß der durchschnittliche Blutdruck des Individuums - gemessen an verschiedenen Tagen und mit mehreren Messungen am Tag unter den gleichen Meßbedingungen - ein aussagekräftiger Indikator für die Prognose einer vorzeitigen Erkrankung am Herz-Kreislauf-System ist. Teilweise wird darauf hingewiesen, daß z.B. eher die Streuung des Blutdrucks im Tagesverlauf ein Indikator sein kann (7) oder daß z.B. anstatt des einfachen Mittelwertes ein über die Zeit gewogener Mittelwert zu verwenden ist (8).

Eine gleichzeitige Berücksichtigung aller bekannten Risikofaktoren und ihrer Wechselwirkungen dürfte zu einer entscheidenden Verbesserung der Identifikation der Risikoträger führen. Jedoch würde dies auch ein entsprechend differenziertes Interventionsprogramm implizieren.

TRACKING

Die vorhergehenden Überlegungen haben gezeigt, daß nur eine mehrmalige Messung eine ausreichende Sicherheit zur Bestimmung der Risikopopulation hat. Die Argumentation bezog sich dabei lediglich auf statistische Argumente in bezug auf die Variabilität von gemessenen Blutdruckwerten zur Charakterisierung eines angenommenen wirklichen Durchschnittblutdruckwertes. Hiervon theoretisch zunächst unabhängig ist die Frage, ob dieser hiermit angenähert bestimmte wirkliche Blutdruckwert ein sogenanntes Tracking aufweist, d.h. ob und in welchem Ausmaß er ein Individuum über Jahre hinweg charakterisiert.

Tracking ist das Phänomen einer Entwicklung des Individuums innerhalb eines bestimmten Zeitraums, wobei die Entwicklung neben anderen Einflußgrößen von der Ausgangssituation abhängt. Man möchte dabei schon frühzeitig, auch bei Kindern, die Risikopersonen erfassen und sie einer präventiven Intervention zuführen. Dafür ist es wichtig, daß unabhängig von den statistischen Problemen das erhöhte Blutdruckniveau eine Eigenschaft der Personen ist, die sich über Jahre hinweg erhält. Falls nämlich bei Kindern, die zu einem bestimmten Zeitpunkt erhöhte Werte aufweisen, diese sich schon nach ein oder zwei Jahren nicht mehr zeigen, wäre eine präventive Intervention sinnlos. Zu diesem Problem liegen einige empirische Untersuchungen vor (9, 10), jedoch beruhen sie nur auf einigen wenigen Messungen beim selben Individuum, so daß eher die Retest-Reliabilität als das Tracking eines individuellen Durchschnittswertes überprüft wurde. Die

Ausgeprägtheit dieses Trackings des individuellen Blutdrucks liegt weit hinter anderen biologischen Größen wie Körpergewicht, Körpergröße und Hautfaltendicke (vgl. Abb. 1). Die in der Abbildung dargestellten Ergebnisse beruhen auf einer Stichprobe von ca. 800 Kindern der Muscatine-Studie (10) im Alter von 5 bis 16 Jahren. Die Reliabilität der hinsichtlich des Trackings untersuchten fünf biologischen Parameter, hier definiert durch Wiederholung der Messungen an demselben Tag durch dieselbe Untersuchungsperson, ist in der Abbildung über dem Zeitpunkt '0' eingetragen. Das Bestimmtheitsmaß (r^2) fällt mit der Zeit für Gewicht und Größe von 0,98 langsam auf 0,55, während es beim diastolischen Blutdruck nach sechs Jahren nur noch ca. 3 % der Varianz zu erklären vermag. Mögen diese Zahlen in anderen Studien durchaus auch höher sein, so dürfte sich an dem relativ schwachen Tracking des Blutdrucks bei Kindern nur wenig ändern. Bei den Erwachsenen, die in der Framingham-Studie untersucht wurden, sinkt für den diastolischen Blutdruck das Bestimmtheitsmaß von 0,36 nach zwei Jahren auf 0,14 nach 18 Jahren (11). Das relativ geringe Tracking des Blutdrucks ist wesentlich auf die größere Variabilität (höhere Standardabweichung) des Blutdrucks gegenüber Größe und Gewicht zurückzuführen.

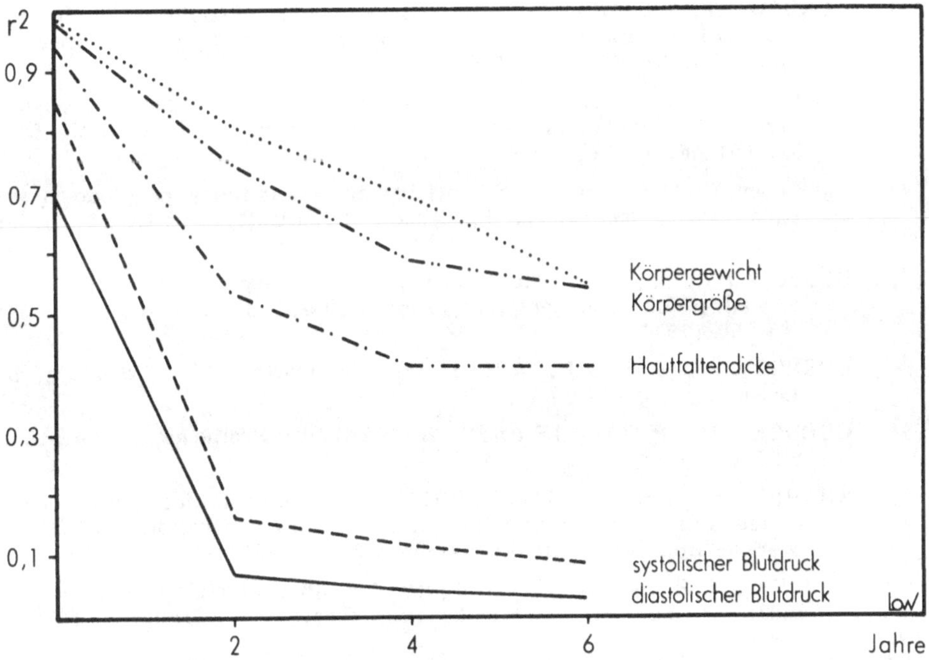

Abb. 1: Tracking (Bestimmtheitsmaß r^2) für Körpergröße, Körpergewicht, Hautfaltendicke, systolischen und diastolischen Blutdruck (10)

Sollte sich herausstellen, daß das Tracking eines individuellen Durchschnittsblutdrucks, der sich aus vielen Einzelmessungen (z.B. 30 Messungen innerhalb eines Monats) zusammensetzt, erheblich größer ist, so bleibt dennoch der Einwand bestehen, daß die Standardabweichung als eine wesentliche Maßzahl für die Verteilung des individuellen Blutdrucks noch immer nicht berücksichtigt wurde: Je höher die Standardabweichung, desto weniger ist der Durchschnittsblutdruck allein ein aussagefähiger Indikator für das Vorliegen eines Risikofaktors. Insgesamt ist nicht zu erwarten, daß eine Longitudinalstudie von der Kindheit über mehrere Jahrzehnte eine gute Prognose der individuellen Entwicklung des Risikofaktors Bluthochdruck bringen wird, wenn nicht gleichzeitig andere Risikofaktoren und vor allem soziale Indikatoren mit ihrer zeitlichen Entwicklung in ein Gesamtmodell einbezogen werden.

ANMERKUNGEN

(1) HAYDUK, K.: Ist die Grenzwerthypertonie eine behandlungsdürftige Erkrankung? Nieren- und Hochdruckkrankheiten 8: 140-143 (1979)

BORGERS, D.: Milder Bluthochdruck: Pharmakoprophylaxe oder Primärprävention. MMW 121: 1407-1410 (1979)

(2) GORDON, T., P. SORLIE und W.B. KANNEL: Problems in the assessment of blood pressure: The Framingham Study. Int. J. Epidemiol. 5: 327-334 (1976)

(3) ROSNER, B. und B.F. POLK: The implications of blood pressure variability for clinical and screening purposes. J. Chronic Dis. 32: 451-461 (1979)

(4) vgl. aber WAALER, H.T.: Specificity and sensitivity of blood pressure measurements. J. Epidemiol. Community Health 34: 53-58 (1980)

(5) HEBEL, J.R. et al.: Within-person variability in diastolic blood pressure for a cohort of normotensives. J. Chronic Dis. 33: 745-750 (1980)

ROSNER, B. und B.F. POLK: The implications ..., a.a.O., S. 456-458.

(6) GORDON, T., P. SORLIE und W.B. KANNEL: Problems ..., a.a.O., S. 330.

(7) KRÖNIG, B. und H. ZSCHIEDRICH: Variabilität des Blutdrucks: Bedeutung für Diagnostik und Therapie Hochdruckkranker, Nieren- und Hochdruckkrankheiten 8: 131-139 (1979)

(8) NEUTRA, R.R. et al.: Techniques for characterizing a series of blood pressure measurements over time. Prev. Med. 9: 144-149 (1980)

(9) SVÄRDSUDD, K. und G. TIBBLIN: A longitudinal blood pressure study. Change in blood pressure during 10 years in relation to

initial values. The study of men born in 1913. J. Chronic Dis. 33: 627-636 (1980)

(10) CLARKE, W.R.et al.: Tracking of blood lipids and blood pressures in school age children: The Muscatine Study. Circulation 58: 626-634 (1978)

(11) GORDON, T., P. SORLIE und W.B. KANNEL: Problems ..., a.a.O., S. 330.

PROBLEME DER DEFINITION SOZIALER RISIKOFAKTOREN

Uta Gerhardt

Risikofaktoren werden teilweise als durch statistische Evidenz identifizierte Verhaltensweisen oder Lebensumstände verstanden, die als Prädiktoren für somatische Erkrankungen gelten können. SCHAEFER und BLOHMKE sehen darin "den Menschen beeinflussende Prozesse ..., welche Krankheit selber hervorrufen" (1), wobei allerdings keine soziale Theorie der Krankheit intendiert wird, sondern eine Theorie des relativen Risikos. "Risikofaktoren sind ... pathogen wirksam", formulieren dieselben Autoren (2) mit dem erläuternden Zusatz "factor von facere, machen", versehen mit einem Ausrufungszeichen, um die Eigendynamik der pathogenen Wirkkräfte anzudeuten, aber eine Lokalisierung pathogener Kräfte ausschließlich in der Umwelt auszuschließen. Entsprechend fordert SCHAEFER, daß die "weitergehende Aufklärung" der "klassischen Risikofaktoren ... nur in der Person des Erkrankten und seiner Reaktion auf die Umwelt gesucht werden" kann (3).

Die Kausalannahme, verbunden mit der Annahme personzentrierter und umweltbezogener Krankheitsgenese, ist der Angelpunkt der probabilistischen Krankheitstheorie. Diese "völlig neue Sicht der Krankheitsentstehung" - so SCHAEFER und BLOHMKE (4) - baut auf der These auf, "daß jeder Mensch zwar in der Gefahr steht, an bestimmten Noxen seiner Umwelt oder Eigenarten seines Verhaltens zu erkranken, daß diese Gefahr aber teils begrenzt, teils berechenbar wird, daß es also ein kalkulierbares Risiko gibt, das sich in einer Erkrankungswahrscheinlichkeit ausdrückt."

Auf dieser Annahme individuell spezifischer Erkrankungswahrscheinlichkeiten, die durch eine multiplikative Wirkung bekannter zusammen mit noch unerforschten Risikofaktoren determiniert sind (5), basiert die Identifikation von Risikofaktoren mit Prädiktoren für gegebene Erkrankungen. "Das Wahrscheinlichkeitskonzept ist einer der Grundpfeiler präventiven Denkens", bekräftigt EPSTEIN (6), "trotzdem besteht oft ein großer Widerstand, die Existenz kausaler Zusammenhänge, welche sich 'nur' aus Wahrscheinlichkeiten ableiten, zu akzeptieren." Entscheidend ist dabei die Überlegung, daß Risikogruppen eine angebbare Rate von Erkrankungsfällen erwarten lassen. Sie wird übersetzt in die Erwartung, daß Personen entsprechend ihrem Risikostatus mit einer angebbaren Erkrankungswahrscheinlichkeit rechnen können. Risikofaktoren, so FRIZA (7), als die "lokalisierten Vorläufer von Krankheiten identifizieren für eine hohe Inzidenz vulnerable Gruppen und Risikopersonen".

Aus dieser Gleichsetzung von Risikofaktoren mit Prädiktoren für bestimmte Erkrankungen werden im Rahmen der sogenannten primären Prävention

Maßnahmen legitimiert, welche die davon betroffenen Individuen und Personengruppen zu einschneidenden Veränderungen ihres Lebensrhythmus und Verhaltensstils veranlassen sollen, um das als Prädiktor für eine chronische Erkrankung identifizierte Risikoverhalten zu unterdrücken oder zu ersetzen (8). Die Problematik staatlicher oder medizinischer Kontroll- und Gesundheitsprogramme, die sich aus der Gleichsetzung von Prädiktoren und Risikofaktoren herleiten, veranlaßt EPSTEIN zum Nachdenken über das Kausalitätspostulat: "Die Frage nach der Kausalität bei Risikofaktoren ist u.a. deshalb so entscheidend, weil es ethisch nur vertretbar ist, risikobehaftete Menschen über ihren Zustand zu informieren, falls weitgehend unschädliche Präventivmaßnahmen zur wahrscheinlichen Verringerung des Risikos zur Verfügung stehen" (9). Manche Autoren machen sich angesichts der statistisch evidenten Kausalkette allerdings kaum Gedanken über die Problematik manipulativer Eingriffe; ihnen scheinen die Willenskraft der Betroffenen, gepaart mit Selbsterhaltungstrieb, unproblematisch erzwingbar: "Despite the difficulty people encounter in giving up the cigarette habit, millions have done so - evidently in response to knowledge of its adverse health effects and a desire to avoid them", formuliert BRESLOW im Ton des erfolgreichen Nichtrauchers (10). Wäre dies die ganze Antwort auf Fragen zum Risikoverhalten, bliebe gänzlich offen, warum die Ziffern jährlich gerauchter Zigaretten nicht absinken, warum die bisher eher nikotinaversen weiblichen Jugendlichen vermehrt zu Rauchern werden, und schließlich, warum mehr Angehörige der gesellschaftlichen Mittelschichten sich das Rauchen abgewöhnen konnten, während der Anteil der Raucher bei den Unterschichtangehörigen offenbar konstant blieb.

Die Gleichsetzung von Risikofaktoren mit Prädiktoren für chronische Erkrankungen und die eilfertige Schlußfolgerung von Prädiktoren auf die Notwendigkeit systematischer Prävention führen zu einer Vernachlässigung des begrifflichen und empirischen Status der Risikofaktoren selbst. Von ihnen wird unterstellt, daß ein multifaktorielles Modell optimale Prädiktorenfunktion besitze. Dabei wird eine Hierarchie der Verursachungszusammenhänge hypothetisch erstellt (11), und innerhalb sogenannter primärer und sekundärer Zusammenhänge wird nochmals nach Ebenen oder Ordnungen unterschieden - wobei paradoxerweise ein primärer Risikofaktor dritter Ordnung 'näher' an dem Ereignis Herzinfarkt liegt als ein primärer Risikofaktor erster Ordnung. In SCHAEFERs und BLOHMKEs Schema bezeichnen die sekundären Faktoren erster Ordnung eher mittelbar soziale Prädiktoren wie sozialen Wandel, Beruf, soziale Schicht etc. Zwischen sozialen und physiologischen Prädiktoren liegen die individuell-psychologischen Faktoren auf drei Ebenen, die von den sekundären Risikofaktoren zweiter und dritter Ordnung bis zu den primären erster Ordnung reichen. Damit sind zwei Gruppen von Faktoren gemeint, nämlich erstens Verhaltensweisen wie Rauchen, Essen und körperliche Bewegung (zusammen mit der Katecholaminausschüttung und der Tätigkeit des Sympathicus), und zweitens 'Verhalten' und 'Streß' (was immer damit in concreto gemeint ist) sowie Unzufriedenheit, Angst, Aggression und Sorgen. Wohlgemerkt: Diese letztgenannten Risikofaktoren werden auf höherer Abstraktionsebene vermutet als das Sporttreiben und das Rauchen. Da kein Kriterium für die Abstraktion bei dem scheinbar vom Physiologischen zum Sozialen aufsteigenden Raster der Risikofaktoren eingeführt wird, bleibt ungeklärt, was einen sozialen Risikofaktor von einem unterscheidet, welcher auf der Verhaltensebene liegt oder physiologischer Natur ist.

Es bleibt offenbar auch begrifflich beliebig, ob ein Risikofaktor als sozial gilt oder nicht. Oft wird in der Literatur überhaupt keine Differenzierung zwischen sozialen und nichtsozialen Risikofaktoren vorgenommen, und es entsteht der Eindruck, als sei jeder Risikofaktor - selbst derart physiologische Tatbestände wie der Herzstoffwechsel - letztlich sozial zu nennen, insofern stets eine direkte oder indirekte Verursachung aller physiologischen Prozesse durch Umwelteinflüsse entweder vorausgesetzt oder nicht ausgeschlossen werden könne.

Diese Verwischung der Grenze zwischen Sozialem und Individuellem zeigt ein Defizit der Risikofaktorentheorie hinsichtlich des ihr zugrunde liegenden Menschenbildes an. Der Mensch gilt als Objekt der pathogenen Wirkungen von Risikoeinflüssen aus seiner Umwelt; je nach Schwere und Häufung der multiplikativ angreifenden Risiken entscheidet sich die Erkrankungswahrscheinlichkeit; die Person wird auf das Kräfteparallelogramm einer experimentell simulierbaren Stimulus-Response-Resultante reduziert. KARMAUS macht den reduktionistischen Charakter dieses eher auf Passivität abgestellten Bildes vom Menschen deutlich, wenn er hervorhebt, daß eine kognitive Verarbeitung der Umwelt durch das Individuum und eine differentielle Vulnerabilität der Risikopersonen für die pathogene Wirkung von Umwelteinflüssen nicht mitgedacht werde. "Unbeleuchtet bleibt die entscheidende Frage", so KARMAUS, "wie der Mensch - und hier ist die Unterscheidung von pathophysiologisch ähnlich reagierenden Tieren wichtig - diese Kanonade von Risikofaktoren bewältigt" (12).

Das Thema 'Bewältigung von Stressoren' ist in verschiedenen Zusammenhängen der Medizinsoziologie diskutiert worden. Dabei wird davon ausgegangen, daß die sozialen Risikofaktoren - also Beruf, soziale Schicht, Arbeitsbelastung etc. - mit sozialem Verhalten bzw. (um den Terminus technicus der soziologischen Theorie zu verwenden) sozialem Handeln verbunden sind. Dieses ist stets auf andere in seinem Ablauf bezogen und kann ebenso als aktives Tun wie als bewußtes oder gewohnheitsmäßiges Unterlassen gedeutet werden (13). In jedem Fall ist nicht allein zu fragen: "Welche Faktoren wirken in welcher Stärke auf Individuum X ein?", sondern: "Wie handelt Individuum X in einer Situation, wo risikohaltige Umwelteinflüsse (Stressoren) verarbeitet werden müssen?" Da eine aktive Auseinandersetzung des Individuums mit als Stressoren identifizierbaren Stimuli unterstellt wird, bedarf es einer gesonderten Erklärung, wenn ein Individuum 'seiner Umwelt nicht gewachsen', also zur kognitiven oder manipulativen Bewältigung gegebener Stressoren unfähig ist und sich dem Risiko einer eventuellen Erkrankung aussetzt.

Zur Erläuterung mag zunächst ein Erklärungsmodell dienen, das von der sogenannten Frustrations-Aggressions-Hypothese ausgeht sowie von der Annahme, daß Frustration als blockierte Motivation zu verstehen sei (14). Dabei wird eine doppelte Handlungsalternative unterstellt: Zunächst findet sich das Individuum in einer Handlungssituation, die es alternativ löst - entweder durch situationsadäquates Handeln oder durch Ärger, Frustration etc., wenn überhaupt kein oder kein 'vernünftiges' Handeln möglich ist; im zweiten Schritt verarbeitet das Individuum seinen Ärger bzw. seine Frustration; dabei wird entscheidend, ob gelernte Handlungsformen zur Verarbeitung der Motivationsblockierung verfügbar sind. Ist das Individuum unfähig zur Frustrationsbewältigung, so lautet die Hypothese, so wird Krankheit nur dann thematisch, wenn eine defizitäre Reaktion auf Frustration zusammentrifft mit einer generalisierten defizitären Disposition, die man Resignation bzw. (gelernte) Hilflosigkeit nennen mag (15). Dabei geht es um den Verlust jener Motivation zur Sinnsetzung im Handeln, welche 'normalerweise' eine strukturierende Umweltgestaltung ermöglicht (16).

Die Kategorie der Sinnsetzung ist für die soziologische Handlungstheorie zentral. In Max WEBERs Ansatz zur Analyse der Grundlagen sozialen Handelns werden zwei Begriffe hervorgehoben, nämlich daß soziales Handeln reflexiv und intentional ist. Deren verbindendes Moment, d.h. das eigentlich Soziale, ist der Sinnbezug im Handeln. Damit ist erstens gemeint, daß Handeln sich stets auf Zusammenhänge richtet, die für den Ablauf nicht nur des eigenen, sondern zugleich auch des fremden verbundenen Handelns verantwortlich sind. Zweitens ist dabei hervorgehoben, daß das eigene ebenso wie fremdes Handeln und jedes Handlungsobjekt eine Bedeutung besitzen, die nicht bloß subjektiv ist, sondern als subjektive Bedeutungsinterpretation zugleich gruppenspezifische oder gesamtgesellschaftliche Orientierungen verkörpert. "Reflexivität ist die Eigenschaft menschlichen Handelns, sich seiner selbst bewußt zu sein", erläutert GIRNDT den Weber'schen Gedanken, "sie ist in der Fähigkeit, Ziele, Zwecke und Bedeutungszusammenhänge zu erfassen, unmittelbar impliziert ... Ohne Bewußtsein verlaufendes Reflexverhalten oder durch Gewohnheit völlig mechanisiertes Verhalten des Menschen ist im Sinne WEBERs kein spezifisch menschliches Verhalten" (17). Damit wird ein reduktionistisches, auf passives Eintreffen von Umwelteinflüssen gerichtetes Menschenbild explizit ausgeschlossen.

Der Gedanke, daß reflexives und intentionales Verhalten in der Gesellschaft soziologisch als Interaktion zu fassen ist, wird von George Herbert MEAD weiter vertieft. MEAD legt dem Postulat der symbolisch vermittelten Interaktion jenes der Reflexivität zugrunde. Das Handeln der einzelnen ist demnach kein monadisches Reagieren auf empfangene Stimuli oder Verhaltenserwartungen, sondern ein Moment im Prozeß reziproker Orientierungen verschiedener Individuen aneinander und an gesellschaftlichen Gesamtzusammenhängen, die als 'generalisierte Andere' vorgestellt werden. Reflexivität bedeutet dabei die Herstellung der Bedeutung von sozialen Objekten in einem Prozeß wechselseitiger Orientierung verschiedener Handelnder aneinander: "Reflexivity ... involves ... an arousal in the individual himself of the response which he is calling out in the other individual, a taking of the role of the other, a tendency to act as the other person acts. It is that which constitutes the meaning of an object, namely, the common response in oneself as well as in the other person, which becomes, in turn, a stimulus to one's self" (18). Dabei werden intentional - d.h. durch reziproke Orientierung der Handelnden aneinander - Sinnzusammenhänge konstituiert. Sie ermöglichen dem Individuum eine Einbettung in seine soziale Welt und stellen zugleich intersubjektive Kommunikationszusammenhänge her. Entscheidend ist einerseits der symbolisch vermittelte Charakter der Interaktion, andererseits daß sie Sinnzusammenhänge konstituiert, die die Welt für das Individuum bedeutungsrelevant verstehbar und strukturfähig machen.

Dieser Gedanke ist für die Diskussion über Gesundheit wichtig. In seiner Aufschlüsselung der Mechanismen, durch welche in Selbsthilfegruppen psychische Gesundheit sich herstellen kann, verweist MOELLER auf die Bedeutung kollektiv konstituierter Sinnzusammenhänge: "Die therapeutischen Erfolge der Selbsthilfegruppen beruhen letztlich auf Einsicht, d.h. auf der Entdeckung neuer Sinnzusammenhänge, auf einem neuen Verständnis seiner selbst und der subjektiven Wirklichkeit" (19). Dabei wird der Fremdbestimmung im Leben des einzelnen, beispielsweise durch Arbeitszwänge oder familiäre Vorschriften, ein Prinzip der Selbstbestimmung entgegengesetzt. Dem Individuum soll zu Autonomie verholfen werden mittels therapeutischer Reaktivierung konflikthafter unbewußter Tendenzen in der Gruppensituation, so daß eine kollektiv getragene, vom Individuum geleistete Einsicht in seine eigenständigen Handlungspotentiale und die Aneignung der daraus resultierenden kreativen Kompetenzen gelingt (20). Im einzelnen führt MOELLER aus, daß in Selbsthilfegruppen ein demokratisches Arbeitsbündnis zwischen den Mitgliedern zustande kommt, welches zwei Momente aufweist: Es ist demokratisch, insofern jedes Mitglied aufgrund der Duplizität seiner Rollen, zugleich 'Therapeut' und 'Patient' zu sein, prinzipiell jedem anderen Mitglied als Gebender und Nehmender begegnet, und es ist ein Arbeitsbündnis, insofern jedes Mitglied zunächst an der Lösung des eigenen Problems interessiert ist und erst vermittelt durch dieses Eigeninteresse am Gesamtgeschehen der Gruppe. Der den Therapiechancen in Selbsthilfegruppen zugrunde liegende psychische Mechanismus wird als "strukturbildende Identifikation" erkannt, d.h. ein Wiedererkennen eigener Lebensprobleme in den durch andere Gruppenmitglieder thematisierten Konflikten und ein kollektives Durcharbeiten typischer Konfliktsituationen durch die Gruppe, welches letztlich jeden einzelnen zu verbesserter Problemlösungskompetenz führt (21). Entsprechend bildet die Identifikation aller mit allen in der Selbsthilfegruppe eine Basis für die Herstellung der individuellen Kompetenz zur Bewältigung von Alltagskonflikten.

Entscheidend für den hier vorgetragenen Gedanken ist, daß die "strukturbildende Identifikation" als sinnbildende Identifikation wirkt, d.h. Kompetenz zur Herstellung solcher Bedeutungs- und Handlungszusammenhänge, welche dem einzelnen als vernünftig, machbar oder richtig erscheinen. ANTONOVSKY sieht in dieser Sinnsetzungskompetenz ein wichtiges Moment psychischer und körperlicher Gesundheit. Zwischen Stressor und Stress, so ANTONOVSKY, sind generalisierte Bewältigungsressourcen (resistance resources) lokalisierbar, die den Individuen ermöglichen, durch Sinnbildung zu einer gesundheitsfördernden Verarbeitung der Stressor-Stimuli zu kommen: "Thus, a generalized resistance resource is a physical, biochemical and so forth characteristic, phenomenon, or relationship of an individual, primary group, subculture, society that provides extended and continued experience in making sense of the countless stimuli with which one is bombarded and facilitates the perception that the stimuli one transmits are being received by the intended recipients without distortion" (22). ANTONOVSKYs Idee, daß Gesundheit sich in der Wahrnehmung einer nichtgestörten Rezeption der wechselseitigen Handlungen in der Interaktion auswirkt, verweist auf SCHÜTZ' Postulat, daß die Reziprozität der Perspektiven zwischen interagierenden Subjekten apriorisch vorausgesetzt werden muß, also nicht empirisch aus den tatsächlichen aufeinander bezogenen Perspektiven abgeleitet werden kann. Die Reziprozität der Perspektiven gilt als konstitutiv für jegliche Interaktion, obwohl sie empirisch nicht bruchlos und ohne Kommunikationsbarrieren funktioniert, sondern diese allererst immer zu überwinden oder teilhaft zu durchbrechen hat (23). Wenn ANTONOVSKY die individuelle Gewißheit, im Sinne reziproker Perspektiven bei anderen nicht mißverstanden zu werden, zum Anzeichen gelungener Sinnsetzung und im weiteren effektiver "generalisierter Bewältigungsressourcen" macht, so formuliert er eine philosophisch-anthropologische Voraussetzung des sozialen Handelns als den konstitutiven Aspekt menschlicher Gesundheit.

Soll der Gedanke, daß Gesundheit und Sinnsetzung im sozialen Handeln miteinander verbunden sind, bei der Risikofaktorenforschung sowie in der primären Prävention berücksichtigt werden, so ist eine weitere Differenzierung des bisher Gesagten notwendig. Bisher wurde davon ausgegangen, daß Bewältigung bzw. Coping ein Prozeß der Sinnsetzung im sozialen Handeln ist und daß Resignation bzw. Defizite der sozialen Sinnsetzung mit Krankheitswahrscheinlichkeiten in Verbindung gebracht werden können. Nunmehr soll durch eine Unterscheidung zwischen physiologischem, psychologischem und sozialem Coping angedeutet werden, daß der Prozeß der Sinnsetzung sich stets auf die jeweilig vorfindliche Innenwelt und Umwelt der Person bezieht und insofern nicht von ihren Lebensbezügen abgelöst werden kann.

Physiologisches Coping bezieht sich auf das Aushalten von Mangel oder Überflutungssituationen wie beispielsweise bei Lärm oder dauernder Tätigkeit im Sitzen. Psychologisches Coping bezieht sich demgegenüber auf die Verarbeitung emotional überfordernder Stimuli wie bei den sogenannten Life-events, also beispielsweise Todesfällen oder Umzug. Soziales Coping deutet aber auf eine dritte Problemlage hin, die das Individuum bewältigen muß, nämlich Situationen eines defizitären Dauerstatus wie Arbeitslosigkeit, Armut oder Wohnungsmisere. Dabei führt ein bloß kognitives Verarbeiten -

also Sich-Abfinden, Unvermeidliches-Hinnehmen - nicht zur Abhilfe, sondern allein aktives veränderndes Handeln in die Umwelt hinein (beispielsweise neuer Arbeitsplatz, bessere Wohnung etc., wenn eben überhaupt in einem bestimmten Stadtteil oder Landesteil möglich). Neue Sinnzusammenhänge werden durch kollektive und individuelle Gestaltungsleistungen möglich und durch bewußtes Anzielen oder Erzwingen von etwas Neuem gesetzt. Die Sinnsetzung im Falle des sozialen Coping beschränkt sich also nicht darauf - wie nach einem Life-event -, die gesprengten Sinnzusammenhänge wiederherzustellen, beispielsweise nach einem Todesfall durch Trauerarbeit eine erfahrbar vernünftige Lebenswelt zu rekonstruieren. Sondern soziales Coping umfaßt stets auch Pläne und vorgreifende Ideen zur Umweltveränderung, die sich als Praxis oder Vorbereitungen zu einer sinnvollen Praxis im sozialen Handeln niederschlagen (24).

Es liegt nahe, aus dieser Perspektive die Lebenssituation diskriminierter und privilegierter Schichten, Rassen und Länder in die Diskussion einzubeziehen. Beispielsweise bedeutet die Zugehörigkeit zu nichtweißen Rassen in den USA eine verminderte Chance auf einen Arbeitsplatz, erschwingliche oder erträgliche Wohn- und Schulverhältnisse etc. (25). Die Unterprivilegierung der Ausländer in der Bundesrepublik hinsichtlich Arbeits- und Ausbildungschancen ist oft herausgestellt worden. Auch das Verhältnis sozialer Schichten enthält gut dokumentierte Unterschiede in den Möglichkeiten, Wohlstand, Arbeitsplatzsicherheit etc. zu erlangen und unproblematisch zur Grundlage ihres Alltagslebens zu machen (26). Schließlich sind die oft katastrophalen Berufs- und Wohnsituationen ganzer Bevölkerungsteile in den sogenannten Entwicklungsländern bekannt. In ihnen drückt sich aus, wie eingeengt das Spektrum der Ressourcen für soziales Coping ist, wenn breite Bevölkerungsschichten nichts gegen ihre Misere tun können. Soziales Coping kann mithin Sinnzusammenhänge als vernünftige Praxis nur stiften, wenn dazu in der umgebenden gesellschaftlichen Struktur Ressourcen offenstehen und Chancen für konkrete Veränderungen nicht durch ein autoritäres oder faschistisches politisches Regime abgewürgt werden.

Was bedeutet das für die Risikofaktorentheorie? Ziehen wir unsere Argumentationslinie an den Punkt, wo Risikofaktoren solche Gruppen und Personen bezeichnen sollen, die für eine hohe Inzidenz einer Krankheit vulnerabel sind (27), dann entsteht die Frage, ob bei diesen gefährdeten Gruppen Defizite in der sozialen Sinnsetzung und in der Konstituierung praxisrelevanter Bedeutungszusammenhänge ausgemacht werden können. Damit ist zugleich die Frage gestellt, welche Prävention sinnvoll ist, denn es bleibt zu berücksichtigen, daß Eingriffe in das Leben der gefährdeten Personen zum Zwecke der Prävention kritisch gesehen werden sollten, wenn sie als Manipulation oder Kontrolle durch Gesundheitsbehörden oder privatwirtschaftlich kalkulierende Versicherungsunternehmen geschehen. Schließlich bleibt zu bedenken, daß die Risikofaktorentheorie keine Prädiktoren für die klinische Medizin liefert und infolgedessen - strikt genommen - nicht auf den Einzelfall anwendbar ist (28). Ethisch ist eine auf Wahrscheinlichkeitsangaben gegründete Vorsorge nur vertretbar, wenn sie das Individuum nicht beeinträchtigt oder in seiner Alltagsbewältigung schädigt.

Unter diesem Gesichtswinkel sollen jene Forschungsprojekte noch einmal näher betrachtet werden, die eine systematische Intervention beim Risikoverhalten der Individuen durch manipulative oder persuasive soziale Kontrolle anstreben. Das Stanford Heart Disease Prevention Program unterzog die gefährdeten Risikopersonen sowie die gesamte Gemeinde einem Gesundheitserziehungsprogramm, und das Nordkarelien-Projekt veranlaßte zusätzlich Änderung und Neu-Einrichtung von Sozial- und Gesundheitsdiensten, welche sich unter anderem der Pharmakoprophylaxe bei symptomfreien Risikopersonen widmeten (29). Die Evaluation dieser Großprojekte geht von der Annahme aus, daß die durch das Forschungsprogramm geleistete manipulative und persuasive Beeinflussung des Risikoverhaltens auf Dauer veränderte Risikowerte in einer Gemeinde oder Region erzeuge. Selbst wenn nach Beendigung der Forschungsarbeiten jene Motivationen und finanzielle Kräfte wegfallen, die das Projekt wesentlich stützen, sollen die Risiken vermindert bleiben.

Eine implizite Kritik an dieser Annahme meldet sich beispielsweise bei jenen Projekten in der BRD, die die Verhaltensänderung nicht dem Individuum überlassen wollen, sondern auf Gemeindeebene dem Zufall jeweils aktueller Machtkonstellationen manipulativ zuvorkommen wollen. Die Bundeszentrale für gesundheitliche Aufklärung finanzierte ein Projekt zur Prävention jugendlichen Alkoholkonsums, das in die Stimulierung von Bürgerinitiativen einmündete. Durch gezielte Aktivierung allfälliger Selbsthilfepotentiale in der Bevölkerung arbeitete das Forschungsteam auf eine Änderung im lokalen (oder vielleicht regionalen) Machtgleichgewicht hin, und dabei setzten sie implizit voraus, daß kollektive Selbsthilfeprozesse erst dauerhaft sind, wenn sie durch politische Veränderungen unterstützt werden.

In ihrem Ansatz zu einer nichtmanipulativen Intervention gegen Risikoverhalten für Herz-Kreislauf-Krankheiten gehen BECKER und FRANZKOWIAK davon aus, daß die Individuen in ihren Lebensbereichen (Stadtteil, Wohnung, Familie, Arbeit) ein vernünftiges Gleichgewicht zwischen schädlichen und nützlichen, angenehmen und unvermeidbaren Situationen gefunden haben, das mit auf dem Spiel steht, wenn eine verhaltenstherapeutische Beeinflussung als risikohaft ausgewiesener Verhaltensweisen versucht wird. Infolgedessen erweist es auch subjektive Rationalität, wenn sich die Individuen beispielsweise gegen Versuche wehren, ihnen das Rauchen zu verleiden, wobei nichts an die Stelle gesetzt werden mag, die das Rauchen für sie als Teil vernünftigen Alltagshandelns bisher innehatte. Um die Lebenswelt und subjektive Rationalität der Betroffenen in die Überlegungen zur Prävention einzubeziehen, schlagen BECKER und FRANZKOWIAK vor, jeglicher Intervention auf Gemeindeebene - und nur sie erscheine den Lebenszusammenhängen der Individuen angemessen - eine Phase verstehender teilnehmender Beobachtung vorauszuschicken, welche Ansatzstellen für die Intervention erbringt, wo sie für die Betroffenen sinnvoll und annehmbar wird (30).

In solchen Initiativen scheint sich ein weniger mechanistisches Konzept des sozialen Handelns anzudeuten, als die amerikanischen Studien und die Schaefer/Blohmke-Schule in der Epidemiologie vertreten. Den Individuen wird implizit eine Sinnsetzungskompetenz zugestanden, die sie in ihrem Alltagsleben einsetzen, um dieses vernünftig in den jeweils gegebenen Lebensumständen durchzustehen. Daß eine allzu forsch Verhaltensänderungen intendierende Gesundheitserziehung, die an die Durchschlagkraft verbaler Maximen glaubt, mittlerweile als gescheitert gelten mag, gibt diesen jüngeren Ansätzen der Gemeindeintervention auf Selbsthilfebasis jenen Bonus des 'Man-sollte-es-einmal-probieren', der schon oft Reformideen zum Durchbruch verholfen hat.

Daraus mag eine These für die Handlungstheorie abgeleitet werden. Die rationale Gestaltung des individuellen Verhaltens, welche auch als Vermeidung risikohaltiger Handlungsgewohnheiten aufgefaßt werden mag, scheint vorauszusetzen, daß das Individuum eine Chance zur aktiven Gestaltung und Kontrolle seiner weiteren sozialen Umgebung hat. Mit anderen Worten: Ein Schüler ist vielleicht erst dann zum Verzicht auf Risikoverhalten ('Abschreiben', Rauchen, Drogen) fähig, wenn das Schulsystem in seinem Land und die von ihm besuchte Schule ihm Chancen lassen, das von ihm erstrebte Ausbildungsziel auch wirklich zu schaffen und dabei am Schulalltag nicht zu verzweifeln. Erst wenn eigene Lebensinteressen z.B. im Betrieb, in der Schule oder in der Gemeinde 'aufgehoben' sind, so lautet die These, werden Individuen zum Verzicht auf Risikoverhalten fähig.

An dieser Stelle verzahnen sich Prävention und politische Basisarbeit in Parteien und Verbänden sowie Selbsthilfeorganisationen, gleichgültig, ob auf Gesundheit bezogen oder nicht. Die Entwicklung von Kompetenzen des sozialen Coping, also die kollektive und je-individuelle Herstellung von Sinnzusammenhängen und Handlungsfeldern, erweist sich als gewissermaßen generalpräventive Funktion gemeindenaher Institutionen und Gruppen. In ihnen gelangen Mitglieder in einem (idealiter) demokratischen Prozeß zu einer neugewonnenen Kompetenz handelnder vernünftiger Gestaltung ihres Lebens und ihrer Umwelt. Ihr wird eine unspezifische Auswirkung auf die Gesundheit hypothetisch zugeschrieben. An dieser Nahtstelle zwischen jüngerer Risikofaktorentheorie und soziologischer Handlungstheorie ist zugleich eine Nahtstelle von Soziologie und gesellschaftlicher Alltagspraxis erreicht.

LITERATUR

(1) EPSTEIN, F.H.: Risikofaktor, Risikoindikator und Pathogenese. Med. Klin. 73: 381 (1978)

(2) SCHAEFER, H. und M. BLOHMKE: Sozialmedizin, S. 177. Stuttgart (Thieme), 1978.

(3) SCHAEFER, H.: Die Hierarchie der Risikofaktoren. Medizin, Mensch, Gesellschaft 1: 144 (1976)

(4) SCHAEFER, H. und M. BLOHMKE: Sozialmedizin, a.a.O., S. 176.

(5) GOETZ, A.A. et al.: Health risk appraisal: The estimation of risk. Public Health Rep. 95: 122 (1980)

(6) EPSTEIN, F.H.: Risikofaktor..., a.a.O., S. 381.

(7) FRIZA, H.: Prämorbidität. Intervention im Vorfeld der Krankheit. MMW 122: 1493 (1980)

(8) SIEGRIST, J.: Psychosoziale Aspekte der Prävention von Herz-Kreislauf-Erkrankungen. Prakt. Arzt 14: 3348-3367 (1977)

(9) EPSTEIN, F.H.: Risikofaktor..., a.a.O., S. 386.

(10) BRESLOW, L.: Prospects for improving health through reducing risk factors. Prev. Med. 7: 452 (1978)

(11) SCHAEFER, H.: Die Hierarchie..., a.a.O., S. 148.

SCHAEFER, H. und M. BLOHMKE: Sozialmedizin, a.a.O., S. 195.

(12) KARMAUS, W.: Das Konzept der Risikofaktoren als möglicher Beitrag zur Ätiologieforschung, S. 31-32. Jahrbuch für Kritische Medizin, Bd. 4, S. 16-42. Berlin (Argument-Verlag), 1979.

(13) WEBER, M.: Wirtschaft und Gesellschaft. Tübingen (Mohr), 1920.

(14) DOLLARD, J. et al.: Frustration and aggression. New Haven (Yale Univ. Press), 1939.

NEWCOMB, Th.: Sozialpsychologie. Meisenheim (Hain), 1959.

BARTHOLOMEYCZIK, E. und S. BARTHOLOMEYCZIK: Krankenhausstruktur, Stress und Verhalten gegenüber Patienten. Unveröff. Manuskript, Berlin, 1974.

(15) SELIGMAN, M.: Hilflosigkeit. München (Piper), 1980.

(16) GERHARDT, U.: Probleme des Ätiologiemodells. In: BORGERS, D. und K.W. TIETZE (Hg.): Anwendungsgebiete epidemiologischer Methodik, S. 39-44. Berichte des Instituts für Sozialmedizin und Epidemiologie des Bundesgesundheitsamts, Nr. 3/1980, Berlin (Reimer), 1980.

(17) GIRNDT, H.: Das soziale Handeln als Grundkategorie erfahrungswissenschaftlicher Soziologie, S. 28. Tübingen (Mohr), 1967.

(18) MEAD, G.H.: Mind, self and society, S. 73-74. Chicago (University Press), 1934.

(19) MOELLER, M.L.: Selbsthilfegruppen, S. 157 ff. Reinbek (Rowohlt), 1978.

(20) MOELLER, M.L.: Selbsthilfegruppen, a.a.O., S. 239.

(21) MOELLER, M.L.: Das demokratische Arbeitsbündnis in Selbsthilfegruppen. Psychosozial 2: 36-66 (1979)

(22) ANTONOVSKY, A.: Health, stress and coping, S. 121. San Francisco (Jossey Bass), 1979.

(23) GERHARDT, U.: Interpretive processes in role conflict situations. Sociology 7: 225-240 (1973)

(24) GERHARDT, U.: Coping and social action: Theoretical reconstruction of the Life-Event Approach. Sociology of Health and Illness 1: 217 et passim (1979)

(25) DOHRENWEND, B.P. und B.S. DOHRENWEND: Class and race as status-related sources of stress. In: LEVINE, S. und N.A. SCOTCH (Hg.): Social Stress, S. 111-140. Chicago (Aldine), 1970.

(26) WESTERGAARD, J. und T. RESLER: Class in a capitalist society. London (Heinemann), 1975.

(27) FRIZA, H.: Prämorbidität..., a.a.O., S. 1493.

(28) EPSTEIN, F.H.: Evaluation of epidemiology concerning prevention and therapy of atherosclerosis. In: Abhandlungen der Rheinisch-Westfälischen Akademie der Wissenschaften: State of prevention and therapy in human atherosclerosis and in animal models. Bd. 63, 31-37. Opladen (Westdeutscher Verlag), 1978.

EPSTEIN, F.H.: Predicting, explaining, and preventing coronary heart disease. Med. Conc. Cardiovasc. Dis. 48: 7-12 (1979)

(29) MACCOBY, M. et al.: Reducing the risk of cardiovascular disease. J. Community Health 3: 100-114 (1977)

PUSKA, P. et al.: Community control of acute myocardial infarction. J. Pract. Cardiol. 4: 94-100 (1978)

(30) BECKER, K. und P. FRANZKOWIAK: Gesundheitsorientierte Selbsthilfe als soziale Aktion. Beitrag in diesem Band, S. 249-257.

ZUR EMPIRISCHEN EINLÖSBARKEIT KOMPLEXER SOZIALWISSENSCHAFTLICHER BELASTUNGSKONZEPTE

Werner Maschewsky

VERSCHIEDENE GEGENSTANDSKONZEPTIONEN UND DIE ENTSPRECHENDEN METHODEN

Man kann in den Wissenschaften grob drei Typen von Gegenstandskonzeptionen unterscheiden:

- reduktionistische
- aggregative und
- systemhafte Gegenstandskonzeptionen.

Gemäß reduktionistischen Gegenstandkonzeptionen wird ihr Gegenstand durch einige wenige konstituierende Merkmale bestimmt, die in ebenfalls wenigen einfachen, meist streng deterministischen Beziehungen zueinander und zu den 'Umweltgegebenheiten' stehen. Beispiel: der 'monokausale' Krankheitsbegriff.

Aggregative Gegenstandskonzeptionen sehen ihren Gegenstand als Schnittpunkt zahlreicher, aber als unabhängig angenommener Bedingungen. Die innere Beziehung dieser Bedingungen wird nicht analysiert, sondern sie werden einfach als gleichwertig betrachtet, etwa hinsichtlich ihres Status als notwendige Bedingungen. Die resultierenden Gesetzmäßigkeiten sind ebenfalls einfacher Art, allerdings aufgrund der Vielzahl von Einflüssen meist stochastischer Natur. Beispiel: der 'multifaktorielle' Krankheitsbegriff.

Systemhafte Gegenstandskonzeptionen nehmen ebenfalls zahlreiche Determinanten ihres Gegenstands an, wobei diese aber nicht als prinzipiell unabhängig und sich bloß zufällig überlagernd konzipiert werden. Thema wird jetzt das Innere der 'Blackbox', also das komplexe Wirkungsgefüge der verschiedenen Bedingungen. Das zu untersuchende Phänomen ist nicht mehr bloße Resultante von Einzelprozessen, sondern aufgrund der 'Vermaschtheit' und 'funktionalen Äquivalenz' verschiedener Prozesse reagiert das System einheitlich bzw. 'übersummativ' - d.h. etwa: es kann Identität, Stabilität und Autonomie trotz variierender innerer und äußerer Zuständlichkeiten wahren. Entsprechende Gesetzmäßigkeiten sind hier nicht deterministische oder stochastische Beziehungen, sondern etwa eher Aussagen über die 'Substituierbarkeit' von Prozessen; über Toleranzbereiche von Bedingungsvariationen, innerhalb derer das System seine Stabilität bewahren kann; über die Bedeutsamkeit einzelner Variablen und Prozesse im Systemzusammenhang. Beispiel: die 'soziogenetische' Erklärung psychischer Störungen.

Diesen verschiedenen Gegenstandskonzeptionen entsprechen unterschiedliche Methodenansätze in der quantitativen Forschung.

Reduktionistischen Gegenstandskonzeptionen entsprechen einfache Kausalmodelle mit der Erwartung einfacher Gesetzmäßigkeiten, die sich erfassen lassen mit Hilfe einfacher Untersuchungsdesigns und die sich überprüfen lassen mit Hilfe einfacher statistischer Modelle.

Aggregativen Gegenstandskonzeptionen entsprechen multifaktorielle Kausalmodelle mit der Erwartung multipel determinierter Gesetzmäßigkeiten, die sich erfassen lassen mit Hilfe multifaktorieller Untersuchungsdesigns und die sich überprüfen lassen mit Hilfe multivariater statistischer Modelle.

Systemhaften Gegenstandskonzeptionen dagegen entspricht nicht ein ähnlich spezifisches Methodeninstrumentarium. Einerseits sind die Kausalmodelle sehr viel komplexer (Multikollinearität, zirkuläre Kausalität, Zeitabhängigkeit). Andererseits bestehen auch andere Ergebniserwartungen: Statt bloßer Input-Output-Relationen werden etwa zusätzlich angestrebt:

- Identifizierung von 'funktionalen Einheiten' und 'Determinationsniveaus'
- Untersuchungen der Funktionsgesetzmäßigkeiten hinsichtlich Stabilität/Labilität
- Herausarbeitung der Möglichkeiten und Bedingungen von Entwicklungen und insbesondere 'qualitativen Sprüngen'
- Berücksichtigung der Zeitabhängigkeit der untersuchten Phänomene
- Identifizierung von 'Schwellenwerten' und 'Toleranzbereichen' für Anpassungs- und Regulationsprozesse
- Herausarbeitung 'funktionaler Äquivalenzen'
- Aufzeigen von 'Strukturbrüchen' etc.

Es stellt sich die Frage, ob derartige - die behauptete 'Systemhaftigkeit' des Gegenstand abbildende - Ergebnisse mit dem traditionellen quantitativen Methodeninstrumentarium gewonnen werden können - oder ob solche Lücken bestehen bleiben, daß man von einem Versagen der traditionellen Methodik sprechen muß. Mögliche Konsequenzen: Entweder erscheint die theoretisch angenommene Systemhaftigkeit methodisch nicht einlösbar; oder die Entwicklung einer neuartigen angemessenen Methodik ist erforderlich.

SYSTEMHAFTE GEGENSTANDSKONZEPTIONEN AM GEGENSTAND BELASTUNG

In unserem Herzinfarktprojekt am Wissenschaftszentrum Berlin kamen wir zu der Einschätzung, daß für unsere Fragestellung reduktionistische Belastungskonzeptionen - etwa nach dem Motto: "Unter Belastung versteht man die Summe aller auf den Menschen bei der Arbeit einwirkenden Faktoren, die entweder in physikalischen oder in informations-theoretischen Größen angebbar sind" (1) - nicht hinreichend sind, besonders unter dem

Aspekt der Analyse psychischer Belastung. Die aggregativen Belastungskonzeptionen - etwa das Konzept der "Mehrfachbelastung" (2) - erschienen uns ebenfalls als für unsere Zwecke zu grob und zu statisch.

Am angemessensten waren offensichtlich von der Programmatik her die systemhaften Belastungskonzeptionen. So wird etwa im Konzept der "Gesamtbelastung" betont, "daß die Arbeitsbelastungen nicht allein durch physisch-psychische Anforderungen des eigentlichen Arbeitsvollzugs konstituiert werden, sondern erst durch die Gesamtheit der Bedingungen abhängiger Arbeit, unabhängig von deren Spezifität oder Allgemeinheit und unabhängig von ihrer unmittelbaren oder nur mittelbaren Erfaßbarkeit: Belastende Wirkungen haben sowohl die allgemeinen Bedingungen der Lohnabhängigkeit wie Existenzunsicherheit, Fremdbestimmtheit usw. als auch branchen- oder betriebsspezifische wie Arbeitszeitregelungen, Arbeitsbewertungs- und Lohnsysteme, Arbeitsumgebungseinflüsse und dergleichen; schließlich haben - außer den physischen und psychischen Arbeitsanforderungen - auch die weiteren Aspekte der Arbeitsinhalte Konsequenzen für die Belastung, sind etwa das Niveau der Qualifikationsanforderungen ebenso relevant wie die Kooperations- und Interaktionschancen oder die Autonomie- bzw. Dispositionsspielräume. Alle diese Faktoren begründen erst durch ihr komplexes Zusammenwirken die Gesamtbelastung des abhängig Arbeitenden" (3).

Dieses noch sehr programmatische Belastungskonzept muß theoretisch ausgearbeitet werden. Doch die Frage bleibt: Läßt es sich überhaupt mit Hilfe traditioneller quantitativer Methodik einlösen?

EIN STUFENMODELL QUANTITATIVEN METHODISCHEN VORGEHENS ZUR EINLÖSUNG KOMPLEXER GEGENSTANDSKONZEPTIONEN

In unserem Projekt wurde mit dem Versuch begonnen, durch eine gezielte Abfolge (multivariater) statistischer Analysen ein systemhaftes Belastungskonzept näherungsweise einzulösen, statt - wie üblich - diese Verfahren nur zum Nachweis multifaktorieller Zusammenhänge zu nutzen.

Das methodische Stufenmodell umfaßt folgende Schritte auf der Auswertungsseite (auf die Erhebungsseite kann hier nicht eingegangen werden):

- erstens Bildung homogenerer Teilpopulationen
- zweitens Einschätzung der Meßqualität
- drittens mehrdimensionale Tabellenanalysen
- viertens Indexbildung; Gruppenvergleiche; Zusammenhangsanalysen
- fünftens Typenbildung
- sechstens und letztens Gewinnung und Überprüfung von Kausalmodellen.

Im einzelnen:

Zur Bildung homogenerer Teilpopulationen. - Die Auswertung muß nicht 'nur' das Problem der Reduktion von Komplexität meistern, sondern vorgeordnet das Problem der Reduktion von Heterogenität. Dabei liegt die Annahme zugrunde, daß das zu untersuchende Phänomen in verschiedenen Teilgruppen unterschiedlichen Gesetzmäßigkeiten folgt bzw. unterschiedlich zustande kommt. Beispiel: eine unterschiedliche Infarktentstehung etwa bei Männern und Frauen oder bei jungen und alten Individuen. Gemäß dieser aus unserer Untersuchung belegbaren Annahme wurde in unserem Projekt die These der 'verschiedenen Wege zum Infarkt' formuliert.

Wird diese Teilgruppenspezifik der Infarktentstehung nicht berücksichtigt und/oder werden die Gruppierungsmerkmale nicht gefunden, dann kann selbst die ausgefeilteste multivariate Auswertung wenig aufklären, da im Gesamtdatensatz gleichzeitig mehrere Verursachungszusammenhänge präsent sind. Da die 'verschiedenen Wege' jeweils nur für Teilgruppen gelten und z.T. sogar konträr sind - z.B. Infarkt sowohl bei Überforderung als auch bei Unterforderung -, werden bei der üblichen Analyse von Mittelwerten diese Unterschiede und Spezifiken nivelliert oder heben sich sogar auf. Die Folge sind bestenfalls schwache und nur für eine fiktive Durchschnittlichkeit geltende 'Gesetzmäßigkeiten'.

Zur Einschätzung der Meßqualität. - Die Datenqualität ist oft als nur mäßig einzuschätzen - dafür ist mit zu vielen, zu durchschlagenden und meist systematisch auf bestimmte Gruppierungsvariablen bezogenen Verzerrungstendenzen zu rechnen. Beispiel: die Tendenz von Infarktlern, Konflikte zu leugnen (4).

Dabei handelt es sich hier offensichtlich nicht nur um zufällige, variablenspezifische und mit allen anderen Variablen unkorrelierte Meßfehler, wie sie etwa die psychologische Meßtheorie unterstellt. Insofern ist deren Lösungsansatz wenig brauchbar. Relevanter sind etwa die formale Systematik der Meßfehler bei HUMMEL und ZIEGLER (5) oder die Überlegungen, die CAMPBELL und FISKE (6) ihrem Vorschlag einer 'multitrait-multimethod matrix' zur Lösung des sozialwissenschaftlichen Meßproblems zugrunde legten.

Wenn aber keine datenspezifische Meßfehlertheorie entwickelt werden soll, geht es schlicht um die Einschätzung und Effektkalkulation

- bei welchen Teilpopulationen mit welchen, wie großen und wie gerichteten Verzerrungseffekten zu rechnen ist
- bei welchen Items mit solchen Verzerrungseffekten zu rechnen ist
- ob bei bestimmten Items und/oder bestimmten Teilgruppen die Daten als so unzuverlässig, ungültig und hinsichtlich ihrer Verzerrung unkalkulierbar gelten müssen, daß entsprechend diese Daten in der Analyse nicht berücksichtigt werden dürfen.

Zur mehrdimensionalen Tabellenanalyse. - Bei Vorliegen homogenerer Teilpopulationen ist es möglich und sinnvoll, zwei- und mehrdimensionale Tabellenanalysen durchzuführen. Diese deskriptive Auswertung erlaubt

- ein sehr intensives Kennenlernen der Verteilungen
- die Identifizierung von unabhängigen Variablen, die in der Ausprägung zwischen verschiedenen Gruppen variieren und deshalb üblicherweise als potenziell erklärungsrelevant gelten
- die Relativierung unbedingter Verteilungen in Abhängigkeit von der Berücksichtigung weiterer Variablen - sogenannter 'Testfaktoren', 'Kontrollvariablen' -, was Hinweise liefert zur Aufdeckung von 'Scheinkorrelationen', die Unterscheidung von 'direkten' und 'indirekten' Effekten, die Identifizierung von gegenläufigen Effekten etc. Beispiel: die übliche Berücksichtigung der 'Kontrollvariablen' Alter. Ergebnis sind einfach- und mehrfachbedingte Verteilungen.

Mängel einer solchen mehrdimensionalen Tabellenanalyse sind:

- die mit der Anzahl berücksichtigter Testfaktoren sehr rasch wachsende Komplizierung und Unüberschaubarkeit der Ergebnisse
- der bisher unbefriedigende Stand der statistischen Bewertungsverfahren und die gerade in diesem Bereich momentan enorme Methodenentwicklung - etwa die nicht-parametrischen multivariaten Analyseverfahren -, was den Erkenntniswert der einfachen traditionellen Auswertungsverfahren sehr relativiert
- die enormen Anforderungen an die Fallzahl
- die Gefahr der Produktion von redundanten Erklärungen bei korrelierten Testfaktoren
- die Möglichkeit von Trugschlüssen aufgrund von 'Suppressor'-Effekten.

Zu Indexbildung; Gruppenvergleichen; Zusammenhangsanalysen. - Die Bildung und Analyse homogenerer Teilpopulationen und die mehrdimensionalen Tabellenanalysen bedeuten gegenüber den üblicheren Analysen von Gesamtpopulation und/oder unbedingter Verteilung ein Mehr an Analyse, also eine Analyse-(und Daten-)Extension.

Sinnvoll ist dann, wenigstens auf der Ebene der Variablen - nicht der Gruppen - eine Datenreduktion vorzunehmen hinsichtlich Anzahl und Dimensionalität. Hierfür gibt es eine Vielzahl von Ansätzen - etwa Faktorenanalyse, multidimensionale Skalierung, 'multiple-indicators-approach' etc. Neben diesen empirisch-analytischen Verfahren mit erheblichen meßtheoretischen Anforderungen sind pragmatischer die Verfahren der 'normativen' Indexbildung, die einfacher und flexibler sind, sich vollständig mit einem theoretischen Konzept abstimmen lassen, aber hinsichtlich ihrer Brauchbarkeit schwerer einzuschätzen sind.

Bei der Datenreduktion (der Variablen) ist Ziel, die Rohdaten so theoretisch-methodisch aufzubereiten und umzuarbeiten, daß sich eine 'Einfachstruktur' der Beziehungen herauskristallisiert, die einen klareren und systematischeren Bezug zur zugrunde liegenden Theorie aufweist. Diese Beziehungen lassen sich untersuchen mit dem klassischen - oder auch dem modernen - Arsenal der gruppenvergleichenden und/oder zusammenhangsanalytischen statistischen Verfahren.

Die dabei gewonnenen Ergebnisse weisen folgenden Bezug zu einer systemhaften Gegenstandskonzeption auf:

- zum einen wird die Wirkung einer Vielzahl von Einflußfaktoren einzeln oder gemeinsam, aber immer gleichzeitig analysiert, wobei aber nur die Wirkungen der explikativen Variablen auf die abhängige Variable untersucht werden, nicht aber die Beziehungen der explikativen Variablen untereinander - hier wird in der Regel nur eine disjunktive Verknüpfung unterstellt und in eine lineare Summengleichung gesetzt
- zum anderen wird dabei versucht, die komplexe Beziehungsstruktur auf eine Einfachstruktur zu reduzieren
- weiterhin läßt sich dabei der Erkenntnisbeitrag der einzelnen Einflußfaktoren abschätzen.

Nachteile dabei:

- es lassen sich natürlich nur erhobene, variierende und analysierte Einflußfaktoren berücksichtigen
- weiterhin liegen diesen Analysen mathematische Verknüpfungsmodelle der explikativen Variablen zugrunde, die den tatsächlichen Beziehungen unangemessen sein können. Insbesondere lassen sich dynamische Beziehungen (etwa Kausalsequenzen) nicht abbilden
- schließlich sind die ermittelten Strukturgleichungen immer auf den Durchschnitt aller Fälle bezogen, der als solcher in der Regel keine konkrete Realität besitzt. Entsprechend sind diese statischen (stationären) strukturellen Beziehungen oft nur das Ergebnis des Ausbalancierens spezifischer, von ihnen stark abweichender und sich widersprechender Prozesse.

Zur Typenbildung. - Statt der theoretisch gesteuerten Teilgruppenbildung mit der Zielsetzung der Homogenisierung oder Differenzierung der untersuchten Population lassen sich auch sinnvoll empirisch-analytische Verfahren einsetzen, etwa die Clusteranalyse. Diese suchen und lokalisieren zusammengehörige Individuengruppen im sogenannten 'Merkmalsraum', d.h. dem von den Merkmalen aufgespannten Raum.

Mit Hilfe solcher typenbildenden Verfahren lassen sich (bei Vorgabe zahlreicher methodischer Prämissen)

- empirisch beobachtbare Individuengruppierungen hinsichtlich ihrer Merkmalsprofile beschreiben
- darüber hinaus diese gruppenspezifischen Merkmalsprofile auch (mit gehörigen Vorbehalten!) in gewissem Umfang kausal interpretieren

- weiterhin die als Kausalhinweis aufgefaßten Merkmalsprofile interpretieren in der Begrifflichkeit von 'notwendigen' und/oder 'hinreichenden' Bedingungen, 'deterministischen' vs. 'stochastischen' Bedingungen, 'grundlegenden' vs. 'abgeleiteten' Bedingungen, 'wesentlichen' vs. 'nicht-wesentlichen' Bedingungen
- schließlich lassen sich mit den gefundenen Individuengruppen (den 'Typen') die üblichen Tabellenanalysen oder multivariaten statistischen Analysen durchführen.

Zur Gewinnung und Überprüfung von Kausalmodellen. - In der Methodologie werden in der Regel unabhängige (oder besser: explikative) und abhängige Variablen unterschieden. Die bisher besprochenen statistischen Analyseschritte stellen dabei die abhängige Variable einem Gesamt von explikativen Variablen gegenüber, die logisch gleichrangig nebeneinander geordnet sind und deren Wirkungsgeflecht, ihre zeitliche und kausale Staffelung, in keiner Weise analysiert wird.

Notwendig sind daher Verfahren, die aus dem totalen Netzwerk der interdependenten explikativen Variablen nicht mehr (in Form von Zwei- oder Drei-Variablen-Beziehungen) 'Portionen' herausschneiden und bei jeder Einzelanalyse den jeweiligen Rest ignorieren, etwa unter formaler Absicherung durch eine ceteris-paribus-Klausel.

Solche notwendigen Verfahren werden momentan sehr intensiv entwickelt unter Bezeichnungen wie Pfadanalyse, Mehrvariablenanalyse etc. Ziel ist dabei die Ermittlung von relativ einfachen 'Wirkungsstrukturen', die den beobachteten 'Oberflächenstrukturen' zugrunde liegen.

Die Pfadanalyse (i.w.S.) gestattet

- inhaltliche Gegenstandsmodelle zu formalisieren und so formale Strukturmodelle zu gewinnen
- aus den formalen Strukturmodellen Folgerungen hinsichtlich bestimmter Merkmale der 'Oberflächenstruktur' abzuleiten, die sich empirisch überprüfen lassen
- die Identifikation der den Daten deskriptiv angemessenen Strukturkoeffizienten
- schließlich somit die Formulierung eines empirisch getesteten Modells des Gegenstands in logisch-mathematischer Formalisierung.

Aufgrund dieses kausalanalytischen und kausalmodellierenden Charakters der pfadanalytischen Verfahren sind sie geeignet zur (ansatzweisen und groben) Rekonstruktion des Systemcharakters von Phänomenen. Bei angemessenen Voraussetzungen erlauben sie die Bestimmung der Größe direkter Effekte einer Variablen auf eine andere; zum anderen die Bestimmung der Größe und Wege indirekter Effekte; weiterhin die Erklärung der Abweichungen zwischen 'Oberflächenstruktur' und 'Wirkungsstruktur'; schließlich die Ableitung von Prognosen über den Effekt der Veränderung bestimmter Variablen.

Faktisch ist aber die Pfadanalyse (i.w.S.) bisher erheblich beschränkt, etwa hinsichtlich der Anzahl einbeziehbarer Variablen oder den meß-theoretischen Voraussetzungen.

ZUSAMMENFASSUNG

Es wurde argumentiert, daß die Struktur- und Prozeßvorstellungen, die in einer qualitativ-systemhaften Gegenstandskonzeption enthalten sein können, durch das quantitative Forschungsinstrumentarium meist nicht direkt abbildbar sind, sondern in der Regel aus verschiedenen, unterschiedlich gewonnenen Analyseergebnissen umwegig rekonstruiert werden müssen. Dabei stehen die einzelnen empirisch-analytischen Ergebnisse meist nur in einem sehr vergröberten, wenig diskriminierungsfähigen Abbildungsverhältnis zu den entsprechenden qualitativ-theoretischen Vorstellungen. Zudem sind die empirisch-analytischen Ergebnisse meist mit restriktiven Vorannahmen belastet, deren Angemessenheit fraglich ist - gegenüber den stillschweigenden Vorannahmen qualitativ-theoretischer Überlegungen aber immerhin den Vorteil höherer Transparenz und besserer Prüfbarkeit besitzen.

Einen 'Königsweg' der Systemanalyse gibt es m.E. bisher nicht, sondern per theoretisch abgestimmtem 'Methodenmix' ist nur möglich eine ziemlich umwegige und mühselige Rekonstruktion dessen, was durch qualitative Systemanalyse vielleicht schon längst bekannt ist. Der Aufwand lohnt trotzdem aufgrund der geringeren Beliebigkeit, größeren Präzision, größeren Transparenz, größeren Verallgemeinerbarkeit und möglichen Überprüfbarkeit der Gegenstandskonzeption.

LITERATUR

(1) STRASSER, H., W. EINARS und W. MÜLLER-LIMROTH: Beanspruchungsprofile. In: Arbeitsschutz, Fachbeilage des Bundesarbeitsblatts 7: 147-150 (1977)
(2) VOLKHOLZ, V.: Belastungsschwerpunkte und Praxis der Arbeitssicherheit. Berichte des Bundesministers für Arbeit und Sozialordnung, Bonn (BMA), 1977.
(3) MERGNER, U.: Technisch-organisatorischer Wandel und Belastungsstruktur. In: KASISKE, R. (Hg.): Gesundheit am Arbeitsplatz, S. 16. Reinbek (Rowohlt), 1976.
(4) THEORELL, T.: Life events before and after the onset of a premature myocardial infarction. In: DOHRENWEND, B.P. und B.S. DOHRENWEND (Hg.): Stressful life events. New York (Wiley), 1974.
(5) HUMMELL, H. und R. ZIEGLER (Hg.): Korrelation und Kausalität, Bd. 1. Stuttgart (Enke), 1976.
(6) CAMPBELL, D. und D. FISKE: Convergent and discriminant validation by the multitrait-multimethod matrix. Psychol. Bull. 56: 81-105 (1959)

DAS RISIKOFAKTOREN-MODELL AM BEISPIEL VON HERZ-KREISLAUF-ERKRANKUNGEN

RISK FACTORS FOR HIGH BLOOD PRESSURE

Walter W. Holland

Hypertension immediately comes to mind as a condition that should be easily prevented. A convenient technique for measuring blood pressure is available, we know that the risk of mortality increases with the level of blood pressure and there are adequate methods of lowering blood pressure. However this is a classic disease of the twentieth century in that, while we think we know all the answers, in practice results are not so easy to achieve.

ROSE (1) showed that a far better result would be obtained through primary prevention, i.e. by lowering the mean blood pressure of the population, than is obtainable through screening and treatment of individuals identified as having high blood pressure. The difficulty however is that we know relatively little about how to prevent some of the factors involved in the aetiology of high blood pressure. Some of these are:

Race: There are wide variations, in both mean levels and the distribution range, for blood pressure between races. Blacks in America for example have higher blood pressure levels than are found for the white population. Patterns for change in blood pressure with age also vary. Some races do not show a pronounced rise in blood pressure with age while in many races there is a sharp rise in middle age. In terms of prevention, however, there is relatively little that can be done about racial differences other than to be aware that disease prevalence and incidence will be greater in some races than in others.

Sex: Women generally have lower blood pressure than men up to 40-50 years of age. Above this age levels of blood pressure rise more rapidly in women than in men reaching higher levels in middle to old age. Again this is an interesting aetiological factor but there is little we can do about it in terms of prevention.

Area of Residence: Persons resident in towns tend to have higher levels of blood pressure than those who live in the country. However, there is no evidence that moving from town to country, or vice versa, has an effect on blood pressure independent of all other possible aetiological factors.

Weight: There is a close relationship between blood pressure and weight. Heavy children and adults tend to have higher blood pressure than those who are light and this effect is independent of arm circumference. We can intervene to reduce weight and perhaps when planning a prevention programme this should be one of the major areas on which to concentrate.

Salt: The effect of salt on blood pressure is still controversial and as yet there is no clear evidence that those individuals who eat alot of salt have higher blood pressure than those who eat little salt. Very severe salt restriction certainly lowers blood pressure in individuals with hypertension but the opposite does not necessarily follow. Until more positive evidence is produced the inclusion of salt reduction in any prevention programme cannot be justified.

There is therefore no generally modifiable risk factor, for high blood pressure, other than weight.

The next problem to overcome is exactly what criteria should be used to classify hypertensives and to determine when treatment should be given. Blood pressure is log normally distributed within any population and therefore there is no clear cut-off level for blood pressure such that individuals with higher pressures could be classified as being hypertensive. Furthermore, as figures compiled by Metropolitan Life Assurance (2) illustrate, the risk of mortality is directly related to the absolute level of blood pressure and there is no threshold level above which individuals are more likely to develop complications of high blood pressure. It is therefore more appropriate to talk of blood pressure distribution rather than hypertension which implies an all or nothing effect. Thus the problem remains as to what cut-off level should be used as a guideline when deciding whether or not to institute treatment.

A further problem is whether treatment should be initiated on the basis of a single blood pressure reading. Most of the risk factors have essentially been analysed on the basis of a single reading during an epidemiological study. Subjects have their blood pressure measured, are followed-up over a period of years and it is then shown that over time the risk of dying is related to blood pressure level. This however is not sufficient grounds for instituting treatment since in general a second and subsequent readings are lower than the first measurement of blood pressure. Do we therefore base the decision on one, two, three or four readings? At what time intervals should readings be taken and what policy should be adopted towards those who are found to have lower blood pressure on a second or third reading? Finally should treatment be instituted purely on the basis of raised blood pressure detected on more than one occasion or only when individuals have other signs and symptoms?

Obtaining an accurate measure for blood pressure also creates problems. HOLLAND (3, 4) and others have clearly shown the difficulties resulting from observer and subject variation. Doctors and nurses have become so familiar with using the normal sphygmomanometer that it is extremely difficult to introduce new techniques. How can this reluctance to accept new technology be overcome?

A variety of trials have been performed to determine whether treatment to lower blood pressure actually offers a better outcome, in terms of less morbidity and mortality, than no treatment. However the sample size required in such trials is usually very large and they take a long time to conduct.

Most trials have concentrated on evaluating the effectiveness of hypotensive drugs, for example, the classic Veterans Administration trial (5, 6). The main problem with this trial was that individuals were carefully selected from patients attending a Veterans Administration clinic. Of those found to comply with drug regime many already had pathological complications of high blood pressure and were then submitted to appropriate treatment. A reduction in total mortality and particularly mortality from stroke was found, but there was no fall in mortality from myocardial infarction.

More recently trials in America, by the Hypertension Detection and Follow-up Programme Cooperative Group (7), and in Australia (8) have shown, essentially, that continuous treatment of individuals with high blood pressure is better than no treatment. The difficulty when interpreting these studies is that providing continuous surveillance as well as treatment to this group may generally improve the health of individuals in these two societies where there is no organized or freely accessible system of health care.

We have carried out a trial to identify and treat individuals with high blood pressure as part of the South-east London Screening Study (9). We were unable to show any difference in blood pressure levels between those who were screened and those who received their normal medical care and therefore treatment of high blood pressure was a failure (10, 11). The difference between this finding and those of the two trials discussed above may stem from the fact that most individuals in the UK see their general practitioner at least once every five years and many go more often.

It is important to recognize therefore that prevention programmes may yield different results when introduced into communities with different health care systems.

The identification and treatment of individuals with raised blood pressure who have no other symptoms may actually cause harm. HAYNES et al. (12) have shown that when individuals with asymptomatic high blood pressure are identified and treated they tend to have a higher sickness absence as a result of knowledge of their condition.

Treatment, once initiated, is usually long term and probably for life. The methods of treatment are not pleasant and more than a third of those receiving treatment suffer side effects. In view of this high probability of suffering side effects can we treat asymptomatic patients for long periods and more importantly can we ensure that they will remain compliant with treatment? Doctors play an important role in encouraging patients to remain compliant but as ADLER and MARSON (13) have discussed doctors themselves will need reassurance that they are doing good not harm during experimental treatment of asymptomatic patients when ineffective treatments may be given.

Doubts are still raised about the best approach to identifying patients with high blood pressure once an arbitrary cut-off level has been selected. Should special screening clinics be set up or should blood pressure be measured regularly when patients visit their doctors? The latter is probably preferable since most people see a doctor at least once in every five years, but we do not have any real evidence that this is an effective way to identify high blood pressure. Furthermore, how often should people be screened? It can be argued that it need only be done every 5 to 10 years. Finally we do not know what cut-off points to use to institute treatment and it is reasonable to suggest different cut-off points at different ages. Other questions still to be clarified are the sorts of treatment which should be given and the costs of such treatments.

I believe that high blood pressure is a classical example of the dilemma of modern medicine. Effective drugs and methods of measurement are available but we do not have any clear concept of who or how to treat because of the lack of sufficiently good trials to examine these questions. It is also an example where different methods of organization of health service may have a profound effect on the course, result and outcome of the disease.

REFERENCES

(1) ROSE, G.: Strategy of prevention: lessons from cardiovascular disease. Br. Med. J. 282: 1847-1851 (1981)

(2) METROPOLITAN LIFE INSURANCE COMPANY: Blood pressure: insurance experience and its implications. New York (Metropolitan Life), 1959.

(3) HOLLAND, W.W.: The reduction in observer variability in the measurement of blood pressure. In: PEMBERTON, J. (ed.): Epidemiology: reports on research and teaching, pp. 271-281. London (Oxford University Press), 1962.

(4) ROSE, G.A., W.W. HOLLAND and E.A. CROWLEY: A sphygmomanometer for epidemiologists. Lancet 1: 296-300 (1964)

(5) VETERANS ADMINISTRATION COOPERATIVE STUDY GROUP ON HYPERTENSIVE AGENTS: Effects of treatment on morbidity in hypertension: Results in patients with diastolic pressure averaging 115 through 129 mm Hg. JAMA 202: 1028-1034 (1967)

(6) VETERANS ADMINISTRATION COOPERATIVE STUDY GROUP ON HYPERTENSIVE AGENTS: Effects of treatment on morbidity in hypertension: Results in patients with diastolic pressure averaging 90 through 114 mm Hg. JAMA 213: 1143-1152 (1970)

(7) HYPERTENSION DETECTION AND FOLLOW-UP PROGRAMME COOPERATIVE GROUP: Five year findings of the hypertension detection and follow-up programme. JAMA 242: 2562-2571 (1979)

(8) THE AUSTRALIAN THERAPEUTIC TRIAL IN MILD HYPERTENSION: Report by the management committee. Lancet 1: 1261-1267 (1980)

(9) SOUTH-EAST LONDON SCREENING GROUP: A randomised controlled trial of multiphasic screening: results of the South-east London Screening Study. Int. J. Epidemiol. 6: 357-363 (1977)

(10) D'SOUZA, M.F., A.V. SWAN and D.J. SHANNON: A long-term controlled trial of screening for hypertension in general practice. Lancet 1: 1228-1231 (1976)

(11) D'SOUZA, M.F.: Early diagnosis and multiphasic screening. In: BENNETT, A.E. (ed.): Recent advances in community medicine No. 1, pp. 195-214. Edinburgh (Churchill Livingstone), 1978.

(12) HAYNES, R.B., D.L. SACKETT, D.W. TAYLOR, E.S. GIBSON and A.L. JOHNSON: Increased absenteeism from work after detection and labelling of hypertensive patients. N. Engl. J. Med. 299: 741-744 (1978)

(13) ADLER, M.W. and W.S. MARSON: Randomized controlled trial of treatment of moderate hypertension in general practice: a feasibility study. Proc. R. Soc. Med. 66: 1012-1015 (1973)

THESEN ZUR KONTROLLE DES ERHÖHTEN BLUTDRUCKS

Ulrich Laaser

1. ERHÖHTER SYSTOLISCHER WIE DIASTOLISCHER BLUTDRUCK IST EIN GESICHERTER KARDIOVASKULÄRER RISIKOFAKTOR.

Die Entwicklung des Risikofaktoren-Konzepts wurde 1978 mit der Veröffentlichung des Pooling-Projektes (1) im Hinblick auf die drei primären kardiovaskulären Risikofaktoren Zigarettenrauchen, Hypertonie und Hypercholesterinämie weitgehend abgeschlossen. Tabelle 1 zeigt im Vergleich die systolischen Blutdruckmittelwerte für Männer der Altersgruppen zwischen 40 und 59 Jahren mit und ohne Herzinfarktereignis. Dabei liegen die Gruppenmittelwerte für Männer ohne Infarkt mit einer Irrtumswahrscheinlichkeit von weniger als 1 % um 5,0 - 13,2 mmHg niedriger als in den erkrankten Kollektiven. Bei einer Aufteilung dieser Population in Quintile zeigt sich, daß schon Werte ab 120 mmHg systolisch bzw. ab 80 mmHg diastolisch ein erhöhtes Risiko bedeuten. Dieser Bereich - z.B. 80-90 mmHg diastolisch - wird jedoch nicht als Bluthochdruck angesehen und ärztlicherseits als Normalbereich betrachtet. Eine Behandlung kommt hier nicht in Betracht.

Tab. 1: Systolischer Blutdruck
(Pooling Project)

Alter	n (Männer)	mmHg gesamt	mmHg mit Ereignis	n mit Ereignis	mmHg o. Ereignis	Differenz $p < 0{,}01$
40-44	2 167	132,5	137,2	114	132,2	5,0
45-49	2 130	135,2	141,2	201	134,6	6,6
50-54	2 939	138,7	144,2	225	137,9	6,3
55-59	830	141,4	152,9	104	139,7	13,2

Quintil	Syst.BD mmHg	Stand.Inc. Ratio	Diast.BD mmHg	Stand.Inc. Ratio
Alle	-	100	-	100
I	- 120	70	- 76	72
II	120 - 130	86	76 - 80	69
III	130 - 138	87	80 - 88	93
IV	138 - 150	102	88 - 94	108
V	150 -	150	94 -	156

Tabelle 2 weist anhand von Daten aus der Framingham-Studie (2) die Risikowertigkeit erhöhter Blutdruckwerte - auch im Grenzbereich - für alle wesentlichen Formen der Arteriosklerose nach. Besonders steil steigt das relative Risiko allerdings für das Eintreten einer Apoplexie und einer Herzinsuffizienz an.

Tab. 2: Inzidenz von Herzkreislauf-Erkrankungen pro 10 000 Männer und Frauen über 18 Jahre in Framingham

Hypertoniestatus*	Koronare HK	Apoplexie	Claud. Interm.	Herzinsuff.	gesamte HKK
Männer:					
normotensiv	100,9	5,8	26,1	13,0	123,9
grenzwertig	158,0	16,6	37,5	33,8	210,8
hypertensiv	245,4	47,5	53,8	87,4	353,2
Frauen:					
normotensiv	38,5	4,9	8,1	10,7	57,3
grenzwertig	70,7	13,7	15,3	23,0	104,3
hypertensiv	129,3	38,0	29,1	49,0	187,9

* bei jeder 2-Jahres-Untersuchung

Erhöhter Blutdruck tritt vor allem mit zunehmendem Alter häufig in Gemeinschaft mit weiteren Risikofaktoren auf. Aus dem Pooling-Projekt (1), das fünf große amerikanische Langzeitstudien zusammenfaßt, geht auch hervor, daß 64,4 % aller Herzinfarktereignisse erhöhten Werten eines der drei primären Risikofaktoren (Zigarettenrauchen - diastolischer Blutdruck - Gesamtcholesterin) zuzuschreiben waren (3). 33,8 % oder mehr als die Hälfte dieser Exzeßereignisse gehen auf nur geringfügig bis mäßig erhöhte Werte der drei Risikofaktoren zurück (2.-4. Quintil der Verteilung einer integrierten Risikofunktion). Damit wäre das therapeutische Potential (die individuelle Beeinflussung eindeutig erhöhter Werte) mit weniger als der Hälfte aller vermeidbaren Fälle gegenüber einem interventiven Potential (allgemeine Beeinflussung 'hochnormaler' Werte in der Gesamtbevölkerung) in seiner Größenordnung für das Beispiel Herzinfarkt abgegrenzt.

2. DER TEILKAUSALE STELLENWERT DES ERHÖHTEN BLUTDRUCKS IN DER GENESE KARDIOVASKULÄRER KOMPLIKATIONEN IST U.A. DURCH ERFOLGREICHE BEHANDLUNGSSTUDIEN BELEGT.

Statistische Assoziationen deuten auf eine Ursache-Wirkung-Beziehung (3),

1. wenn es sich um enge und gestufte Assoziationen handelt,

2. wenn die zeitliche Abfolge dem Erklärungsmodell entspricht,
3. wenn sich die Assoziationen gleichartig in mehreren Studien finden und sich unabhängig von anderen Faktoren darstellen lassen,
4. wenn ihre Voraussagekraft hoch ist und bei der Übertragung auf andere Populationen nicht wesentlich an Stärke einbüßt und schließlich,
5. wenn diese epidemiologischen Forschungsergebnisse in Übereinklang mit anderen Untersuchungen stehen und sich auf plausible pathogenetische Modelle beziehen.

Die Daten aus dem Pooling-Projekt werden im Zusammenhang mit anderen Forschungsergebnissen (4) dahingehend gedeutet, daß eine ursächliche Beziehung zwischen langfristig erhöhten Blutdruckwerten und Herz-Kreislauf-Komplikationen anzunehmen ist. Eine endgültige Beweisführung erfordert die experimentelle Umkehrbarkeit der Ursache-Wirkung-Abfolge durch kontrollierte Therapie- bzw. Interventionsstudien. Dies ist da besonders schwierig, wo soziale Induktionen (im Sinne von Mitnehmereffekten durch ein 'Schneeballsystem') ein wesentliches Teilelement der interventiven Strategie konstituieren, da unter solchen Rahmenbedingungen eine randomisierte Zuteilung von Individuen - herausgelöst aus ihrem sozialen Kontext - nicht möglich ist. Andererseits ist die randomisierte Zuteilung größerer sozialer Einheiten in der Realität kaum durchführbar (ethische und ökonomische Gesichtspunkte). In bezug auf die Hypertonie war diese Beweisführung möglich aufgrund der Tatsache, daß für diesen Risikofaktor ausnahmsweise eine pharmakologische Therapie zur Verfügung steht, die es erlaubt, in einem ersten Schritt auf Lebensstilveränderungen - die vom sozialen Kontext nicht zu lösen wären - weitgehend zu verzichten. Über viele Jahre war die Untersuchung der Veterans Administration Study Group (5) richtungsweisend. Allerdings wurde hier eine stark selektierte Gruppe von Männern mit manifester Hypertonie untersucht. Die Ergebnisse ließen eine Aussage für Blutdruckwerte oberhalb von 104 mmHg diastolisch im Sinne einer positiven Behandlungsindikation zu. Der wesentlich wichtigere, weil einen größeren Teil der Bevölkerung umfassende, Bereich der sogenannten milden Hypertonie blieb der individuellen ärztlichen Empirie überlassen, bis 1979 bzw. 1980 die Ergebnisse des Hypertension Detection and Follow-up Program (6) bzw. des Australian Therapeutic Trial in Mild Hypertension (7) publiziert wurden. Die australische Untersuchung bezieht sich auf freiwillige Screenees und vergleicht eine Behandlungs- mit einer Placebo-Gruppe. In der Analyse wurde unterteilt zwischen dem Gesamtkollektiv ('Intention to Treat') und dem Teilkollektiv mit vollständig durchgeführter Behandlung ('On Treatment'). Für beide Analysen ergibt sich eine signifikante Differenz für die kardiovaskuläre/spezifische Gesamtmortalität (Tab. 3) sowie für die Kombination von Gesamtmortalität und spezifischer Morbidität. Beim Vergleich der Ereignisraten (Tab. 4) in Abhängigkeit vom Ausgangsblutdruck und vom erreichten Behandlungsblutdruck zeigt sich, daß die Behandlungsgruppe insgesamt besser als die Placebo-Gruppe abgeschnitten hat, und zwar für alle drei Kategorien des Screening-Blutdrucks. Dieser Effekt ist besonders deutlich in der Kategorie mit Screening-Blutdruckwerten zwischen 105-109 mmHg diastolisch und ist am geringsten für die Gruppe mit Blutdruckwerten zwischen 95-99 mmHg. Weiterhin zeigt sich, daß die Komplikationsraten abhängig sind vom erreichten Behandlungsblutdruck, und zwar tendenziell wiederum für alle drei Kategorien des Eingangsblutdrucks. Allerdings zeigt sich, daß bei gleichem Behandlungsblutdruck die Placebo-Gruppe - sofern sie diesen Blutdruck 'spontan' erreicht - überwiegend besser abschneidet. Dies wäre sowohl durch Nebenwirkungen der Behandlung wie durch Selektionsphänomene (vorzeitiges Ausscheiden) in der Placebo-Gruppe zu erklären.

Tab. 3: The Australian Therapeutic Trial in Mild Hypertension

Status	'intention to treat'		'on treatment'	
	Therapie	Placebo	Therapie	Placebo
Gesamtmortalität und Spez.Morbidität	19,7*	24,5*	17,2**	24,5**
Gesamtmortalität			1,7*	3,7*
- unspezifisch			0,9	1,2
- spezifisch	1,1*	2,6*	0,8*	2,5*
Spez.Morbidität			15,5*	20,8*

Angaben in 'rates per 1000 person-years exposure to risk'
* $p < 0,05$; ** $p < 0,01$

Ca. 7 verhinderte Ereignisse (tödlich und nicht-tödlich) pro Jahr und 1000 erfolgreich Behandelte bedeuten für Australien:

7000 verhinderte Herzinfarkte
2000 verhinderte Schlaganfälle } pro Jahr.
2000 verhinderte Todesfälle

Das Hypertension Detection and Follow-up Program wurde in der wissenschaftlichen Öffentlichkeit bereits sehr weitgehend diskutiert (8), daher ist in Tabelle 4 nur das zentrale Ergebnis dieser repräsentativen Bevölkerungsstudie wiedergegeben: Im Vergleich einer intensiv behandelten Probandengruppe mit ärztlicher Routinebehandlung in der Kontrollgruppe (!) zeigt sich eine deutliche Reduktion der Gesamtsterblichkeit, und zwar besonders deutlich in den unteren Kategorien der milden diastolischen Hypertonie. Dies wird im allgemeinen dahingehend interpretiert, daß in den oberen Blutdruckklassen die ärztliche Routinebehandlung bereits einen hohen Standard erreicht habe. Im Gegensatz zur australischen Studie läßt das Hypertension Detection and Follow-up Program keine eindeutigen Schlußfolgerungen darüber zu, auf welche Weise die stärkere Blutdrucksenkung mit entsprechender Reduktion der Komplikationsraten in der intensiv behandelten Gruppe erzielt wurde, da neben der pharmakologischen Behandlung auch diätetische Beratung und vor allem eine höhere Konsultationsfrequenz Bestandteil des Intensivbehandlungsprogramms waren.

Tab. 4: Senkung der Gesamtmortalität (und der spezifischen Morbidität)

NBPS: 'Trial Endpoint Rates per 1000 Person-Years Exposure to Risk'

Screening-Blutdruck	95-99	100-104	105-109
Durchschn. Behandlungsblutdruck	A P	A P	A P
-90	12/21	18/15	12
90-94	25/16	14/18	20/12
95-99	70/25	38/19	58/25
100+	46	62	132/65
alle	16/22	18/25	21/31

Folgerungen: Behandlungsgruppe insgesamt besser als Plazebogruppe
Komplikationsrate kontinuierlich abhängig vom erreichten Behandlungsblutdruck
Aber:
Bei gleichem Follow-up-Blutdruck Plazebogruppe überwiegend besser als Behandlungsgruppe (Selektion?)

HDFP: Senkung der Gesamtsterblichkeit in % vs. Routinebehandlung

Screening-Blutdruck	90-94	95-99	100-104	105-114	115+
% Reduktion	22	23	14	13	7

Folgerungen: Größere relative Reduktion in den unteren Blutdruckklassen (intensivere Routinebehandlung bei höheren Werten?)

3. METHODISCHE PROBLEME DER VERGLEICHBARKEIT UND DER KONTINUIERLICHE RISIKOANSTIEG MIT DER BLUTDRUCKHÖHE ERLAUBEN KEINE EINDEUTIGE FESTLEGUNG VON GRENZWERTEN; JEDOCH SCHLIESSEN DIE AMERIKANISCHE UND AUSTRALISCHE BEHANDLUNGSSTUDIE EINEN BEREICH 'MILDER' HYPERTONIE EIN.

Immer wieder wird die Frage gestellt, ob erhöhter Blutdruck eine Krankheit oder ein Krankheit prognostizierender Risikofaktor sei. Abgesehen von den wenigen Fällen sekundärer Hypertonie (weniger als 5 % aller Hypertoniker (9)), und dem seltenen Krankheitsbild der malignen Hypertonie mit akuten Schädigungen der Gefäßwand hat die Hypertonie keinen Krankheitscharakter, sie zeigt aber ein Krankheitsrisiko an. Insofern handelt es sich bei der Behandlung der essentiellen und vor allem der milden Hypertonien um die primäre Prävention von Komplikationen des Herz-Kreislauf-Systems. Welche Mittel zu diesem Zweck verfügbar sind, ist nicht eine Frage ihrer kategoriellen Zuordnung (etwa pharmakologisch vs. nicht-pharmakologisch), sondern eine Frage der Abwägung ihrer Vor- und Nachteile.

So hat STRASSER (10) darauf hingewiesen, daß die Frage der Behandlungsindikation und der entsprechenden Grenzwerte nur unter gleichzeitiger Berücksichtigung des pathogenen Risikos (das mit zunehmender Blutdruckhöhe ansteigt), der Nebenwirkungen von Behandlungsverfahren (ggf. auch der diätetischen Behandlungsverfahren) und der Kosten-Wirksamkeits-Relation in Abhängigkeit von der Häufigkeitsverteilung bestimmter Blutdruckklassen entschieden werden kann. Grenzwertfestlegungen in einem Verteilungskontinuum entsprechen daher der Operationalisierung von Abwägungen der verschiedenen Risikowahrscheinlichkeiten: Oberhalb bestimmter Grenzwerte ist die relative Wirksamkeit der jeweiligen Behandlungsverfahren belegbar. Bei einer Bewertung muß allerdings auch die methodische Vergleichbarkeit der jeweiligen Meßsituation Berücksichtigung finden. Tabelle 5 gibt die Verfahren der australischen und amerikanischen Behandlungsstudie im Vergleich zu den Vorgaben der Weltgesundheitsorganisation (11) wieder. Danach kann gesagt werden, daß die in den Studien verwendeten Kriterien eher strenger als die von der Weltgesundheitsorganisation geforderten drei Messungen waren. Die mittleren diastolischen Blutdruckwerte der beiden Studienpopulationen waren fast identisch, ebenso die Vorgaben für den zu erreichenden Zielblutdruck. Beide Studien legten der Bewertung ebenso wie die WHO die 5. diastolische Phase (Aufhören der Korotkoff-Phänomene) zugrunde. Darüber hinaus geht aus der BASF-Studie (12) hervor, daß die 3. von drei Messungen des diastolischen Blutdrucks in allen Altersklassen weniger als 1 mmHg unter der 1. bzw. 2. Messung liegen (im Unterschied zur Messung des systolischen Blutdrucks, wo der Abfall von der 1.-3. Messung in der Größenordnung von mehreren mmHg liegt). Von daher darf angenommen werden, daß die in den angeführten Studien verwendeten Kriterien für die Behandlungsindikation Praxisbedingungen annähernd entsprechen: Auch in der medizinischen Alltagspraxis wird die Indikation für eine antihypertensive Behandlung nicht aufgrund einer einzigen Blutdruckmessung, sondern erst bei mehrfacher Bestätigung erhöhter Werte gestellt (13). Die Empfehlungen des Joint National Committee on Detection, Evaluation and Treatment of High Blood Pressure (14) leiten aus den vorliegenden wissenschaftlichen Untersuchungen ein sehr ausgewogenes Vorgehen ab: Nur bei Blutdruckwerten von diastolisch 115 mmHg und mehr wird eine sofortige - im Regelfall pharmakologische - Behandlung empfohlen. Für alle niedrigeren Blutdruckwerte werden Wiederholungsmessungen vorgeschlagen. Erst wenn der Durchschnitt mehrerer (zumindest dreier) Messungen bei zumindest zwei Gelegenheiten über 90 mmHg liegt, soll eine definitive Behandlung eingeleitet werden, die in der Regel mit diätetischen Maßnahmen beginnen wird (Tab. 6).

Tab. 5: Bestimmung des Eingangsblutdrucks

Quelle	Able-sungen	Gelegen-heiten	Position	Warte-zeit	Bewer-tung	Mittel-wert	Zielblutdruck
WHO	3+	2+	sitzend	'casual'	1.-3.	-	140/90
NBPS	4	2	sitzend	5'	1.-4.	100,5	90 (nach 2 J.80)
HDFP	7	2	sitzend	'casual'	5.+7.	100,1	80 (lowest goal)

Tab. 6: Empfehlungen des 1980 Report of the Joint National Committee on Detection, Evaluation, and Treatment of High Blood Pressure

I.

Screening: Diastolischer Blutdruck (5. Phase) in mmHg

- 90	Wiederholungsmessung nach 1 Jahr
90- 94	Wiederholungsmessung nach 3 Monaten
95-114	Wiederholungsmessung nach 1 Monat (spätestens)*
115+	Sofortige Überweisung (wenn anderenorts gemessen)

* Die gleiche Anweisung gilt für systolische Blutdruckwerte von 160+ (bzw. 150+ bei unter 35-Jährigen)

II.

Bestätigung:

Die Diagnose einer Hypertonie ist zu stellen, wenn der Durchschnitt mehrerer (3+) Messungen bei zwei Gelegenheiten bei 90+ liegt.

III.

Behandlungsziel:

Es soll ein dauerhafter Blutdruck unter 90 mmHg erreicht werden.

Schlußfolgerung zu III.:

Damit ist - wie auch in anderen Empfehlungen - keine Aussage zu den Behandlungsmitteln getroffen, sondern ausschließlich zum Behandlungsziel.

Es gibt keine Grenzwerte für die pharmakologische Behandlung (115?)!

4. DIE VORLIEGENDEN BEHANDLUNGSSTUDIEN BELEGEN NUR DEN STELLENWERT EINER BLUTDRUCKSENKUNG. ZUR VERGLEICHENDEN WIRKSAMKEIT DER VERSCHIEDENEN THERAPEUTISCHEN BZW. INTERVENTIVEN VERFAHREN LIEGEN KEINE EINDEUTIGEN FORSCHUNGSERGEBNISSE VOR, INSBESONDERE NICHT IN ABHÄNGIGKEIT VOM AUSGANGSBLUTDRUCK.

Tabelle 7 gibt einen Überblick über den Stellenwert verschiedener Behandlungsprinzipien, bezogen auf den unterschiedlichen Status nach Screening (entsprechend einer Behandlung von Patienten (15)) und vor Screening (entsprechend einer Vorbeugung bei Gesunden). Danach ist die pharmakologische Behandlung für eindeutig gesicherte Hypertonien oberhalb bestimmter Grenzwerte in ihrer Wirksamkeit (6, 7) belegt. Eindrucksvolle Untersuchungen liegen auch zum Stellenwert der Salz- (16-18) und Gewichtsreduktion (19) bei Hypertonie-Patienten vor. Zur Vorbeugung bei noch Gesunden kommen Pharmaka nicht in Frage. Zum Stellenwert der Beeinflussung des Salzkonsums (20, 21) und der Gewichtsreduktion (22) sind Ergebnisse in den nächsten Jahren zu erwarten. Der möglicherweise hohe Stellenwert psycho-sozialer Belastungen und eines insuffizienten Bewältigungsverhaltens (23) sowie der körperlichen Aktivität (24) ist aufgrund ihrer Komplexität in methodisch einwandfreien Untersuchungen nur schwer zu überprüfen.

Tab. 7: Stand der Maßnahmenentwicklung zur Hypertoniebekämpfung

Status	Gesichert	Weitgehend gesichert	Versuch der Sicherung	Sicherung beabsichtigt
Nach Screening (i.e. Patientenbehandlung)	Pharmaka	Salzreduktion Gewichtsreduktion	körperliche Bewegung	verbessertes Bewältigungsverhalten
Vor Screening (i.e. primordiale Prävention)			Salzreduktion Gewichtsreduktion	körperliche Bewegung Reduktion psychosozialer Belastung

5. DIE SICHERUNG DER COMPLIANCE IST VORRANGIG GEGENÜBER DER OPTIMIERUNG DES DIAGNOSTISCHEN UND THERAPEUTISCHEN ARSENALS.

Die Konsequenz aus der Sicherung des Risikocharakters erhöhter Blutdruckwerte und der Verfügbarkeit eines - begrenzten - therapeutischen Arsenals liegt weniger in der Neuentdeckung einer möglichst großen Anzahl von Hypertonikern als in der Sicherung der Wirksamkeit einmal eingeleiteter Behandlungsmaßnahmen. Die konzeptionelle Untergliederung des Prozesses der Hypertonieversorgung (Tab. 8) in Entdeckung, Überweisung, Einleitung einer adäquaten Behandlung und Aufrechterhaltung dieser Behandlung (Compliance) zeigt, daß eine Verbesserung der Erfassungsrate von 50 auf 75 % ('Screening-Alternative') ohne relative Ausweitung der Folgeschritte nur zu einer Erhöhung des Anteils der langfristig und erfolgreich behandelten Hypertoniker von z.B. 9 auf 14 % führen würde, während der gleiche Effekt ohne Ansprache der Gesamtbevölkerung durch Verbesserung der Compliance-Raten ('Compliance-Alternative') den Einsatz von zusätzlichen Maßnahmen bei 19 % der entdeckten Hypertoniker bzw. bei nur 4 % der Gesamtbevölkerung erfordern würde. Ein wirklicher Durchbruch wäre allerdings erst denkbar bei einer Verbesserung der Erfolgsraten auf allen vier Ebenen der Hypertonieversorgung ('erreichbares Optimum').

Tab. 8: Gewichtung einzelner Elemente der Hypertonieversorgung (fiktive Zahlen)

Prozeßelement	zur Zeit (geschätzt)	Screening-Alternative	Compliance-Alternative	Optimum (erreichbar)	ideale Situation
Entdeckung (Screening)	0,50	0,75	0,50	0,75	0,95
Überweisung (Referral)	0,50	0,50	0,50	0,75	0,95
Adäquate Behandlung	0,75	0,75	0,75	0,85	0,95
Compliance	0,50	0,50	0,75	0,85	0,95
Anteil der langfristig u. erfolgreich behandelten Hypertoniker	0,09	0,14	0,14	0,41	0,81
Screening erfordert	Untersuchung der Gesamtbevölkerung!				
Compliance erfordert	Behandlungsoptimierung bei (0,5 x 0,5 x 0,75 = 19) 19 % der entdeckten Hypertoniker (= ca. 4 % der Gesamtbevölkerung)				

Diese Überlegungen gewinnen zusätzliche Überzeugungskraft durch die Analysen von WEINSTEIN (25), nach denen die Nettokosten für jedes gewonnene Jahr an Lebenserwartung (korrigiert für die möglicherweise durch Medikamenten-Nebenwirkungen u.ä. geminderte Lebensqualität) niedriger sind, je höher der Ausgangsblutdruck bei Behandlungsbeginn. Das bedeutet: Pro Kosteneinheit lassen sich die größten Effekte bei den jeweils höchsten Ausgangs-Blutdruckwerten erzielen. Zumindest der Beginn aller Anstrengungen bei erhöhten Ausgangs-Blutdruckwerten ist damit zu rechtfertigen; eine breite Wirksamkeit ist jedoch erst bei der - kostenintensiveren - Einbeziehung auch niedriger Blutdruckwerte zu erreichen, für die die prinzipielle Wirksamkeit der verfügbaren Behandlungsverfahren durch die oben genannten angelsächsischen Behandlungsstudien gesichert ist.

6. AUFGRUND DES VERFÜGBAREN WISSENS IST DERZEIT DIE PHARMAKOLOGISCHE BEHANDLUNG DER MANIFESTEN HYPERTONIE DIE EINZIGE KURZFRISTIG UND UNMITTELBAR UMSETZBARE HANDLUNGSALTERNATIVE, DIE ANDERERSEITS UNTER ETHISCHEN GESICHTSPUNKTEN NICHT BIS ZUR MITTEL- BIS LANGFRISTIGEN VERFÜGBARKEIT ALTERNATIVER VERFAHREN VERZÖGERT WERDEN DARF. DIES BEDEUTET AUCH DIE GEFAHR DER VORZEITIGEN UND DAUERHAFTEN FESTSCHREIBUNG EINER NUR KURZFRISTIG GEDACHTEN ÜBERGANGSSTRATEGIE.

Die Behandlung der diagnostizierten Hypertonie ist in der Bundesrepublik im wesentlichen an die niedergelassene Ärzteschaft gebunden. Dieser stehen vor dem Hintergrund ihrer eigenen Ausbildung und dem Fehlen von qualifiziertem Assistenzpersonal weitgehend nur die medikamentösen Behandlungsverfahren zur Verfügung, jedoch sind Bemühungen in Gang gesetzt worden, dieses Arsenal auf nicht-pharmakologische Maßnahmen zu erweitern (26). Solche Maßnahmen wären auch für Nichthypertoniker, d.h. für die gesamte Bevölkerung und damit für die primäre (Senkung bestehender Risikofaktoren) bzw. primordiale (Vermeidung der Entstehung von Risikofaktoren) Prävention der Hypertonie und nicht nur ihrer Komplikationen geeignet. Nicht-pharmakologische Maßnahmen sind allerdings nicht ausschließlich an den niedergelassenen Arzt gebunden, sondern prinzipiell allgemein anwendbar. In Tabelle 9 wird versucht, die verschiedenen potentiellen Träger der Blutdruckkontrolle und ihre Funktionen auf verschiedenen Ebenen der Prävention zu systematisieren. Die Erfassung erhöhten Blutdrucks geschieht dabei auf der sekundären Ebene anläßlich des komplizierenden Ereignisses, die Indikation zu rehabilitativen Folgemaßnahmen wird durch den behandelnden Arzt - im allgemeinen den Klinikarzt - gestellt. Screening-Maßnahmen dagegen können offen - d.h. nicht auf eine bestimmte Zielgruppe gerichtet - durchgeführt werden, wie es auch heute noch teilweise auf Marktplätzen oder z.B. in Warenhäusern der Fall ist. Aufgrund der hohen Frequenz von Arztbesuchen in der deutschen Bevölkerung hat weiterhin der Typ des sogenannten Gelegenheits-Screenings

Tab. 9: Elemente der Blutdruckkontrolle im gegenwärtigen System der Gesundheitsversorgung und ihre Alternativen

PRÄVENTION	TERTIÄR	SEKUNDÄR	PRIMÄR	PRIMORDIAL
		Kompliz. Ereignis	(RF ↑)	(RF ↓)
Historische Entwicklung ---------→				
Selekt. Erfassung:	ärztl. Indikation	durch Ereignis	RR-Messg. (Screen.)	Ø
Ort der Erfassung:	i.a. Krankenhaus	Alltagsleben	Arztprax. (inc.Screen.) Institut.(Blutdr.Progr.) Offen (z.B. Marktplatz)	Ø
Maßnahme:	Körperl. Rehabil. evtl. pharmakol. Rezidivprophylaxe	(Intensiv-)Akut- Behandlung	RR-Reduktion -nicht-pharmakol. -pharmakologisch	Vermeidung eines RR-Anstiegs -nicht-pharm.
Ort d.Durchführg.:	i.a. Kurklinik	Krankenhaus	i.a. Arztpraxis (Krankenhaus)	Alltagsleben
Nebenwirkungen:	Unnötige (?) Medikalisierung eines erkrankten (?) Bevölkerungsteils ... Disproportionale (bezogen auf den Nutzen) Kosten ...			Manipulation gesunder Bevölkerungsteile
Entwurf einer Alternative	Heim-gestütze Rehabilitation	Akutversorgung im Krankenhaus	Lebensstilveränd.* unter Wahrung der individuellen Wahlfreiheit **	
	Expertengeleitet (HA?), z.B. Koronarsportgruppe Selbsthilfegruppen Initiativgruppen unter Einschluß nicht-Betroffener	Weitere Überwachung zu Hause (HA!)	Gelegenheits- (HA) u. institut. Screening Abklärung (HA) ggf. pharmakol. Behandlung (HA, in Koop.m.Sozialstationen etc.)	Offene (nicht-instit. Präv. Selbstbestimm. u.Selbstorgan. ausgehend v.d. subjektiven Befindlichkeit und Perzeption
	* 'Manipulations-Forschung'		** Erforschung d. Lebensbedingungen	

('incidental screening') an Bedeutung gewonnen, bei dem jeder Arztbesuch unabhängig von der Art der Beschwerden zur Messung des Blutdrucks genutzt wird (27). Schließlich bildet sich im Zusammenhang mit den kürzlich auch in der Bundesrepublik begonnenen regionalen Blutdruckprogrammen (28) der Typ eines überwachten institutionellen - d.h. auf eine definierte Zielpopulation gerichteten - Screenings heraus, bei dem die Überweisung an den niedergelassenen Arzt zwecks Bestätigung der Screening-Diagnose und ggf. Einleitung der Behandlung durch eine zentrale Projektgruppe überwacht wird in Verbindung mit einer Unterstützung der behandelnden Ärzte durch aktives Follow-up. Wie schon gesagt, stehen dem Arzt dabei derzeit im wesentlichen pharmakologische und nur in begrenztem Umfang auch diätetische Maßnahmen zur Verfügung. Allerdings haben gerade die regionalen Blutdruckprogramme, wie sie im Rahmen des Bluthochdruck-Aufklärungs- und Fortbildungsprogramms (8) vorgeschlagen werden, die Tendenz, auch zur primordialen Prävention der Hypertonie (Vermeidung ihrer Entstehung) beizutragen. Da hier die Zielgruppe 'noch' gesund ist, kommen nur nicht-pharmakologische Maßnahmen in Frage, die in das Alltagsleben eingebettet sein müssen. Dabei kann und soll der niedergelassene Arzt eine wesentliche multiplikative Rolle als Gesundheitserzieher und Meinungsführer spielen. Allerdings ist dazu erforderlich, daß er aus dem Getto seiner Praxis und aus der Beschränkung auf Patienten aktiv heraustritt. Wenige Ärzte haben dafür in ihrer persönlichen Lebenswelt freie Reserven zur Verfügung. Während die Gefahr aller auf den erhöhten Blutdruck bezogenen Maßnahmen in der eventuell unnötigen Medikalisierung ganzer Bevölkerungsteile - entsprechend der hohen Prävalenz der Hypertonie - und in der ggf. disproportionalen Kostensteigerung durch überzogene Optimierung des diagnostischen und therapeutischen Arsenals liegt, besteht die Gefahr bei der primordialen Prävention in der Manipulation gesunder Bevölkerungsteile, z.B. durch Maßnahmen zur Modifizierung ihres Lebensstils, ohne volle Aufklärung und Beteiligung bzw. ohne Abwägung mit anderen Schadensdimensionen.

Der Entwurf einer Alternative versucht, die Möglichkeiten einer Verschiebung des gesamten Versorgungssystems hin zum Alltagsleben zu nutzen. Dabei bleibt nach dem Eintritt von Komplikationen die Akutversorgung im Krankenhaus unverändert erforderlich. Jedoch kann frühzeitig die weitere Überwachung durch den Hausarzt durchgeführt werden. Auch bezüglich rehabilitativer Maßnahmen ist das Modell einer heimgestützten Rehabilitation durch expertengeleitete Gruppen etwa nach dem Vorbild der Koronar-Sportgruppen, aber auch je nach Krankheitsstatus durch Selbsthilfegruppen, denkbar und in Ansätzen erprobt (29). Das Getto der Kur-Kliniken mit seiner Zerschneidung alltäglicher Lebenszusammenhänge und der damit verbundenen Beschränkung auf kurzfristige Veränderungen des Gesundheitsverhaltens wird sich vielleicht nur durch Aktionen von Initiativgruppen unter Einschluß Nichtbetroffener öffnen lassen. Im Bereich der primären und primordialen Prävention liegt der entscheidende Ansatzpunkt in einer Veränderung des Lebensstils unter Wahrung der individuellen Wahlfreiheit. Dabei sollten Maßnahmen der offenen Prävention, fußend auf

Selbstbestimmung und Selbstorganisation und ausgehend von der subjektiven Befindlichkeit des einzelnen, verbunden werden mit einer Förderung des Gelegenheits- und des institutionellen Screenings, wobei Maßnahmen der diagnostischen Abklärung und der Therapieeinleitung unverändert beim Hausarzt liegen müssen. Jedoch bedarf die entscheidende Aufrechterhaltung der eingeleiteten - zunehmend nicht-pharmakologischen - Behandlungsverfahren der Unterstützung im sozialen Verbund des Alltagslebens. Wieweit eine Zusammenarbeit der niedergelassenen Ärzteschaft z.B. mit Sozialstationen, Gemeindeschwestern und anderen entwickelt werden kann, werden die nächsten Jahre zeigen. In diesem Bereich sind viele Mißverständnisse und Animositäten abzubauen, bis es zu einer realistischen Einschätzung der gegenseitigen Möglichkeiten und Zielsetzungen kommt.

LITERATUR

(1) THE POOLING PROJECT RESEARCH GROUP: Relationship of blood pressure, serum cholesterol, smoking habit, relative weight and ECG abnormalities to incidence of major coronary events: final report. J. Chronic Dis. 31: 201-306 (1978)

(2) KRISHAN, I.: An overview of the 1980 Joint National Committee recommendations. New Perspectives on Hypertension 1/2: 5-12 (1980)

(3) STAMLER, J.: Life styles, major risk factors, proof and public policy. Circulation 58: 3-19 (1978)

(4) US DEPARTMENT OF EDUCATION, HEALTH, AND WELFARE: Proceedings of the Conference on the Decline in Coronary Heart Disease Mortality. NIH Publ. No. 79-1610. National Institute of Health, 1979.

(5) FREIS, E.D.: The Veterans Administration Cooperative Study. In: PAUL, O. (Hg.): Epidemiology and control of hypertension, S. 449-459. New York/Stuttgart (Stratton/Thieme), 1975.

(6) HYPERTENSION DETECTION AND FOLLOW-UP PROGRAM COOPERATIVE GROUP: Five-year findings of the Hypertension Detection and Follow-up Program. JAMA 242: 2562-2571 (1979)

(7) ...: The Australian Therapeutic Trial in Mild Hypertension. Lancet 1: 1261-1267 (1980)

(8) DEUTSCHES INSTITUT ZUR BEKÄMPFUNG DES HOHEN BLUTDRUKKES (DIBHB): Weißbuch Hypertonie. Stuttgart (Schattauer), 1980.

(9) WILHELMSEN, L. et al. in: RORIVE, G. (Hg.): The arterial hypertensive disease, S. 207 ff. New York (Masson), 1976.

(10) WHO REGIONAL OFFICE FOR EUROPE: Hypertension related to health care - Research priorities. Euro Reports and Studies 32. Kopenhagen (WHO), 1980.

(11) WHO: Arterial hypertension. Technical Report Series 628. Genf (WHO), 1978.

(12) WAGNER, G.: Hypertonie (BASF III). Stuttgart (Schattauer), 1976.

(13) DEUTSCHE LIGA ZUR BEKÄMPFUNG DES HOHEN BLUTDRUCKES: Merkblatt Normwerte des hohen Blutdrucks. Heidelberg, 1976 (Neuauflage 1981).

(14) US DEPARTMENT OF HEALTH, EDUCATION, AND WELFARE: The 1980 Report of the Joint Committee on Detection, Evaluation and Treatment of High Blood Pressure. NIH Publ. No. 81-1088. Bethesda (National Institute of Health), 1980.

(15) WINTROBE, M.M. et al. (Hg.): Harrison's principles of internal medicine. 6. Aufl. New York (McGraw-Hill), 1970.

(16) PARIJS, J. et al.: Moderate sodium restriction and diuretics in the treatment of hypertension. Am. Heart J. 85: 22-34 (1973)

(17) MORGAN, T. et al.: Hypertension treated by salt restriction. Lancet 1: 227-230 (1978)

(18) SKRABAL, F. et al.: Effect of salt restriction and high potassium intake on pressure hormones, response to noradrenaline and baroreceptor function in man. Clin. Sci. 59 (Suppl.): 1-4 (1980)

(19) REISIN, E. et al.: Effect of weight loss without salt restriction on the reduction of blood pressure in overweight hypertensive patients. N. Engl. J. Med. 298: 1-6 (1978)

(20) TUOMILEHTO, J. et al.: Sodium and potassium excretion in a sample of normotensive and hypertensive persons in eastern Finland. J. Epidemiol. Community Health 34: 174-178 (1980)

(21) SCHLIERF, G.: Zum Kochsalzverbrauch. Aktuelle Ernährungswissenschaft 6: 123-124 (1981)

(22) BENFARI, R. und R. SHERWIN: The Multiple Risk Factor Intervention Trial after 4 years: a summing-up. Prev. Med. 10: 544-546 (1981)

(23) SIEGRIST, J. et al.: Soziale Belastungen und Herzinfarkt. Stuttgart (Enke), 1980.

(24) MORRIS, J.N. et al.: Vigorous exercise in leisure-time: protection against coronary heart disease. Lancet 2: 1207-1210 (1980)

(25) WEINSTEIN, M.C. et al.: Hypertension, a Policy Perspective. Harvard (Harvard University Press), 1976.

(26) HAEHN, K.D.: Use of behavior modification in controlling hypertension: The Hannover Program. Referat auf dem 'German-American Workshop: Cardiovascular Intervention Studies in the Federal Republic of Germany', Heidelberg, 6. 4. 1981.

(27) LAASER, U. et al.: Sind Früherkennung und Frühbehandlung der Hypertonie in der Bundesrepublik Deutschland erreichbar? Med. Welt 28: 1550-1555 (1977)

(28) KEIL, U. et al.: Münchener Blutdruckstudie und Blutdruckprogramm. Referat auf der Jahrestagung der GMDS, Giessen, 1981.

(29) MOELLER, M.L.: Anders Helfen. Stuttgart (Klett), 1981.

RISIKOFAKTORENMEDIZIN UND PRIMÄRPRÄVENTION BEIM MILDEN BLUTHOCHDRUCK

Dieter Borgers

Die traditionelle Behandlungssituation des Arztes ist dadurch gekennzeichnet, daß ein durch Symptome aufmerksam gewordener Patient den Arzt zur Diagnose und Therapie aufsucht. Auch wenn die Symptomhaftigkeit für den naturwissenschaftlichen Krankheitsbegriff nur periphere Bedeutung hat, da das Symptom nicht die Krankheit ausmacht, so war in der Praxis dieses jedoch der entscheidende Anlaß und Auftrag zur Diagnose und Therapie. Die klassische präventivmedizinische Tätigkeit fand hingegen ohne Bezug auf ein Symptom und ohne akuten Anlaß auf einer anderen konzeptionellen und organisatorischen Ebene getrennt von der üblichen Behandlung statt (z.B. Impfung, Krebsfrüherkennung). In bezug auf das Risikofaktorenmodell und die präventive Strategie bei Herz-Kreislaufkrankheiten hat jedoch eine Integration von Behandlung und Prävention stattgefunden, die besondere Probleme aufwirft. Wenn man von einem Risikofaktor (statt von Krankheit) spricht, so ist ja gerade das Entscheidende, daß hiermit jene Grenze gezogen wird, die die Behandlung des klinischen Krankheitsbildes von einer präventiven Strategie bei Risikofaktorträgern trennt (1). Daß hier in der Realität fließende Übergänge bestehen, soll nicht bestritten werden; es ist jedoch notwendig für ein adäquates Verständnis und eine Abgrenzung von Prävention und Kuration, eine Unterscheidung vorzunehmen. Aufgrund einer mangelhaften konzeptionellen Abgrenzung zwischen Risikofaktorträger und Krankheit wird im Extrem die Mehrheit der Bevölkerung zu behandlungsbedürftigen Kranken erklärt und die gesamte Problematik der Risikofaktorträger und des medizinischen Eingreifens als klinischer Bereich definiert und einer umfassenderen präventivmedizinischen Einordnung entzogen. Diese Propagierung einer Risikofaktorenmedizin, d.h. einer individualmedizinischen Massenprophylaxe unter dem inadäquaten Ansatz einer Krankenbehandlung, führt jedoch zu einem falschen Verständnis der Situation und zu unangemessenen Beurteilungskriterien.

DIE KONZEPTION DES RISIKOFAKTORS BLUTHOCHDRUCK

In der klinischen Theorie und Praxis werden Risikofaktoren wie Krankheiten betrachtet; man spricht von Patient, Behandlung, Therapie usw. Entscheidend ist lediglich, daß ein vorgegebener Grenzwert (z.B. für den Blutdruck 90 mmHg diastolisch oder Cholesterin 250 mg %) überschritten wird, der pathologische (also behandlungsbedürftige) Werte von normalen Werten trennt. Diese Grenzwerte liegen für wichtige Risikofaktoren so niedrig, daß aufgrund der Verteilung dieser Variablen in der Bevölkerung für jeden einzelnen Risikofaktor ca. 15-20 % der Erwachsenen als 'behandlungsbedürftig' angesehen werden (2). Die folgende Argumentation soll am Beispiel des Bluthochdrucks aufzeigen, warum es sich bei der Behandlung dieser Risikofaktorträger um einen präventiven Eingriff bei Gesunden handelt und nicht um Krankenbehandlung. Die Argumentation gilt analog für andere Risikofaktoren, z.B. Hypercholesterinämie und Hyperglykämie.

Die epidemiologische Forschung konnte in Longitudinalstudien zeigen, daß zwischen Blutdruckhöhe und Erkrankungsrisiko ein linearer Zusammenhang besteht (3). Dieser Zusammenhang ist nicht auf extrem hohe Werte beschränkt, sondern beginnt bei diastolischen Werten um 80 mmHg, so daß die gesamte Bevölkerung im Risikobereich liegt. Der übliche Grenzwert von 90 mmHg diastolisch als Unterscheidung von normalem Blutdruck und Hypertonie ist eine artifizielle Unterteilung, die in der Epidemiologie zur Klasseneinteilung der kontinuierlichen Blutdruckverteilungskurve in einer Population benutzt wird. In unzulässiger Weise wird dieser Grenzwert heute für ein Individuum als Unterscheidung von gesund/krank (oder analog normal/pathologisch, nicht-behandlungsbedürftig/behandlungsbedürftig) benutzt, obwohl es dafür kein vernünftiges Argument gibt; ebenso gut könnte man diese Grenze auf 80 mmHg diastolisch oder auf 105 mmHg diastolisch legen, wobei sich die Prävalenz der 'Hypertonie' bei dieser Grenzwertverschiebung um das Zehnfache verändert (4).

Läßt man die Unterscheidung von normalem Blutdruck und Hypertonie beiseite, so stellt sich die Frage, mit welchen Methoden und ab welchem Blutdruckwert das Risiko gesenkt werden kann und gesenkt werden soll.

Die epidemiologische Forschung zum Risikofaktor Blutdruck nahm ihren Ausgang von der klinischen Problematik des Krankheitsbildes Hypertonie. Die klinisch-therapeutische Forschung bei der Hypertonie führte nun in den letzten Jahren dazu, daß immer mildere Formen in den Bereich einer Behandlung rückten. Heute geht die Diskussion im wesentlichen um die Frage, ob eine medikamentöse Behandlung auch unterhalb von diastolischen Werten von 105 mmHg nötig und sinnvoll ist. Damit bewegte sich die klinische Therapieforschung unmerklich vom Kranken weg in Richtung der 'Behandlung' von Risikofaktorträgern. In diesem Blutdruckbereich (90-105 mmHg diastolisch) existiert keine Symptomatik, und es lassen sich keine anderen klinischen Hinweise auf eine Krankheit finden (5). Die Krankheit besteht lediglich in der Abstraktheit eines erhöhten Risikos. Quantitativ im Vordergrund stehen dabei die klinischen Ereignisse der koronaren Herzkrankheit und nicht die klassischen Hypertoniefolgen. In diesem Risikobereich (also zwischen 90 und 105 mmHg diastolisch) liegen ca. 20 % der erwachsenen Bevölkerung in mittlerem Lebensalter zwischen 40 und 60 Jahren (4). In der HDFP-Studie heißt es: "Dies sind in der Mehrzahl asymptomatische gesunde Personen, deren Blutdruck nur leicht erhöht ist. Er kann auf einfache Weise mit einem Diuretikum oder, was sehr selten nötig ist, mit einem Diuretikum plus Reserpin oder Methyldopa kontrolliert werden, und in einigen wenigen Fällen ist gar keine Medikation notwendig" (6).

Die Wahrscheinlichkeit für diese Risikopopulation, später (d.h. Jahre oder Jahrzehnte später) an einem klinischen Ereignis zu erkranken, ist sehr gering. Z.B. ist die Wahrscheinlichkeit für ein koronares Ereignis in den nächsten zehn Jahren im Vergleich von Personen mit einem Ausgangsblutdruck unter 85 mmHg gegenüber Personen mit einem Ausgangsblutdruck von 95 bis 105 mmHg von 60/1000 auf 70/1000 erhöht (Altersgruppe 40-49 Jahre) (3). In einem konzeptionellen Vergleich mit z.B. der Situtation bei Infektionskrankheiten, läßt sich der Risikostatus dieser Population dem Risikostatus von infizierten, aber nicht klinisch erkrankten Personen vergleichen. Bei der Tuberkulose wären das dann Tuberkulin-positive Personen, deren klinisches Erkrankungsrisiko ebenso sehr gering ist. Präventive (d.h. die eigentliche klinische Krankheit verhütende) Maßnahmen müssen diesem Verhältnis von Risiko/Krankheit angepaßt sein. Nötig erscheint auch eine konzeptionelle Abgrenzung von Risikofaktor/Krankheit, ähnlich wie bei den Infektionskrankheiten von bloßer Infektion und klinischer Erkrankung.

KRITERIEN PRÄVENTIVER STRATEGIEN BEIM RISIKOFAKTOR BLUTHOCHDRUCK

Vom Aspekt einer relevanten Reduktion der Herz-Kreislaufkrankheiten in der Bevölkerung her muß man festhalten, daß eine präventive Strategie, um überhaupt erfolgreich sein zu können, gerade jene 15-20 % der Bevölkerung im milden Risikobereich umfassen muß; dies gilt für den Bluthochdruck, aber genauso für die Hypercholesterinämie und die Hyperglykämie (7). Ein Rückzug auf Extremwerte mit einer Reduktion des Risikobereichs, der nur 1 % der Bevölkerung umfaßt, würde ja wieder das Wesentliche des Risikofaktorkonzeptes verkennen, nämlich daß die Mehrzahl der in der Bevölkerung auftretenden Krankheitsfälle diesem milden Risikobereich entstammt.

Das gezielte präventive Eingreifen in bezug auf eine Risikopopulation wurde bei unterschiedlichsten Krankheiten in der Medizin erprobt (z.B. besondere Expositionsprophylaxe, soziale Maßnahmen, Resistenzerhöhung durch biomedizinische Methoden wie Impfung, Substanzen oder Pharmaka). Für die als Risikofaktoren definierten Variablen bei den Herz-Kreislaufkrankheiten kommt aufgrund der heutigen Erkenntnisse in bezug auf eine biomedizinische Prävention nur die Pharmakoprophylaxe in Frage. Diese Pharmakoprophylaxe stellt sich dann etwa vergleichbar mit folgenden Maßnahmen bei anderen Volkskrankheiten:

- Impfung von Risikopopulationen (z.B. Tuberkulose)
- Prophylaxe durch individuelle Vitaminzufuhr (Rachitis)
- Fluortabletten zur Kariesprophylaxe
- Jodzufuhr zur Kropfprophylaxe.

Es handelt sich in dieser Denkweise um einen als Primärprävention anzusehenden Eingriff bei einer Risikopopulation. Die folgenden Ausführungen sollen daher dazu dienen, das medizinische Eingreifen bei Risikofaktorträgern adäquat zu definieren und Kriterien für biomedizinische Prävention einschließlich pharmakologischer Beeinflussung zu entwickeln. Die Argumentation bezieht sich auf den Bluthochdruck, gilt jedoch ähnlich für die Hypertriglyzeridämie, Hypercholesterinämie und Hyperglykämie und ist immer dann relevant, wenn

1. der Risikofaktor einer Volkskrankheit definiert ist als biochemische, physiologische oder konstitutionelle Variable, die wie der Blutdruck eine natürliche Funktion hat,
2. der Faktor kein pathogenes Agens als solches darstellt, wie z.B. ein im Blut gemessener äußerer Schadstoff (z.B. Blei oder Cadmium),
3. für diesen Faktor eine ätiologische Bedeutung wahrscheinlich ist, d.h. daß man von einer direkten Beeinflussung der Größe eine positive Wirkung auf den Krankheitsprozeß erwarten kann.

Die Charakterisierung als Primärprävention ist konzeptionell beim Blutdruck nicht so einfach, da im Unterschied z.B. zu den Infektionskrankheiten (mit der Unterscheidung von bloßer Infektion und klinischer Krankheit) beim Blutdruck kein qualitatives Denkmodell existiert, um bloßes Risiko von Krankheit zu unterscheiden. Die naheliegende Möglichkeit der Orientierung an einer klinisch-organischen Symptomatik (wie bei den Infektionskrankheiten) kann hier nicht angewendet werden, da der Bluthochdruck kein im Körper 'ruhendes und inaktives' Agens ist, sondern eine kontinuierliche pathogene Wirkung entfaltet.

Welches sind nun adäquate Kriterien, um einen massenprophylaktischen Eingriff zu beurteilen? In den folgenden Kriterien soll in bezug auf die Pharmakoprophylaxe beim milden Bluthochdruck auf Diskussionspunkte und Argumentationen zurückgegriffen werden, die z.B. in der Debatte über die Fluorgabe bei Karies, die Chemoprophylaxe der Tuberkulose und bei Impfung von Risikopopulationen relevant sind.

Als Kriterien sollen ohne Anspruch auf Vollständigkeit und Systematik folgende Punkte diskutiert werden:

- ätiologische Modellbildung und Effektivität
- weitestgehende Freiheit von unerwünschten Wirkungen
- Einfachheit und Kostengünstigkeit
- keine indirekte Verstärkung von Ursachen
- Evaluation von ökologischen und genetischen Auswirkungen
- Relation und Gewichtung in bezug auf mögliche andere Maßnahmen.

Ätiologische Modellbildung und Effektivität

Man kann Unterscheidungen für Effektivität vornehmen, wie im Englischen z.B. effectiveness, efficacy und efficiency. Ich möchte hier zunächst nur eine Dimension betrachten, nämlich die Frage der biologischen Wirkung. Für den milden Bluthochdruck ist dies die Frage danach, ob die Beeinflussung des biologischen Mechanismus (hier Blutdruckerhöhung) den Krankheitsfortschritt oder Eintritt grundsätzlich zu beeinflussen vermag. Dazu ist Voraussetzung, daß der Blutdruck als solcher ätiologische Potenz besitzt. Dies ist bei extrem hohen Werten unbestritten. Das Problem ist für den milden Bereich jedoch ein offener Punkt. Im Gegensatz zu den extrem hohen Werten (mit der Vorstellung einer pathogenen Wirkung des physikalischen Drucks) gibt es für die milden Bereiche kaum ein befriedigendes ätiologisches Modell, da die mechanische Drucktheorie hier nicht mehr adäquat erscheint.

Diese Unsicherheit läßt Zweifel an der ätiologischen Relevanz offen, wobei die entgegengesetzte Position lauten würde, daß hier lediglich ein Korrelat (Indikator) des Krankheitsprozesses ohne ätiologische Potenz vorliegt, so daß eine pharmakologische Senkung unwirksam bleiben muß, solange sie nicht den hinter diesem Indikator stehenden ätiologischen Prozeß mit einbezieht. Mir scheint die ätiologische Modellbildung als Kriterium für grundsätzliche Effektivität nicht so weit entwickelt, jedenfalls dann nicht, wenn man sie mit der Plausibilität bei anderen Präventionsmaßnahmen in bezug auf Volkskrankheiten, z.B. Impfung, Vitamine usw., vergleicht.

Freiheit von unerwünschten Wirkungen

Unerwünschte Wirkungen können hier nicht im einzelnen diskutiert werden. Welche Anforderungen bei biomedizinischen Eingriffen in gesunden Risikopopulationen jedoch notwendig werden, zeigt die kürzliche Diskussion um die Impfung bei der Schweine-Influenza (8). Das Programm beinhaltet die Impfung der Risikopopulation von ca. 40 Millionen Nordamerikanern (dies entspricht der geschätzten Zahl milder Hypertoniker in den USA). Wegen einer Nebenwirkungsrate von 1 zu 80.000 (Neuritis, darunter einige tödliche Fälle von Guillain-Barré-Syndrom) wurde im Jahre 1979 das Programm abgebrochen. In bezug auf Todesfälle lag die Risikorate bei ca. 1 Todesfall auf 2 Millionen Impfungen. Allein durch Medikamentenmißbrauch ist ein solches Risiko bei jahrelanger Dauermedikation mit Antihypertensiva wahrscheinlich. Die bekannten unerwünschten Wirkungen der Pharmaka liegen dagegen im Bereich von 1 zu 10. In der Studie von BERGLUND z.B. mußte die Behandlung bei 16 % der Probanden innerhalb von einem Jahr abgebrochen werden (12 % bei Diuretica, 4 % bei Beta-Blockern) (9). Problematisch ist vor allem die negative Beeinflussung anderer Risikofaktoren (diabetische Stoffwechsellage, Triglyceride, HDL-Cholesterin) (10).

Wenn man die Frage der Pharmakoprophylaxe (oder z.B. die Frage der Chemoprophylaxe bei der Tuberkulose (11)) in einem umfassenderen Rahmen betrachtet, so drängt sich die Frage auf, ob die dauernde Zufuhr einer synthetischen Substanz überhaupt ein sinnvolles biomedizinisches Instrument zur Primärprävention darstellen kann. Während die Impfung ein quasi natürliches Prinzip nachahmt und die Verstärkung von 'natürlichen' Stoffen (Fluor, Chlor, Vitamine) relativ einfach zu bewerten ist, sind die Auswirkungen der massenrelevanten Zufuhr synthetischer Substanzen in der Bevölkerung kritischer zu betrachten.

Einfachheit und Kostengünstigkeit

Im Vergleich zu anderen medizinischen Präventionsmethoden ist die tägliche Einnahme eines Medikamentes unter der notwendigen ärztlichen Kontrolle sicher ein sehr aufwendiges Instrument der Prävention. Ich möchte die Probleme hier nur in Frageform kleiden:

Kann das medizinische System kapazitätsmäßig überhaupt 15-20 % der erwachsenen Bevölkerung in bezug auf nur einen Risikofaktor auf Dauer behandeln?

Sind die Kosten nicht so hoch, daß durch die Absorption von Ressourcen relevante andere Probleme vernachlässigt werden?

Sind gesunde Menschen bereit, eine Dauermedikation mit lebenslänglicher Perspektive durchzuführen?

Die Beurteilung dieses Kriteriums ergibt, daß die Langzeitmedikation ein äußerst kompliziertes und kostenungünstiges Präventionsinstrument darstellt.

Konkurrenz zur Beseitigung der Ursachen

Wenn die 'äußeren' Ursachen des milden Bluthochdrucks bei einem großen Teil der Risikopopulation bekannt sind (z.B. Übergewicht, salzreiche Nahrung, Streß), so tritt natürlich das Problem auf, daß ein Medikament zur alternativen Möglichkeit der Beseitigung dieser Ursachen in Konkurrenz tritt, wenn es täglich appliziert werden muß. Das Problem ist bereits aus der Diskussion um die oralen Antidiabetica bekannt. Durch die Medikation wird die notwendige Gewichtsreduktion behindert, bzw. die Patienten nehmen nach Beginn der Medikation schneller zu und die diabetische Stoffwechsellage verschlechtert sich weiter (12).

Evaluation von genetischen und sozialen Auswirkungen

Die kontinuierliche Medikation eines großen Teils der erwachsenen Bevölkerung rückt auch Aspekte in den Vordergrund, die Nebenwirkungen ökologischer oder genetischer Art betreffen. Insbesondere müssen langfristige genetische Auswirkungen beachtet werden. Die Interaktion mit häufigen Gewohnheiten (z.B. Rauchen und Alkohol) kann bei Medikation von Gesunden zu relevanten Risiken führen. Die Frage der sozialen Auswirkung muß vor allen Dingen auf dem Hintergrund des Arzneimittel-Konsums und -Mißbrauchs insgesamt gesehen werden.

Relation und Gewichtung in bezug auf andere Maßnahmen

Hiermit ist gemeint, daß man ja jeden Eingriff dieser Art unter dem Aspekt behandeln muß, ob es nicht einfachere, risikolosere und sozial akzeptablere Maßnahmen gibt. Man kann z.B. die These vertreten, daß ein Präventionsprogramm in bezug auf das Übergewicht für den milden Bluthochdruck relevanter wäre als eine direkte Thematisierung und ein direkter Angriff auf diesen Risikofaktor. Diese Thematisierung des Übergewichtes läge auch näher an der 'Causa' in dem ätiologischen und sozialen Netzwerk der Verursachung (13).

Für die meisten dieser Kriterien ist die Pharmakoprophylaxe bei der milden Hypertonie eher auf der ungünstigen Seite der Beurteilung anzusiedeln. Insgesamt erscheint daher der Schluß gerechtfertigt, daß die massenrelevante biomedizinische Prävention in bezug auf die Risikopopulation mit einer individuellen Pharmakoprophylaxe nicht möglich ist.

EMPIRISCHE STUDIEN ZUM PROBLEM DER PHARMAKOPROPHYLAXE DES MILDEN BLUTHOCHDRUCKS

Die vorgeführte Denkweise legt es nahe, die Pharmakoprophylaxe, wie sie für den milden Bluthochdruck notwendig wäre, abzulehnen. Aufgrund der genannten konzeptionellen Probleme taucht auch die Frage auf, ob es sinnvoll ist, Forschungsanstrengungen in diese Richtung zu unternehmen, oder ob sich nicht andere Wege als fruchtbarer erweisen würden.

Zwei Gründe sind jedoch für die Attraktivität der Pharmakoprophylaxe in der Medizin maßgebend. Zum einen scheint dem praktischen Arzt (in seiner momentanen Handlungs- und Denkweise) die Verschreibung eines Medikamentes immer der einfachere und praktikablere Weg (wenn er nur wirksam ist); alle anderen Maßnahmen, die mehr bei der komplexen sozialen Verursachung ansetzen, erscheinen ihm wenig erfolgversprechend und zu zeitaufwendig. Solange man das Problem als individuelles Arzt-Patient-Therapieproblem sieht, wird sich hieran auch kaum etwas ändern lassen. Als Ausweg bietet sich hier an, entweder das Risiko milde Hypertonie nur durch allgemeine Maßnahmen anzugehen (z.B. verändertes Nahrungsangebot, Arbeitsplatzveränderungen) oder das Individuum einzubeziehen, wobei der Arzt jedoch mehr ein Berater als ein Therapeut sein würde. Der zweite Grund für die Anstrengungen in Richtung Pharmakoprophylaxe, vor allem in der Vorbereitung von Behandlungskonzepten im Forschungsbereich, ist rein ökonomischer Natur und beruht auf dem zu erwartenden Umsatz für die entsprechenden Pharmaka. Das präventivmedizinische Konzept einer Pharmakoprophylaxe bei Risikofaktorträgern (z.B. auch gestörte Glukosetoleranz: orale Antidiabetica; Hypercholesterinämie: Clofibrat) eröffnet bei Volkskrankheiten jeweils einen massenhaften Arzneimittelmarkt, wie er bisher nur für Analgetica und Psychopharmaka existierte.

Die bisher durchgeführten epidemiologisch-klinischen Studien zur Effektivität einer Pharmakoprophylaxe im Sinne der Senkung von Morbidität und Mortalität bieten nun leider kein einfaches Entscheidungsinstrument im Sinne einer Ja/Nein-Antwort, um die Pharmakoprophylaxe zu beurteilen. Dies liegt auch an der Tatsache, daß einige der zu Beginn geschilderten komplexen Voraussetzungen wenig durchdacht werden und durch die Studien gar nicht beantwortbar sind. Als Studien, welche zum Problem der Effektivität einer Pharmakoprophylaxe beim milden Bluthochdruck eine Aussage machen, werden meistens folgende genannt:

- VA-Studie (Veterans Administration Cooperative Study Group) (14)
- USPH-Studie (United States Public Health Service) (15)
- Göteborg-Studie (16)
- HDFP-Studie (Hypertension Detection and Follow-up Program) (17)
- Australische Studie zum milden Bluthochdruck (18)
- Oslo-Studie (19).

Lediglich die vier zuletzt genannten beziehen sich jedoch auf Untersuchungen an Populationen von Gesunden, die durch ein bevölkerungsweites Screening als 'milde Hypertoniker' definiert wurden. Die anderen Studien beziehen sich auf Patienten, die wegen Beschwerden und fortgeschrittener Zielorganschäden einen Arzt aufsuchten. Die Studien an stationär behandelten Patienten können aus folgenden Gründen nicht zur Bewertung herangezogen werden:

1. Für den Kliniker, der das Problem milder Bluthochdruck für diejenigen Patienten definiert, welche während eines stationären Aufenthaltes Werte zwischen 90 und 105 mmHg diastolisch haben (dies war die Orientierung der VA-Studie), ergibt sich eine ganz andere Population als für den Praktiker, der durch ein dreimaliges Messen (wie beim Screening) seine milden Hypertoniker ambulant definiert. In der Göteborg-Studie (16) ging man z.B. davon aus, daß Probanden, die während zwei Messungen in einer ambulanten Situation über diastolisch 115 mmHg lagen, in bezug auf den Blutdruck mit den VA-Patienten vergleichbar sind, da diese durch Gewöhnung und Krankenhausaufenthalt weit niedriger lagen.

2. Auch auf eine indirekte Weise läßt sich zeigen, daß die Patienten der klinischen Studien eine ganz andere Population darstellten, so daß sie mit den milden Hypertonikern, für die eine allgemeine Pharmakoprophylaxe empfohlen wird, nicht vergleichbar sind. Die Rate kardiovaskulärer Todesfälle lag in der VA-Studie um das 15fache (1500 %) über der der milden Hypertoniker in der HDFP-Studie und

anderen durch das Screening erfaßten Populationen (20). Dies zeigt, unabhängig von der Kategorie 'aktueller Blutdruck', daß es sich in bezug auf ein umfassendes Verständnis des Krankheitsbildes um ganz andere Personen handelte, so daß die Übertragung der Ergebnisse auf eine lediglich durch Blutdruckwerte charakterisierte Risikopopulation problematisch ist. Dieses Problem berührt die Frage, ob der Blutdruck in diesem Bereich überhaupt ein sinnvolles Kriterium darstellt. PICKERING (21) hat immer wieder betont, daß Therapieentscheidungen beim Bluthochdruck (auch in höheren Bereichen) immer ein umfassenderes Denken unter Einbeziehung anderer Zeichen und Schädigungen benötigen, so daß der Blutdruck als solcher nur in Zusammenhang mit anderen Größen als relevant betrachtet werden kann.

Die für das Problem der Pharmakoprophylaxe bei einer Risikopopulation zu bewertenden vier Studien sollen im folgenden in ihrer Problematik beleuchtet werden. Zunächst ist festzustellen, daß die Probanden in der Studie von BERGLUND (Göteborg-Studie) einen zweimaligen Screening-Wert von diastolisch größer als 115 mmHg zeigen mußten, so daß eigentlich nicht von milden Hypertonikern gesprochen werden kann, auch wenn die Werte während des Verlaufs der Studie natürlich weit niedriger lagen. Da es hier jedoch nicht um die Frage geht, was der Praktiker bei zwei- bis dreimal gemessenen Werten über 115 mmHg diastolisch tun soll, sondern um den Bereich von 90 bis 105 mmHg, ist die Heranziehung dieser Studie nicht gerechtfertigt. Die australische Studie, das HDF-Programm und die Oslo-Studie betrafen dagegen den hier angegebenen Bereich. Die HDFP-Studie und die australische Studie zeigen nach Meinung der Autoren, daß die milde Hypertonie behandelt werden muß. Der ethische Imperativ ist dabei indirekt auch aus der Tatsache abzuleiten, daß die australische Studie aus ethischen Gründen (wegen der erhöhten Mortalitätsraten in der Kontrollgruppe) abgebrochen wurde. Welche Aspekte sprechen nun dafür, mit der Ableitung eines therapeutischen Imperativs vorsichtig umzugehen, obwohl auf der abstrakt-formalen Ebene des Studiendesigns eine signifikante Senkung der Morbidität und Mortalität erreicht wurde?

SIGNIFIKANZ

Ein signifikantes Ergebnis bedeutet insbesondere bei Studien mit hoher Probandenzahl (HDFP: 10.940 Personen) noch nicht, daß der Nutzen der Therapie in einem sinnvollen Verhältnis zu Aufwand und Nebenwirkungen steht (Relevanzkriterium). Dies ist einfach Folge der Tatsache, daß bei hohen Probandenzahlen auch geringste Unterschiede signifikant werden, obwohl diese für die Praxis bedeutungslos sein können. Das Problem tritt besonders in allen präventiven Studien auf, da das Risiko (im Vergleich zu Studien bei Erkrankten) gering ist, so daß hohe Probandenzahlen nötig sind. Die Frage lautet: Für welche Prozent-Reduktion des Blutdrucks oder der Mortalität ist es gerechtfertigt, für ca. 10-20 % der Bevölkerung eine

Dauermedikation nur für einen Risikofaktor zu institutionalisieren? Dies auf dem Hintergrund des Problems Arzneimittelmißbrauch und Arzneimittelseuche in der Bevölkerung im allgemeinen. Die Beantwortung dieser Fragen sollte auch unter Einschluß nicht-ärztlicher Kriterien auf breiterer Ebene erfolgen.

DEFINITION DER RISIKOPOPULATION UND DES BLUTDRUCKNIVEAUS

Aufgrund der Variabilität des milden Bluthochdrucks ergibt sich für jede Studie eine qualitativ andere Selektion von Probanden als Risikopopulation. Jeweils unterschiedliche Screening-Vorgaben (z.B. macht es einen erheblichen Unterschied, ob man vormittags oder nachmittags mißt, ob man das Verschwinden oder das Leiserwerden der Korotkoff-Geräusche bewertet (10 mmHg), ob ein Arzt mißt oder eine Schwester usw.) machen es fast unmöglich, eine Vergleichbarkeit in bezug auf das Blutdruckniveau herzustellen. Da in der australischen Studie lediglich 3 % der Screening-Population sich für die Studie qualifizierten, läßt sich aufgrund der sonst mit 10-20 % angegebenen Prävalenz des milden Bluthochdrucks ableiten, daß es sich hier um eine viel engere Definition des Risikos gehandelt haben muß. In der HDFP-Studie wurden ca. 10 % der durch das Screening erfaßten Population als für die Studie relevant angesehen. Hier ist jedoch zu beachten, daß sich darunter 25 % behandelte Hypertoniker befanden, deren unbehandelter Blutdruckwert nicht bekannt ist, so daß sich auch hier die Risikopopulation in den höheren Blutdruckbereich verschiebt.

HDFP-STUDIE

Die HDFP-Studie beinhaltet sowohl Probanden mit milder als auch mit schwerer Hypertonie. Aus ethischen Gründen konnte daher keine Randomisierung auf Placebos vorgenommen werden, sondern die 'Placebo-Gruppe' wurde der üblichen hausärztlichen Behandlung überlassen, während die Therapiegruppe in speziellen Kliniken über Jahre intensiv betreut wurde. Für die Probanden im milden Bereich (90-105 mmHg diastolisch) ergab sich eine 26 %ige Reduktion an kardiovaskulären Krankheiten. Der Unterschied der Blutdruckwerte zwischen beiden Gruppen betrug 4,4 mmHg (87,8 versus 83,4) am Ende der Studie. Da die HDFP-Studie jedoch nicht als Doppel-Blind-Versuch angelegt war, kann die Reduktion der Mortalität mit gleicher logischer Berechtigung auf andere Ursachen zurückzuführen sein. Dies wird vor allem durch die Tatsache nahegelegt, daß die Reduktion der Mortalität auch für nicht-kardiovaskuläre Todesursachen auftrat (Tab. 1) und zwar in der gleichen Größenordnung.

Die Reduktion der Mortalität läßt sich daher auch mit der Tatsache begründen, daß 1. die Therapiegruppe über Jahre intensiver betreut wurde (mit häufigeren Arztbesuchen, Behandlung von Begleitkrankheiten) und daß sie 2. eine Beratung in bezug auf Rauchen, Übergewicht und Hypercholesterinämie erhielt. Der gemeinsame Effekt dieser Maßnahme läßt eine Reduktion der Mortalität verschiedener Krankheiten plausibel erscheinen (21). Welche Bedeutung der pharmakologischen Beeinflussung des Blutdrucks zukommt, ist jedoch kaum zu beantworten.

Tab. 1: Todesfälle im Vergleich von intensiv behandelter Therapiegruppe zur Vergleichsgruppe (Routinebehandlung) HDFP-Studie (Diastolisch 90-104 mmHg)

TODESURSACHEN	THERAPIE-GRUPPE	VERGLEICHS-GRUPPE	REDUKTION (ohne Signifikanzbetrachtung)
Alle Todesursachen	231	291	21 %
Alle kardiovaskulären Krankheiten	122	165	26 %
Zerebrovaskuläre Krankheiten	17	31	45 %
Myokardinfarkt	30	56	46 %
Andere ischämische Herzkrankheiten	56	51	-
Alle nicht-kardiovaskulären Krankheiten	109	126	13 %
Nierenerkrankungen	7	5	-
Diabetes mellitus	4	8	50 %
Neubildungen	45	57	22 %
Gastrointestinale Krankheiten	9	15	40 %
Respiratorische Erkrankungen	9	10	-
Infektiöse Erkrankungen	4	2	- 50 %
Andere Krankheiten	11	12	-

AUSTRALISCHE STUDIE ZUR MILDEN HYPERTONIE

Dieser doppelt-blind durchgeführte randomisierte Versuch bezog sich lediglich auf Probanden mit Blutdruckwerten unter 110 mmHg diastolisch. In der Therapiegruppe zeigte sich eine 30 %ige Reduktion an kardiovaskulären Ereignissen. Zieht man zur Beurteilung nicht nur die Blutdruckwerte zu Beginn der Studie, sondern diejenigen während des Beobachtungszeitraums zur Beurteilung heran, so zeigt sich folgendes: Lediglich für Probanden, deren Werte während des gesamten Zeitraums über 100 mmHg lagen, findet sich eine höhere Mortalität in der Placebogruppe. 80 % der Probanden mit Werten von 90-110 mmHg in der Placebogruppe zu Beginn der Studie lagen am Ende aber unter 100 mmHg. Dies kann so interpretiert werden, daß Probanden, deren Blutdruck ohne Medikation langfristig unter 100 mmHg diastolisch bleibt, nicht zu therapieren sind (23, 24).

OSLO-STUDIE

Die Oslo-Studie beinhaltet eine randomisierte Studie (doppelt-blind) bei Männern unter 50 Jahren mit diastolischen Werten unter 110 mmHg. Für die Gruppe unter 100 mmHg diastolisch zu Beginn der Studie zeigte sich keine Differenz in den krankheitsrelevanten Ereignissen zwischen Therapie- und Kontrollgruppe. In der Gruppe über 100 mmHg dagegen war die Inzidenz an kardiovaskulären Ereignissen signifikant gegenüber der Kontrollgruppe reduziert.

KAPLAN (23), der die angeführte Bewertung vornahm, schließt aus den drei Studien:

1. Diejenigen Probanden ohne klinische kardiovaskuläre Krankheit, deren diastolischer Wert niedriger als 110 mmHg liegt und bei mehrmaligen Messungen unter 100 mmHg sinkt, sollten nicht pharmakologisch behandelt werden.
2. Im Bereich von 90-100 mmHg soll durch halbjährliche Messungen beobachtet werden, ob eine Progression stattfindet.
3. Die milde Hypertonie sollte durch Gewichtsreduktion, Salzreduktion und individuell angepaßte Beratung angegangen werden.

Die Intervention mit Pharmaka muß sich auf die Personen mit sehr hohem Risiko beschränken, wobei dies im Risikofaktorenmodell impliziert, daß sie nicht massenwirksam sein kann, um die Krankheit zurückzudrängen. ROSE (7) hat auf diese Situation im allgemeinen hingewiesen und festgestellt, daß wir keine präventive Langzeitmedikation akzeptieren können, denn wenn man das Risikofaktorenmodell zugrunde legt, bedeutet dies immer in bezug auf eine massenrelevante Strategie eine Intervention für ca. 20 % und mehr der Bevölkerung, die mit Medikamenten aus Gründen der Sicherheit und aufgrund der anderen genannten Argumente nicht möglich ist. Wir sind für diese primärpräventive Strategie auf allgemein akzeptablere Methoden angewiesen (25, 26).

LITERATUR

(1) KEYS, A.: Coronary heart disease - the global picture. Atherosclerosis 22: 149-192 (1977)

(2) z.B.: HELD, E., B. SCHERER und P.C. WEBER: Grenzwerthypertonie - Maximale Diagnostik und Therapie? Internist 20: 102-108 (1979)

oder: ZÖLLNER, N.: Cholesterinspiegelsenkung - warum und womit? Deutsch. Ärztebl. 76: 199-206 (1979)

(3) THE POOLING PROJECT RESEARCH GROUP: Final report of the Pooling-Project. J. Chronic Dis. 31: 201-306 (1978)

(4) HYPERTENSION DETECTION AND FOLLOW-UP PROGRAM COOPERATIVE GROUP: Mild hypertensives in the Hypertension Detection and Follow-up Program. In: MITCHELL, P.H. und McFATE SMITH, W. (Hg.): Mild hypertension: To treat or not to treat, S. 254-267. New York (N.Y. Acad. Sci.), 1978.

(5) KOTTKE, T. et al.: The relationship of symptoms to blood pressure in a population sample. Int. J. Epidemiol. 8: 355-370 (1979)

(6) HYPERTENSION DETECTION AND FOLLOW-UP PROGRAM COOPERATIVE GROUP: The Hypertension Detection and Follow-up Program. A progress report. Circ. Res. 40 (Suppl. I): 106-109 (1977)

(7) ROSE, G.: Strategy of prevention: Lessons from cardiovascular disease. Br. Med. J. 282: 1847-1851 (1981)

(8) GROUSE, L.D.: Swine flu sequelae. JAMA 243: 2489 (1980)

(9) ANDERSSON, O.: Management of hypertension. Acta Med. Scand. Suppl. 617: 1-62 (1977)

(10) HANSSON, L. und M. HENNING: Negative consequences of blood pressure reduction. Acta Med. Scand. Suppl. 628: 1-100 (1978)

(11) YOUMANS, G.P.: Tuberculosis. Philadelphia (Saunders), 1979.

(12) BERGER, M.: Sulfonylharnstoffe in der Diabetestherapie 1981. Dtsch. Med. Wochenschr. 106: 1443-1445 (1981)

(13) TUCK, M.: The effect of weight reduction on blood pressure, plasma renine activity and plasma aldosterone levels in obese patients. N. Engl. J. Med. 304: 930-933 (1981)

(14) VETERANS ADMINISTRATION COOPERATIVE STUDY GROUP ON HYPERTENSIVE AGENTS: Effect of treatment on morbidity in hypertension: II. Results in patients with diastolic blood pressure averaging 90 through 114 mmHg. JAMA 213: 1143-1152 (1970)

(15) McFATE SMITH, W.: Mild essential hypertension: Benefit of treatment. In: MITCHELL, P.H. und McFATE SMITH, W.: Mild hypertension ..., a.a.O., S. 74-81.

(16) BERGLUND, G., R. SANNERSTEDT und O. ANDERSSON: Coronary heart disease after treatment of hypertension. Lancet 1: 1-6 (1978)

(17) HYPERTENSION DETECTION AND FOLLOW-UP PROGRAM COOPERATIVE GROUP: Five year findings of the Hypertension Detection and Follow-up Program I. Reduction in mortality of persons with high blood pressure, including mild hypertension. JAMA 242: 2562-2571 (1979)

(18) THE MANAGEMENT COMITTEE: The Australian therapeutic trial in mild hypertension. Lancet 1: 1261-1267 (1980)

(19) HELGELAND, A.: Treatment of mild hypertension: A five year controlled drug trial: The Oslo Study. Am. J. Med. 69: 725-732 (1980)

(20) HOLZGREVE, H.: Blutdruckmessung vor antihypertensiver Therapie. MMW 123: 501-502 (1981)

(21) PICKERING, G.: Hypertension in general practice. J. R. Soc. Med. 78: 885-889 (1978)

(22) AAGARD, G.N.: Hypertension Detection and Follow-up Program: An alternative interpretation. Am. Heart J. 102: 300-301 (1981)

(23) KAPLAN, N.: Whom to treat: The dilemma of mild hypertension. Am. Heart J. 102: 867-870 (1981)

(24) MIALL, W.E. und W.S. PEART: MRC treatment trial for mild hypertension. Leserbrief. Br. Med. J. 281: 48 (1979)

(25) BORGERS, D.: Milder Bluthochdruck: Pharmakoprophylaxe oder Primärprävention. MMW 121: 1407-1410 (1979)

(26) BORGERS, D.: Primärprävention von Volkskrankheiten: Biotechnischer Eingriff und soziale Prävention am Beispiel von Tuberkulose, Karies und Hypertonie. Argumente für eine Soziale Medizin, Bd. 9, S. 27-52. Berlin (Argument-Verlag), 1981.

STELLENWERT DES CHOLESTERINS IM RISIKOFAKTORENKONZEPT

Hans-Ulrich Melchert

Wie im kürzlich veröffentlichten Bericht des Instituts für Sozialmedizin und Epidemiologie des Bundesgesundheitsamts zur 'Rolle der Nahrungsfette und der Blutlipide in der multifaktoriellen Genese und in der Prävention kardiovaskulärer Krankheiten' festgestellt wird, gibt es keine grundlegenden Zweifel an dem Teil der Lipid- bzw. Cholesterinhypothese, der den deutlichen statistischen Zusammenhang zwischen hohen Serum-Cholesterinspiegeln und kardiovaskulärer Mortalität und Morbidität betrifft (1). Dies gilt in ähnlicher Weise für die in den letzten Jahren immer deutlicher gewordenen Zusammenhänge zwischen den einzelnen Lipoproteinen niedriger bzw. hoher Dichte. Eine Vielzahl von Studien aus den verschiedensten Bereichen der pathophysiologischen Forschung konnte diese Zusammenhänge belegen. Weiterhin ist weitgehend unstrittig, daß dem Fettanteil der Nahrung bei der Beeinflussung der Lipide oder besser der Lipoproteine des Serums ein hoher Stellenwert zukommt. Das heißt jedoch nicht, daß Kohlenhydrate und Proteine ohne Einfluß seien.

Zweifel und Kritik an der Lipidhypothese sind jedoch da geäußert worden, wo es um die präventiven oder interventiven Maßnahmen geht, die durch eine Reduktion der Serumcholesterinspiegel eine Verringerung der Inzidenz der Mortalität oder Morbidität an Herz-Kreislaufkrankheiten erreichen sollen. Ebenso wie bei der Hypertonie und bei der Adipositas stellt sich auch bei der Hypercholesterinämie im Rahmen der Lipidhypothese die Frage nach den Grenzwerten, die eine diätetische Beratung oder präventive medikamentöse Behandlung nötig erscheinen lassen. In diesem Zusammenhang sollen die weiteren Ausführungen speziell auf die alimentär bedingten Hyperlipoproteinämieformen beschränkt bleiben. Den eindeutig genetisch bedingten Hyperlipoproteinämien (z.B. der Bürger-Grütz-Krankheit, broad-β-disease u.a.) kommt volksgesundheitlich keine Bedeutung zu. Zur Beeinflussung alimentär bedingter Hyperlipoproteinämien sind bisher verschiedene Ernährungsempfehlungen oder auch medikamentöse Behandlungsformen herangezogen worden. Nicht zuletzt der Ausgang einiger Arzneimittelstudien und auch die bisher relativ bescheidenen Erfolge von Ernährungsstudien haben die Kritik am Cholesterin-Teil der Lipidhypothese wachsen lassen. Auch die Untersuchungen, die eine Korrelation zwischen Krebserkrankungen und niedrigen Cholesterinwerten erkennen lassen, haben zum Nachdenken über generelle Cholesterinsenkungsmaßnahmen beigetragen (2).

Aus den noch laufenden Studien, z.B. der LRC-Studie und dem MRFIT-Projekt in den USA (3), sind zu einigen dieser Fragen in nächster Zeit klärende Forschungsergebnisse zu erwarten. Ein weiterer Gesichtspunkt bei Betrachtungen des Stellenwertes des Cholesterins im Risikofaktorenkonzept sind die Erkenntnisse zur unterschiedlichen physiologischen Bedeutung der HDL, LDL und anderer Lipoproteine. Wenn auch der Serumspiegel des atherogenen LDL deutlich mit der Höhe des Gesamtcholesterins einhergeht, werden doch zu Recht in verstärktem Maße Interventions- und Behandlungskonzepte daran gemessen werden, welchen Einfluß sie auf die Höhe des Spiegels an evtl. antiatherogenem HDL bzw. HDL_2 haben. Wenn also nach wie vor dem Gesamtcholesterinwert ein Stellenwert als Risikofaktor oder -indikator nicht abzusprechen ist, mehren sich doch die Untersuchungen, die Verhältniszahlen wie z.B. HDL-Cholesterin zu Gesamtcholesterin oder anderen Quotienten den statistisch größeren Stellenwert als diskriminierender Größe zugestehen. Einen wesentlichen Beitrag zu dieser Betrachtungsweise haben Studien geliefert, die durch angiographische Untersuchungen eine Bevorzugung des HDL-Cholesterins oder des Verhältnisses HDL-Cholesterin zu Gesamtcholesterin belegen, indem sie zeigen konnten, daß Patienten mit den schwerwiegendsten Gefäßobstruktionen auch die niedrigsten Werte für diese Verhältniszahlen aufwiesen (4). Es wird daher mit großer Wahrscheinlichkeit auch für künftige präventive Maßnahmen die Frage beantwortet werden müssen, welche Auswirkungen sie auf das Verhältnis der Lipoproteine untereinander haben. Eine Cholesterinsenkung, die im wesentlichen zu einer Verringerung der entsprechenden Apoproteine und damit zu einer Verringerung des Verhältnisses HDL-Cholesterin zu Gesamtcholesterin führt, wäre danach weniger wünschenswert als eine Maßnahme, die den Cholesterinspiegel bevorzugt hinsichtlich des LDL-Cholesterinanteils reduziert. Ob der derzeitige Optimismus sowohl hinsichtlich der unterschiedlichen diagnostischen Qualität der Lipoproteinfraktionen als auch ihrer diätetischen Manipulierbarkeit Bestand hat, werden weitere Arbeiten zeigen müssen. Zweifel in dieser Richtung werden schon von verschiedenen Seiten geäußert, und eine Tendenz zu zurückhaltender Beurteilung ist erkennbar (5).

Für die praktische Prävention ist dabei von besonderer Bedeutung, daß in einer Reihe von Untersuchungen inzwischen gezeigt werden konnte, daß eine deutlich ausgeprägte Adipositas durchaus mit geringeren HDL-Werten und mit einem höheren kardiovaskulären Risiko einhergehen kann (6). Weiterhin zeigen einige neuere Publikationen, daß die Steigerung der körperlichen Aktivität einen positiven Einfluß auf den HDL-Cholesterinspiegel haben kann (7). Arbeiten von SEDGWICK (8) und SUTHERLAND (9) zeigen jedoch, daß auch auf diesem Gebiet zur Zeit noch keine allgemein akzeptierbaren Erkenntnisse vorliegen.

Von besonderer Bedeutung bei diesen beiden möglichen präventiven oder interventiven Maßnahmen - gesteigerte körperliche Aktivität sowie Verringerung der Adipositas - ist weiterhin die Tatsache, daß hohe Triglyceridspiegel, die in einigen Studien auch als Risikofaktoren oder -indikatoren gefunden wurden (10), ebenfalls gesenkt werden können. Als eine der zur Zeit risikoärmsten Maßnahmen zur Verringerung des Cholesterinspiegels ist in vielen Fällen die Verminderung des Fettanteils der Nahrung auf ca. 30 % der Gesamtenergiezufuhr zu sehen sowie eine Energieaufnahme, die im

Einklang mit der körperlichen Aktivität steht. Insgesamt muß aber gesagt werden, daß das gesicherte epidemiologische Wissen über die diätetische Beeinflußbarkeit einzelner Serum-Lipoproteinfraktionen noch recht gering ist.

Die Zuverlässigkeit der Aussagen, welche die pathophysiologischen Forschungen in bezug auf die Lipoproteine betreffen, kann selbstverständlich nicht besser sein als die Zuverlässigkeit der zur Bestimmung der Lipoproteine oder Lipoproteinkomponenten herangezogenen Verfahren. Diese leiden zum Teil auch heute noch unter geringer Präzision und schlecht definierter Spezifität und Richtigkeit. Dazu sollen an dieser Stelle folgende Sätze aus einer jüngst erschiedenen Arbeit von WIELAND und SEIDEL (11) zitiert werden: "Es ist anzunehmen, daß ein exakter HDL-Cholesterinwert ein weiteres nützliches Steinchen im Puzzle der Risikofaktoren sein kann. Keinesfalls darf er aber als Einzelwert zur Entscheidungsfindung bezüglich Diagnose, Prognose und Therapie der koronaren Herzkrankheit propagiert werden, dazu ist seine Relevanz viel zu gering, und er muß im Zusammenhang mit LDL- und Gesamtcholesterin und unter Umständen auch Gesamttriglyceriden interpretiert werden." MORDASINI, RIESEN und OSTER (12) äußern sich in einer jüngsten Publikation noch ähnlich zurückhaltend mit folgenden Worten: "Viele offene Fragen pathophysiologischer und methodischer Art zwingen bei der Beurteilung der HDL zur Zurückhaltung. Ihre Messung durch die Bestimmung des Cholesteringehalts ist zwar technisch relativ einfach, jedoch nicht sehr genau und zudem theoretisch nicht unproblematisch. Die Messung des HDL-Cholesterins ist deshalb nur bei Cholesterinwerten im Grenzbereich (240-300 mg/dl) vor dem Entscheid für oder gegen eine diätetische und medikamentöse lipidsenkende Behandlung sinnvoll und angezeigt."

Die Cholesterinhypothese stützt sich unter anderem auf tierexperimentelle Arbeiten. Besonders in der Anfangszeit der Atheroskleroseforschung wurden Fütterungsversuche mit verschiedenen Tierspezies vorgenommen, bei denen dem Futter relativ hohe Mengen kristallinen Cholesterins (USP-grade Cholesterol) beigemengt wurden. So konnten zu Studienzwecken atherosklerose-ähnliche Gefäß-Veränderungen erzeugt werden. Aus diesen und ähnlichen Untersuchungen wurde die Forderung abgeleitet, den Cholesterinanteil der Nahrung zu begrenzen, um eine Erhöhung der Serumcholesterinspiegel zu verhindern. Seit den Arbeiten von KEYS, HEGSTED und anderen Gruppen (13) ist jedoch bekannt, daß besonders der starke Konsum von Fetten mit speziellen gesättigten Fettsäuren, wie sie sowohl in tierischen als auch in pflanzlichen Fetten vorkommen, an einer Erhöhung des Cholesterinspiegels einen wesentlichen Anteil haben.

Ungesättigte Fettsäuren wie Ölsäure oder Palmitoleinsäure, die ebenfalls in tierischen und pflanzlichen Fetten vorliegen können, haben danach keinen nennenswerten Einfluß auf die Höhe des Cholesterinspiegels. Der Beitrag des Nahrungscholesterins ist durch ein additives Glied in der KEYS'schen Formel beschrieben und ist dadurch, daß dieses über die Quadratwurzel eingeht, in der Regel von nachrangiger Bedeutung. Arbeiten, die von weitreichenden Konsequenzen für die verschiedensten Modelle der experimentellen Atheroskleroseforschung sein dürften, erschienen 1976 und 1980 von IMAI u.a. (14). Darin wird gezeigt, daß das für Fütterungsversuche früher meist verwendete USP-grade Cholesterin angiotoxische Autoxidationsprodukte enthält. Die dort und später auch von TAYLOR u.a. (15) isolierten Substanzen wie z.B. 25-Hydroxycholesterin und Cholestantriol erwiesen sich als extrem cytotoxisch. Fütterungsversuche mit einem durch Bildung des Dibromids und Freisetzung aus demselben gereinigten Cholesterin zeigten dagegen keine angiotoxischen und atherogenen Wirkungen. TAYLOR und seine Mitarbeiter ziehen aus ihren Versuchen den Schluß, daß nahezu alle bisher zur Induktion der Atherosklerose durchgeführten Tierversuche neu überdacht werden müssen, da die Anwesenheit dieser extrem wirksamen Cholesterinautoxidationsprodukte in den meisten Fällen, bei denen Cholesterin verfüttert wurde, nicht ausgeschlossen werden kann. Weiterhin wird empfohlen, Lebensmittel, die Cholesterin enthalten, so zu verarbeiten bzw. so zu lagern, daß die Bildung von Cholesterinautoxidationsprodukten vermieden wird. Zu ähnlichen Aussagen kommen auch PENG u.a. (16) sowie ADAMS (17). Untersuchungen zum Vorkommen von Cholesterinautoxidationsprodukten in eihaltigen Lebensmitteln wurden bereits 1963 von ACKER und GREVE (18) durchgeführt. Damals waren von den vielen offensichtlich vorhandenen Reaktionsprodukten nach der Photooxidation von Eierteigwaren Cholesterinhydroperoxide sowie Hydroxycholesterine nachgewiesen worden. Über die möglichen angiotoxischen Eigenschaften dieser Verbindungen war damals jedoch noch nichts bekannt. Wieweit die Forschung in der nächsten Zeit Erkenntnisse beschert, die nicht dem Cholesterin selbst, sondern speziellen Cholesterinoxidationsprodukten den Charakter eines 'pathogenen Agens' zusprechen, werden weitere Arbeiten noch zeigen müssen.

Abschließen möchte ich mit einem Zitat aus einer Arbeit von RIFKIND, GOOR und LEVY (19): "In summary the benefit of cholesterol lowering has not yet been conclusively proven in man. Benefit remains however, strongly presumptive based on epidemiological studies."

LITERATUR

(1) MELCHERT, H.-U. und H. HOFFMEISTER: Rolle der Nahrungsfette und der Blutlipide in der multifaktoriellen Genese und in der Prävention kardiovaskulärer Krankheiten. Berichte des Instituts für Sozialmedizin und Epidemiologie des Bundesgesundheitsamts, Nr. 5/1981. Berlin (Reimer), 1981.

(2) CAMBIEN, F., P. DUCIMETIERE und J. RICHARD: Total serum cholesterol and cancer mortality in a middle-aged male population. Am. J. Epidemiol. 112: 388-394 (1980)

ROSE, G. und M.J. SHIPLEY: Plasma lipids and mortality: a source of error. Lancet 1: 523-526 (1980)

WILLIAMS, R.R. et al.: Cancer incidence by levels of cholesterol. JAMA 245: 247-252 (1981)

PETERSON,B., E. TRELL und N.H. STERNBY: Low cholesterol level as risk factor for noncoronary death in middle-aged men. JAMA 245: 2056-2057 (1981)

YAARI, S. et al.: Associations of serum high density lipoprotein and total cholesterol with total, cardiovascular, and cancer mortality in a 7-year prospective study of 10 000 men. Lancet 1: 1011-1015 (1981)

....: Data sought on low cholesterol and cancer. Science 211: 1410-1411 (1981)

....: Cholesterol and noncardiovascular mortality. JAMA 244: 25 (1980)

(3) BLACKBURN, H.: Diet and mass hyperlipidemia: A public health view. In: LEVY, R., B. RIFKIND und N. ERNST (Hg.): Nutrition and coronary heart disease. New York (Raven Press), 1979.

(4) NAITO, H.K. et al.: HDL-cholesterol concentration and severity of coronary atherosclerosis determined by cine-angiography. Artery 8: 101-112 (1980)

MILNE, J.R. et al.: High-density lipoprotein and other risk factors for coronary artery disease assessed by angiography. Br. Med. J. 282: 1274 (1981)

MILLER, N.E. et al.: Relation of angiographically defined coronary artery disease to plasma lipoprotein subfractions and apolipoproteins. Br. Med. J. 282: 1741-1744 (1981)

HOLMES, D.R. et al.: Association of risk factor variables and coronary artery disease documented with angiography. Circulation 63: 293-299 (1981)

(5) KRAMER, J.R. et al.: Progression of coronary atherosclerosis. Circulation 63: 519-526 (1981)

KEYS, A.: Alpha lipoprotein (HDL) cholesterol in the serum and the risk of coronary heart disease and death. Lancet 1: 603-606 (1980)

OSTER, P. et al.: Diet and high density lipoproteins. Lipids 16: 93-97 (1981)

(6) NOPPA, H. et al.: Obesity in relation to morbidity and mortality from cardiovascular disease. Am. J. Epidemiol. 111: 682-692 (1980)

DRENICK, E.J. et al.: Excessive mortality and causes of death in morbidly obese men. JAMA 243: 443-445 (1980)

ALBRINK, M.J. et al.: Intercorrelations among plasma high density lipoprotein, obesity and triglycerides in a normal population. Lipids 14: 668-676 (1980)

BERCHTOLD, P. et al.: Cardiovascular risk factors and HDL-cholesterol levels in obesity. Int. J. Obes. 5: 1-10 (1981)

(7) VODAK, P.A. et al.: HDL-cholesterol and other plasma lipid and lipoprotein concentrations in middle-aged male and female tennis players. Metabolism 29: 745-752 (1980)

HARTUNG, G.H., W.G. SQUIRES und A.M. GOTTO: Effect of exercise training on plasma high-density lipoprotein cholesterol in coronary disease patients. Am. Heart J. 101: 181-184 (1981)

(8) SEDGWICK, A.W. et al.: Long-term effects of physical training programme on risk factors for coronary heart disease in otherwise sedentary men. Br. Med. J. 281: 7-10 (1980)

(9) SUTHERLAND, W.H.F. et al.: Decreased and continued physical activity and plasma lipoprotein lipids in previously trained men. Atherosclerosis 39: 307-311 (1981)

(10) CARLSON, L.A. und L.E. BÖTTIGER: Serum triglycerides, To Be Or Not To Be a risk factor for ischaemic heart disease? Atherosclerosis 39: 287-291 (1981)

(11) WIELAND, H. und D. SEIDEL: Wie sinnvoll ist die HDL-Cholesterinbestimmung? Ärztl. Lab. 27: 141-154 (1981)

(12) MORDASINI, R., W. RIESEN und P. OSTER: HDL - die Unbekannte mit dem großen Gewicht. Schweiz. Med. Wochenschr. 111: 309-314 (1981)

(13) GRANDE, F., J.T. ANDERSON und A. KEYS: Diets of different fatty acid composition producing identical serum cholesterol levels in man. Am. J. Clin. Nutr. 25: 53-60 (1972)

HEGSTED, D.M. et al.: Quantitative effects of dietary fat on serum cholesterol in man. Am. J. Clin. Nutr. 17: 281-295 (1965)

(14) IMAI, H. et al.: Angiotoxicity and arteriosclerosis due to contaminants of USP grade cholesterol. Arch. Pathol. Lab. Med. 100: 565-572 (1976)

IMAI, H. et al.: Angiotoxicity of oxygenated sterols and possible precursors. Science 207: 651-653 (1980)

(15) TAYLOR, C.B. et al.: Spontaneously occurring angiotoxic derivatives of cholesterol. Am. J. Clin. Nutr. 32: 40-57 (1979)

(16) PENG, S.-K., et al.: Cytotoxicity of oxidation derivatives of cholesterol on cultured aortic smooth muscle cells and their effect on cholesterol biosynthesis. Am. J. Clin. Nutr. 32: 1033-1042 (1979)

(17) ADAMS, C.W.M.: Tissue reaction to oxidized cholesterol. Abstract No. 427 of Oral Presentation at the V. International Symposium on Atherosclerosis, Houston, Tx., USA (1979)

(18) ACKER, L. und GREVE, H.: Über die Photooxydation des Cholesterins in eihaltigen Lebensmitteln. Fette Seifen Anstrichmittel 65: 1009-1012 (1963)

(19) RIFKIND, B.M., R.S. GOOR und R. I. LEVY: Current status of the role of dietary treatment in the prevention and management of coronary heart disease. Med. Clin. North Am. 63: 911-925 (1979)

ZUR EPIDEMIOLOGIE DES RELATIVEN KÖRPERGEWICHTES

Konrad W. Tietze

Bei der Entwicklung des Risikofaktorenkonzeptes gehört das relative Körpergewicht ebenso wie die Höhe des Blutdrucks und der Blutspiegel des Cholesterins zu den meistbeachteten Merkmalen. Körpergewicht in seinen extremen Ausprägungen (als 'wohlbeleibt' oder 'spindeldürr' ist es im Volk Alltagserfahrung) hat seinen Niederschlag in vielen kulturgeschichtlichen Dokumenten gefunden. Darin wird der Bezug zur Gesundheit wechselnd dargestellt. Wohlgenährt bedeutet Wohlstand und Zufriedenheit, Leute mit einem hohlen Blick denken zu viel und sind gefährlich (1). Andererseits bringt uns Übergewicht und Völlerei dem Grabe näher (2). Bei einer sozial-historischen Untersuchung würde sich die Frage erheben: Wer ist dick und was wird durch Dicksein zum Ausdruck gebracht? Auch in der gegenwärtigen Diskussion des Risikofaktorkonzeptes sollte daran gedacht werden, wie sehr Körpergewicht durch kulturelle Bewertung eine Bedeutung erhält, die nur mit einem erweiterten Gesundheitsbegriff erfaßt werden kann.

DER INDEX FÜR DAS RELATIVE KÖRPERGEWICHT

Soll der eigene Eindruck und die Einschätzung vom Körpergewicht des Patienten durch ein unabhängiges Maß ergänzt oder ersetzt werden, so wird das Verhältnis von Körpergewicht zur Körpergröße auf ganz unterschiedliche Weise zu einem Index verarbeitet. Die Diskussion zum Index des relativen Körpergewichtes hat Tradition. Merkwürdigerweise wird im deutschsprachigen Raum das nach Paul BROCA (1824-1880) genannte Verfahren 'cm über 100 der Körpergröße = zulässiges Körpergewicht in kg' bevorzugt, obwohl dieser Index mit einem großen Fehler behaftet ist. Damit gelten nämlich kleinwüchsige eher als übergewichtig als großwüchsige Personen. Eine solche ungleiche Bewertung verstärkt sich, wenn man etwa eine obere Grenze 'Broca + 20 %' angibt (3). Besser ist es, das Körpergewicht (in g oder kg) durch die Körpergröße (in cm oder m) oder durch das Quadrat der Körpergröße zu teilen und diesen Quotienten als Index zu verwenden.

$$\text{BMI (body mass index)} = \frac{\text{Körpergewicht in g}}{(\text{Körpergröße in cm})^2}$$

QUETELET (4) hat 1870 dieses Verfahren angegeben, und KAUP (5) hat es 1930 nochmals vorgebracht. Im Zusammenhang mit der Auswertung der Framingham-Studie hat KEYS (6) und später explizit FLOREY (7) auf das dahinterstehende Prinzip der Unabhängigkeit des Index von der Körpergröße hingewiesen. Diese Unabhängigkeit des Index von der Körpergröße ist aber offenbar nicht in jeder Bevölkerung mit demselben Index zu erreichen. Auch Untergruppen von Bevölkerungen - Männer, Frauen, Jugendliche, ältere Leute - verlangen verschiedene Approximationen (8).

Wir sind - wie andere - der Meinung, daß für die jeweils untersuchte Bevölkerung die Unabhängigkeit des Körpergewichtsindex von der Körpergröße durch die Formel hergestellt werden sollte. Für die Zukunft würde dies jedoch einen Verzicht auf die Vergleichbarkeit bedeuten. Dieser Verzicht könnte durchaus notwendig und möglich sein, wenn die Vergleichbarkeit in diesem Bereich über andere Indikatoren erfolgt, etwa durch einen Indikator des Verhältnisses von Körpergewicht und Gesundheit. U.E. muß die Diskussion zum Index des relativen Körpergewichtes bei diesem Stand als abgeschlossen betrachtet werden, weil mit der beanspruchten Genauigkeit des Indikators keineswegs ein genaueres Bild dessen entsteht, was er wiedergeben soll. In dieser Hinsicht bedeutet die Messung des Fettgewebes (9) als eine anthropometrische Untersuchung zwar eine wertvolle Ergänzung, jedoch keine eigentliche Verbesserung des Index.

WAS IST NORMAL?

Überlegungen zur Frage dessen, was normal beim Körpergewicht ist, bringen uns dem Problem der Relevanz des Körpergewichtes als Risikofaktor näher. HEALY (10) unterscheidet zwei Bedeutungen des Begriffes 'normal'. Zum einen ist damit eine Art angestrebter Idealzustand gemeint, der möglicherweise überhaupt nicht erreicht werden kann. Zum anderen wird damit bezeichnet, was 'gemeinhin vorkommt'. Für den Epidemiologen hat neben der ersten diese zweite Interpretation einen realistischen Hintergrund in bezug auf Körpergewicht:

- Bei einer körperlich hart arbeitenden Untersuchungsperson wird ein erhöhtes Körpergewicht als normal betrachtet, während im Zusammenhang mit einer sitzenden Tätigkeit der gleiche Befund als nicht normal gilt (zu den Unterschieden vgl. 11).

- Risikofaktoren wie Rauchen und chronischer Alkoholismus führen zur Verminderung des Körpergewichtes. In Anbetracht dieser Feststellung muß man zugeben, daß niedriges Körpergewicht nicht immer eine zufriedenstellende Gesundheit bedeutet (12).

- In einer Bevölkerung, die unter schlechten Ernährungsverhältnissen zu leiden hat, ist ein hohes relatives Körpergewicht eher mit guten Gesundheitsverhältnissen verbunden. Dieselbe Beobachtung spiegelt in einer Bevölkerung, die im Überfluß lebt, eher für die Gesundheit ungünstige Bedingungen wider.

Durch Differenzierung nach einigen epidemiologischen Grundvariablen, nämlich 'Geschlecht', 'Alter zum Untersuchungszeitpunkt', 'Untersuchungsort' und 'Untersuchungszeitpunkt' soll wechselnde Normalität beim Körpergewicht erläutert werden.

Körpergewicht ist an den Alterungsprozeß durch unterschiedliche Verteilungsmuster bei Männern und Frauen gebunden. In unseren eigenen Daten fanden wir einen ansteigenden Mittelwert des relativen Körpergewichtes bei Männern bis zum Alter von 40 Jahren. Dieser Anstieg der Mittelwerte zwischen den Altersgruppen ist an den stärkeren Linien der Abbildung 1 zu erkennen. Er ist steiler als bei Frauen, bei denen der höchste Mittelwert in einer höheren Altersgruppe gefunden wird (Abb. 2). Im letzten Lebensabschnitt bilden bei beiden Geschlechtern die Mittelwerte des relativen Körpergewichtes in allen Altersgruppen ein Plateau. Dessen Höhe hängt offenbar vom Ernährungszustand der gesamten Population ab (13). Zu diesem Schluß kann man kommen, wenn man die eigenen Daten mit Ergebnissen aus Studien vergleicht, die während des letzten Weltkrieges in Großbritannien und nach dem Krieg in der Bundesrepublik durchgeführt worden sind. Wir haben die Ergebnisse von fünf Studien in den Abbildungen und in gleicher Weise in der Tabelle aufgeführt. Die charakteristische Kurvenform findet sich übrigens als Ergebnis von Bestimmungen des Fettgewebsanteiles wieder (14).

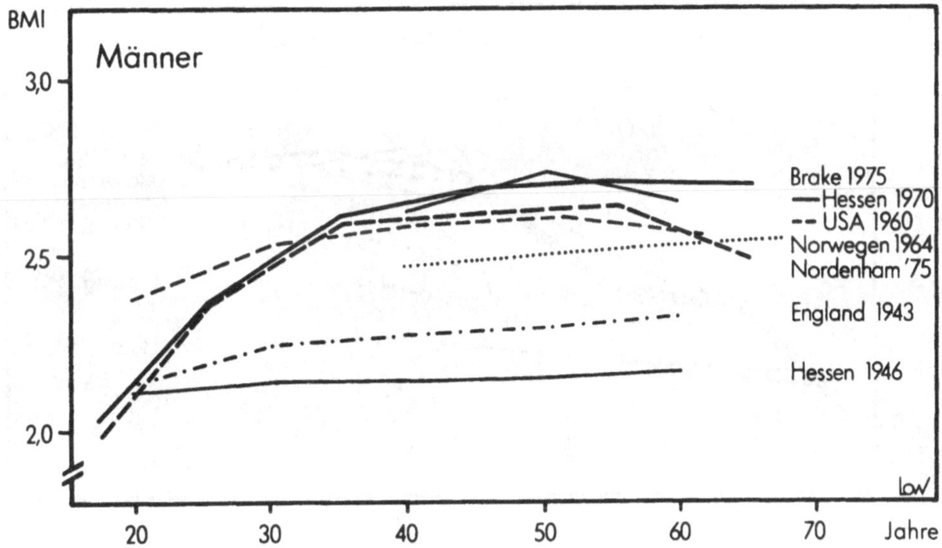

Abb. 1: Mittlere relative Körpergewichte nach dem Quetelet-Index (BMI = body mass index) für Männer verschiedener Altersklassen

Tab. 1: Datenumfänge und Literaturhinweise zu den Abbildungen 1 und 2

ORT	ZEIT	MÄNNER n	FRAUEN n	QUELLEN
Hessen	1946-48	26 150	16 772	28
England	1943	27 500	33 500	29
USA	1960-62	3 500	3 500	30
Norwegen	1964	8 638	10 331	31
Hessen	1970-73	5 771	5 129	32
Nordenham	1975/76	913	1 138	21
Brake	1975/76	913	974	21

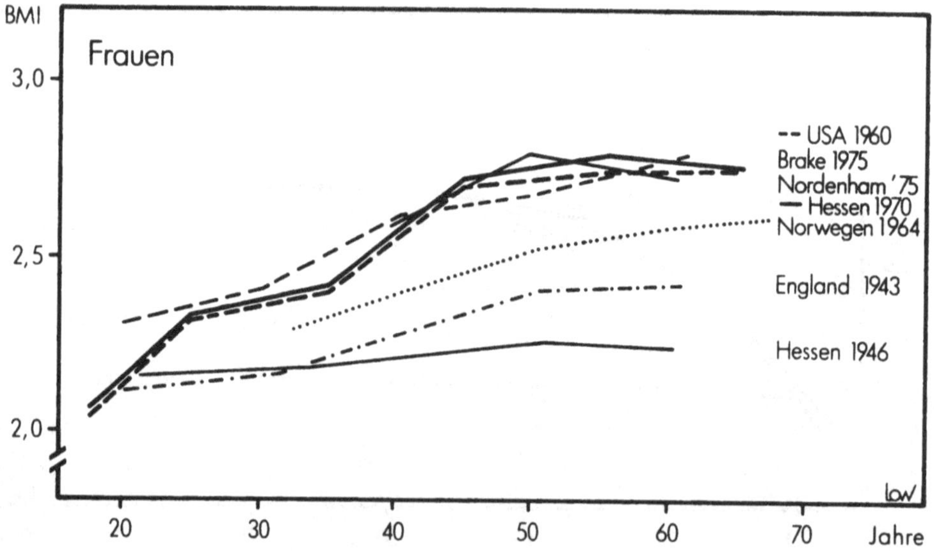

Abb. 2: Mittlere relative Körpergewichte nach dem Quetelet-Index (BMI = body mass index) für Frauen verschiedener Altersklassen

KOHORTENEFFEKTE

Eine bestimmte Ausformung von Normalität kann auch nur für eine Altersgruppe, eine Generation, eine Kohorte gelten. Das endgültige mittlere Körpergewicht ('attained weight') einer Alterskohorte ist das Abbild einer gemeinsamen Biographie der ganzen Gruppe, möglicherweise mit Zeiten des Mangels und des Überflusses, die sich unterschiedlich in den verschiedenen Sozialschichten niedergeschlagen haben können. Kohorteneffekte können demnach so komplex sein, daß im Zusammenhang mit Körpergewicht z.B. eine niedrige Sozialstufe im höheren Alter eine andere Bedeutung für die Gesundheit hat als im jüngeren Alter. In diesem Rahmen ist auch der am häufigsten bei anthropometrischen Untersuchungen genannte Kohorteneffekt zu berücksichtigen, nämlich die säkulare Entwicklung der Menschen zu größerer Körperlänge (Akzeleration). In unseren eigenen Daten konnten wir einen Unterschied von 2 cm der mittleren Körperlänge in der Alterskohorte von 1910 und in der von 1960 feststellen. MÖHR gibt für den Unterschied zwischen der Alterskohorte von 1910 und der von 1946 8 cm an (15).

Zusammenfassend wird festgestellt, daß Einzelheiten sowohl über soziale Bedingungen als auch über andere mit den jeweiligen Altersgruppen verbundene Merkmale bekannt sein müssen, um das relative Körpergewicht und seine Bedeutung für die Gesundheit abschätzen zu können. Diese komplexe Struktur der Variablen, welche zum endgültigen relativen Körpergewicht oder einem vergleichbaren anthropometrischen Indikator führen, erklärt u.E. die begrenzte Vorhersagemöglichkeit von Krankheitsbedingungen und Krankheiten.

KÖRPERGEWICHT UND BLUTDRUCK

Die Assoziation zwischen relativem Körpergewicht und Blutdruckhöhe ist diejenige Beziehung zwischen Körpergewicht und einem anderen Risikofaktor, über die sowohl in Querschnittsstudien (16) als auch in Längsschnittstudien (17) am überzeugendsten berichtet wird. Besonders eng ist diese Beziehung im jugendlichen Alter (18). Aber aus den Longitudinaluntersuchungen geht eher hervor, daß ein nachhaltiges 'tracking' nicht besteht, d.h. nur ein geringer Teil der Fälle von gleichzeitig erhöhtem relativen Körpergewicht und erhöhtem Blutdruck bleiben über die Zeit bestehen (19).

Auf der biochemischen und physiologischen Ebene lassen sich wechselnde Beeinflussungen von Risikofaktoren postulieren, klinische und epidemiologische Arbeiten zeigen, welche theoretisch mögliche Beeinflussung in der Praxis eine Rolle spielt; z.B. hat das relative Gewicht einen immer wieder nachweisbaren Einfluß auf die Höhe des Blutdruckes. Die Prävention in bezug auf den Bluthochdruck kann daher u.a. an der Beeinflussung des Körpergewichtes mit dem Ziel ansetzen, durch Beseitigung von Übergewicht auch die Blutdruckhöhe zu senken.

In eigenen Untersuchungen (20) versuchten wir den Anteil zu bestimmen, den soziale oder biologische Parameter wie z.B. Zugehörigkeit zu bestimmten sozialen Gruppen, Alter und Körpergröße bei der Erklärung des Blutdruckes neben dem relativen Gewicht haben können. Wir fanden, daß bei Frauen Kohorteneffekte wie Alter und Körpergröße einen merklichen Einfluß auf die Höhe des Blutdruckes ausübten, dagegen trug die soziale Schicht als Variable nicht zur Erklärung des Blutdruckes bei, außer in Verbindung mit einem altersspezifischen Effekt. Bei den Männern spielten diese Faktoren in Phasen eine Rolle, in denen gewöhnlich das Körpergewicht noch zunimmt, also im jugendlichen Alter und bis zu einem Alter von 40 Jahren. Es muß betont werden, daß die Beobachtungen nur für vergleichbare Verhältnisse zutreffend sind. Bei unserer Datenbasis handelte es sich um Stichproben aus zwei Kleinstädten im nördlichen Teil der Bundesrepublik (21). Der größte, aus allen Komponenten des Index resultierende Einfluß findet sich in der Gruppe der männlichen Jugendlichen. Hier wird die Abweichung der Residuen von der Regressionslinie um 50 % reduziert.

Unser Vorgehen kann als explorativ bezeichnet werden. Die Analyse muß noch in dem zweiten Teil des Datensatzes wiederholt werden. Weiterhin muß die Untersuchung mit anderen Kriterien für Gesundheit/Krankheit fortgeführt werden. Es kann übrigens schon jetzt aufgrund der durchgeführten Versuche festgestellt werden, daß die Ergebnisse nicht davon beeinflußt werden, ob man das relative Körpergewicht mit

$$\frac{W}{H} \text{ oder } \frac{W}{H^2}$$

definiert oder ob man noch zusätzlich eine Standardisierung nach Körpergröße und Alter durchführt.

Der Stand der Kenntnis, der durch die Literatur vermittelt wird, und weitere Untersuchungen an den hier genannten Daten (22) haben uns dazu veranlaßt, die Beziehungen zum Serumcholesterinspiegel nicht in der gleichen Weise zu bearbeiten. Nach der genannten Untersuchung sind nämlich Körpergewicht und Cholesterinwerte kaum voneinander abhängig. Gemeinsam mit der Beziehung des relativen Körpergewichtes zum Blutdruck ist der Beziehung des relativen Körpergewichtes zum Cholesterinspiegel die Tatsache, daß bei Wachstumsprozessen (Zunahme der Körperhöhe und des relativen Körpergewichtes, Zunahme des relativen Körpergewichtes allein) beim männlichen Geschlecht eine engere Korrelation zwischen beiden Merkmalen besteht (23).

Die Beziehung des relativen Körpergewichtes zu Krankheit und Mortalität kann an zwei Auswertungen der Framingham-Studie deutlich gemacht werden. DAMON und seine Mitarbeiter (24) haben mit einem erweiterten anthropometrischen Konzept die Vorhersagemöglichkeit koronarer Herzkrankheiten prospektiv überprüft. Vorhersagbar waren die betreffenden Krankheitsereignisse nur für bestimmte Konstitutionstypen. Für den überwiegenden Teil der Untersuchten blieb jedoch die Prognose unklar. In einer der neuesten Publikationen aus dieser Studie wird aber auf die Assoziation von höherem Körpergewicht mit den verschiedenen 'klassischen' Risikofaktoren hingewiesen. Es wird darin erneut (25) die durch die Build and Blood Pressure Study induzierte Vorstellung vom Idealgewicht relativiert. Aufgrund der Daten von Framingham ist nämlich der Zusammenhang zwischen relativem Körpergewicht und Mortalität 'U-förmig' mit erhöhter Sterblichkeit für Personen, die deutlich weniger oder aber mehr als der Durchschnitt wiegen. Dabei werden übrigens für die höhere Sterblichkeit in niedrigen Gewichtsklassen die mit niedrigem Gewicht verbundenen Rauchgewohnheiten als Erklärung herangezogen (26).

Die bis hierher angestellten Überlegungen führen zu folgenden Ergebnissen:

1. Beim relativen Körpergewicht besteht eine Variabilität dessen, was man als normal anzusehen hat, je nachdem an welcher Population und zu welchem Zeitpunkt die Untersuchungen durchgeführt wurden.

2. Trotz vielfältiger Assoziationen mit anderen Risikofaktoren der kardiovaskulären Krankheiten sind die Hinweise für einen direkten kausalen Zusammenhang des relativen Körpergewichtes mit diesen Risikofaktoren selten. Der direkte kausale Zusammenhang kann am ehesten für Perioden des Wachstums und der Gewichtszunahme angenommen werden. Davon unberührt bleibt die Tatsache, daß extremes Übergewicht mit so vielen Stoffwechselstörungen einhergeht, daß es als eine Krankheit per se anzusehen ist.

Vom epidemiologischen Standpunkt aus betrachtet wird also der prädiktive Wert des auf die Körpergröße bezogenen Körpergewichtes für begrenzt gehalten. Damit ist eine Intervention, die lediglich eine Verminderung des Körpergewichtes zum Ziele hat, nicht indiziert. Das relative Körpergewicht gewinnt jedoch als Indikator für den Gesundheitszustand einer Bevölkerung u.E. an Bedeutung, weil offensichtlich eine ganze Reihe sozialer und gesundheitlicher Mängel sowohl über Untergewicht als auch über Übergewicht angezeigt wird. Ausgehend von Ergebnissen zur Verwendung der Körperhöhe bei Heranwachsenden als Gesundheitsindikator in England (27) sollte man sich für eine analoge Entwicklung des Körpergewichtsindex bei Erwachsenen einsetzen.

LITERATUR

(1) SHAKESPEARE, W.: Julius Caesar, Akt 1, Szene 2

(2) SHAKESPEARE, W.: Heinrich der Vierte, 2. Teil, Akt 5, Szene 5

(3) KLESSE, R.: Zur Problematik von Aussagen über die Prävalenz von Übergewicht in einer Bevölkerung. Öff. Gesundheitswes. 39: 74-79 (1977)

(4) QUETELET, A.: Anthropométrie ou mesure des différentes facultés de l'homme. Bruxelles, 1870.

(5) KAUP, J. und T. FÜRST: Körperverfassung und Leistungskraft Jugendlicher. München (Oldenbourg), 1930.

(6) KEYS, A. et al.: Coronary heart disease: Overweight and obesity as risk factors. Ann. Intern. Med. 77: 15-27 (1972)

(7) Du V. FLOREY, C., V. UPPAL und S. LOWIE: Relation between blood pressure, weight, and plasma sugar and serum insulin levels in cchool children aged 9-12 years in Westland Holland. Br. Med. J. 1: 1368-1371 (1976)

(8) TIETZE, K.W.: Zur Verwendung des Quetelet-Index bei Heranwachsenden. WHO Collaborative Study on Health Promotion in Youth Workshop. Bundesgesundheitsamt, Berlin, 22. und 23.2.1980.

SARGENT, D.W.: Weight-height relationship of young men and women. Am. J. Clin. Nutr. 13: 318-325 (1963)

Du V. FLOREY, C.: The use and interpretation of ponderal index and other weight-height ratios in epidemiological studies. J. Chronic Dis. 23: 93-103 (1970) (Zit. S. 97)

(9) DURNIN, J. und J. WOMERSLEY: Body fat assessed from total body density and its estimation from skinfold thickness. Measurements on 481 men and women aged from 16 to 72 years. Br. J. Nutr. 32: 77-97 (1974)

(10) HEALY, M.J.R.: Statistics of growth standards. In: FALKNER, F. und J.M. TANNER (Hg.): Human growth, Bd. 1, S. 169-208. London (Baillière Tindall), 1978.

(11) KHOSLA, T. und C.R. LOWE: Obesity and smoking habits by social class. Br. J. Prev. Soc. Med. 26: 249-256 (1972)(Zit. S. 252)

(12) SORLIE, P., T. GORDON und W.B. KANNEL: Body build and mortality: The Framingham Study. JAMA 243: 1828-1831 (1980)

KHOSLA, T. und C.R. LOWE: Obesity ..., a.a.O.

(13) MÖHR, M. und N. MILEV: Ein Ländervergleich über die Ernährungssituation und den Körperzustand der Bevölkerung in der VR Bulgarien und der Deutschen Demokratischen Republik. Die Nahrung 16: 259-275 (1972)

(14) MÖHR, M. und N. MILEV: Ein Ländervergleich ..., a.a.O., S. 268.

(15) MÖHR, M. und N. MILEV: Ein Ländervergleich ..., a.a.O., S. 262.

(16) SCHOKNECHT, G., W. THEFELD und H. HOFFMEISTER: Bluthochdruck, Übergewicht und Hypercholesterinämie: Unabhängige Risikofaktoren? Feldstudie: Nordenham/Brake. Med. Welt 31: 588-592 (1980)

INGERSLEBEN, G. v.: Körpergewicht, Körpergröße und Krankheit. Med. Diss., FU Berlin (in Vorbereit.)

(17) HOLLAND, W.W., S. CHINN und A. WAINWRIGHT: Weight and blood pressure in children. In: LAUER, R.M. und R.B. SHEKELLE (Hg.): Childhood prevention of atherosclerosis and hypertension, S. 331-341. New York (Raven Press), 1980.

KANNEL, B. et al.: The relation of adiposity to blood pressure and the development of hypertension. Ann. Intern. Med. 67: 48-59 (1967)

(18) VOORS, A.W. et al.: Body height and body mass as determinants of basal blood pressure in children - The Bogalusa Heart Study. Am. J. Epidemiol. 106: 101-108 (1977)

BORGERS, D.: Verständnis und Definition von Risikofaktoren für kardiovaskuläre Krankheiten bei Jugendlichen - Theoretische Grundlagen und Ergebnisse einer empirischen Analyse. Med. Diss., FU Berlin, 1981.

Du V. FLOREY, C., V. UPPAL und S. LOWIE: Relation ..., a.a.O.

HOLLAND, W.W., S. CHINN und A. WAINWRIGHT: Weight ..., a.a.O.

KIRBIG, U., R. GREGOREK und J. RICHTER: Zum Zusammenhang zwischen Übergewicht und Hypertension im Kindes- und Jugendalter. Dtsch. Gesundheitswes. 34: 1433-1436 (1979)

(19) BERGMANN, E.: Empirische Probleme der Definition einer Risikopopulation beim milden Bluthochdruck. Beitrag in diesem Band, S. 57-63.

BORGERS, D.: Verständnis ... , a.a.O., S. 99.

(20) BUSSE, E., E. BERGMANN und K.W. TIETZE: Unveröffentlichter Projektbericht, Berlin 1981.

(21) HOFFMEISTER, H. und K.W. TIETZE (Hg.): Feldstudie Nordenham/Brake I: Daten zum Gesundheitszustand, Gesundheitsverhalten und sozialer Situation der Bevölkerung zweier Gemeinden. Berichte des Instituts für Sozialmedizin und Epidemiologie des Bundesgesundheitsamts, Nr. 2/1980. Berlin (Reimer), 1980.

(22) INGERSLEBEN, G. v.: Körpergewicht ..., a.a.O.

SCHOKNECHT, G., W. THEFELD und H. HOFFMEISTER: Bluthochdruck ..., a.a.O.

(23) SCHOKNECHT, G., W. THEFELD und H. HOFFMEISTER: Bluthochdruck ..., a.a.O., S. 590.

(24) DAMON, A. et al.: Predicting coronary heart disease from body measurements of Framingham males. J. Chronic Dis. 21: 781-802 (1969)

(25) vgl. BERGER, M. und P. BERCHTHOLD: Das sogenannte Idealgewicht. Dtsch. Med. Wochenschr. 103: 1495-1496 (1978)

(26) SORLIE, P., T. GORDON und W.B. KANNEL: Body build ..., a.a.O., S. 1829.

(27) ALTMANN, D.G. und J. COOK: A nutritional surveillance study. Proc. Roy. Soc. Med. 66: 646-647 (1973)

HOLLAND, W.W., S. CHINN und A. WAINWRIGHT: Weight ..., a.a.O.

IRWIG, L.M.: Surveillance in developed countries with particular reference to child growth. Int. J. Epidemiol. 5: 57-61 (1976)

(28) FREUDENBERG, K.: Anthropometrische Untersuchungen in Hessen und ihre Auswertung. Z. Menschl. Vererb.- und Konstitutionslehre 31: 463-494 (1953)

(29) KEMSLEY, W.F.F.: Body weight at different ages and heights. Ann. Eugen. Lond. 16: 316-334 (1951/52)

(30) US-DEPARTMENT OF HEALTH: Weight by height and age of adults United States 1960-1962. National Center for Health Statistics 11: 1-38 (1966)

(31) BJELKE, E.: Variation in height and weight in the Norwegian population. Br. J. Prev. Soc. Med. 25: 192-202 (1971)

(32) HOFFMEISTER, H. (Hg.): Epidemiologische Felduntersuchung in Hessen. Berichte des Instituts für Sozialmedizin und Epidemiologie des Bundesgesundheitsamts, Nr. 2/1978. Berlin (Reimer), 1978.

ÜBERGEWICHT - WECHSELWIRKUNGEN MIT ANDEREN RISIKOFAKTOREN

Winfried Kahlke

VORBEMERKUNG

Die Bekämpfung von Risikofaktoren erfolgt zumeist in Anlehnung an die traditionellen Methoden der kurativen Medizin. Es liegt nahe, den Risikofaktor primär mit dem Betroffenen in Verbindung zu bringen, was sich insbesondere auch in Begriffen wie 'zivilisationsbedingtes Fehlverhalten' oder auch 'risikoreiche Lebensweise' wiederfindet. Äußerungen wie 'Schädigung der Solidargemeinschaft' (1) in bezug auf Rauchen, Übergewicht und andere verhaltens- und/oder ernährungsabhängige Risiken sprechen offen für eine 'Selbstverschuldung'. Das bedeutet, der Betroffene ist bei möglichen außerhalb seiner selbst liegenden Ursachen, auf die er mit gesundheitsgefährdendem Verhalten reagiert, für das Gelingen der notwendigen Anpassung an die vorgegebenen Lebensbedingungen allein verantwortlich. Wissenschaftliche Untersuchungen mit einer solchen Fragestellung sind im Vergleich zu der umfangreichen Forschungsförderung zur Prävention von Risikofaktoren eher selten. Insofern ist das Anliegen dieses Bandes, konzeptuelle und methodische Fragen im Hinblick auf alternative Präventionsstrategien zu bearbeiten, nachhaltig zu unterstützen.

EINFÜHRUNG IN DAS THEMA

Übergewicht wird bei der Aufzählung der Risikofaktoren für die koronaren Herzkrankheiten generell zwar mit eingeschlossen, aber häufig mit einer Einschränkung versehen, die teils das Ausmaß des Übergewichts, teils sein gemeinsames Auftreten mit anderen, den Risikofaktoren zugeordneten Gesundheitsstörungen betrifft. Dieses Zusammentreffen wirft dann die Frage auf, ob Übergewicht, bezogen auf das Ausmaß des Risikos, einen additiven Effekt hat oder nur als Auslöser oder Verstärker anderer Risikofaktoren wie beispielsweise einer Fettstoffwechselstörung oder eines Bluthochdrucks anzusehen ist. Während ein Risikofaktor wie Hypercholesterinämie oder Hypertonie eine Intervention begründen kann, gilt dies vom epidemiologischen Standpunkt aus nicht gleichermaßen für isoliert bestehendes Übergewicht. In der gesundheitlichen Versorgung des einzelnen Bürgers muß sich die Begründung zur Intervention aber am Betroffenen orientieren, also am Übergewichtigen, dem Ausmaß seines Leidens, den beteiligten und ursächlichen Bedingungen im psychosozialen Bereich bzw. seinem gesamten sozialen Umfeld.

DEFINITION VON ÜBERGEWICHT

Auf die Problematik, Übergewicht zu definieren und in einer geeigneten Maßeinheit auszudrücken, hat TIETZE bereits hingewiesen (2). Für einen praktikablen Umgang im klinischen Bereich empfiehlt sich wegen seiner verbreiteten Anwendung der Broca-Index: 'cm über 100 der Körpergröße = normales Körpergewicht in kg'. Ein Beispiel: Nach dem Broca-Index würde ein Körpergewicht von 95 kg bei 172 cm Körpergröße um 23 kg über dem Sollgewicht von 72 kg liegen, das entspräche einem Broca-Index von 132 %. Mit dieser einfach zu ermittelnden Angabe kann insbesondere der betroffene Laie gut umgehen. Damit wird übrigens auch der dringlichen Forderung genügt, daß die "Ärzte und ihre Mitarbeiter eine Sprache erlernen sollen, die auch der Patient versteht" (3). Auf eine geschlechtsbezogene Korrektur, z.B. 10 % Abzug bei Frauen, wird heute in zunehmendem Maße verzichtet, weil therapeutische Maßnahmen ohnehin eine physiologische Schwankungsbreite berücksichtigen und von Übergewicht erst bei einem Broca-Index von 110 % und darüber gesprochen werden sollte. Dieser etwas großzügig erscheinende Umgang mit Begriff und Größe von Übergewicht mag auf den ersten Blick wenig wissenschaftlich erscheinen, seine Vorzüge haben sich aber durch die Anwendung in der Praxis klar bestätigt. Bei epidemiologischen Untersuchungen sollte aber dem sogenannten Body-Mass-Index (BMI) der Vorzug gegeben werden.

BEZIEHUNGEN ZWISCHEN ÜBERGEWICHT UND ANDEREN RISIKOFAKTOREN

Zur Frage der Beziehung zwischen Adipositas und kardiovaskulärem Risiko ist in letzter Zeit vielfach Stellung genommen worden (4). Von besonderem Interesse sind hier solche Studien, die einem prospektiven Ansatz folgen, präventive Ziele einbeziehen und/oder die Einstellung und Haltung der faktisch oder potentiell von dem Risikofaktor Betroffenen berücksichtigen. ASSMANN und Mitarbeiter beobachten im Rahmen eines Modellversuchs Betriebsangehörige bezüglich kardiovaskulärer Risikofaktoren, um u.a. "deren Relevanz in der Prädiktion und Frühdiagnostik der koronaren Herzkrankheit zu evaluieren" (5). Als Risikofaktoren werden in jener Studie bezeichnet: Rauchen, Übergewicht, Hypertonie, Hypercholesterinämie, Hypo-α-lipoproteinämie, Hypertriglyzeridämie, Hyperurikämie und Hyperglykämie.

Prävention durch interventive Maßnahmen auf kommunaler Ebene ist ein Ziel der bekannten WHO-Studie der Abteilung Klinische Sozialmedizin an der Universität Heidelberg. Eine neuere Publikation hierüber (6) beginnt mit dem - berechtigten - einleitenden Satz: "Die Innere Medizin ist in Gefahr, die Verhütung und Bekämpfung degenerativer Herz-Kreislauf-Erkrankungen nicht mit dem gleichen Einsatz wie deren Behandlung zu betreiben."

An beiden hier zitierten Studien lassen sich für das Thema dieses Beitrags geeignete Aussagen über Beziehungen zwischen Übergewicht und anderen

Risikofaktoren gewinnen. Ausführlicher eingehen möchte ich auf entsprechende Angaben, die aus dem Hamburger Projekt 'Gesundheitsbildung' gewonnen wurden, einer Befragung von Bewohnern Hamburgs über Kenntnisse, Einstellungen und Verhalten in bezug auf Gesundheit und Krankheitsverhütung (7). Die aufgrund von Interviews gewonnenen Daten beruhen auf Angaben der Betroffenen. Im einzelnen wurde nach folgenden Krankheiten bzw. Befunden gefragt:

- Zuckerkrankheit
- Gicht bzw. erhöhter Harnsäurespiegel im Blut
- Blutfetterhöhung, z.B. vermehrtes Cholesterin im Blut
- Bluthochdruck
- Herzinfarkt
- Gelenkerkrankungen, z.B. Arthrose.

Ferner wurden Größe und Gewicht, die eigene Einschätzung als Norm des Übergewichts sowie Rauchgewohnheiten, körperliches Training in der Freizeit und Blutdruckmessung durch den Hausarzt erfragt.

Als Risikofaktoren wurden definiert:

- Rauchen	jeglicher Konsum von Tabakwaren
- Übergewicht	= 10 % Überschreitung des Sollwertes des Body-Mass-Index (Sollwert: 24 kg/m²) bzw. = 10 % Überschreitung des Broca-Index für den Vergleich mit anderen Studien (vgl. 5, 6)
- Bewegungsmangel	keine körperliche Betätigung in der Freizeit
- Hypertonie - Hyperlipidämie - Hyperurikämie - Hyperglykämie - Herzinfarkt	wenn im Fragebogen angekreuzt

Die Tabellen 1 und 2 geben die geschlechts- und altersspezifische Prävalenz der von uns abgefragten Risikofaktoren wieder. Diese auf Angaben der Befragten beruhenden Daten werden in den Abbildungen 1 und 2 hinsichtlich der einzelnen Risikofaktoren mit den Studien von ASSMANN und NÜSSEL verglichen. Dabei haben wir unsere Daten jeweils der Alterseinteilung und der zugrunde gelegten Berechnung von Übergewicht in den Vergleichsstudien angepaßt. Erwartungsgemäß zeigen sich dort die größten Abweichungen, wo das Wissen der Betroffenen die laborchemische Aufdekkung des jeweiligen Risikofaktors voraussetzt.

Die Abhängigkeit der Risikofaktoren von erhöhtem Körpergewicht ist den Tabellen 3 und 4 zu entnehmen. Eine höhere Rate von Übergewichtigen mit einem Körpergewicht über 110 % (Body-Mass-Index) zeigt sich besonders deutlich für Bluthochdruck, Fettstoffwechselstörung, Harnsäureerhöhung und Bewegungsmangel. Dieser Trend ist auch in der zum Vergleich herangezogenen Studie (8) erkennbar (vgl. Abb. 3).

Tab. 1: Prävalenz von Risikofaktoren bei Frauen nach Altersgruppen (11)

	Altersgruppe (in Jahren) 19 - 44 n	%	45 - 70 n	%	Gesamt n	%	Vergleich zwischen den Altersgruppen (Chi²)
Raucher	259	42	121	22	380	33	*
Gesamt	623	100	544	100	1167	100	
Erhöhtes Gewicht	43	7	115	21	158	13	*
Gesamt	629	100	560	100	1189	100	
Hypertonie	55	9	149	27	204	17	*
'Hyperlipidämie'	18	3	99	18	117	10	*
Hyperurikämie	4	1	37	7	41	3	*
Hyperglykämie	8	1	37	7	45	4	*
Herzinfarkt	3	1	8	1	11	1	n.s.
Gesamt	629	100	560	100	1189	100	
Bewegungsmangel	247	40	272	51	519	45	*
Gesamt	614	100	536	100	1150	100	

* $p < 0.001$

Tab. 2: Prävalenz von Risikofaktoren bei Männern nach Altersgruppen (11)

	Altersgruppe (in Jahren) 19 - 44 n	%	45 - 70 n	%	Gesamt n	%	Vergleich zwischen den Altersgruppen (Chi²)
Raucher	327	52	209	41	536	47	*
Gesamt	630	100	513	100	1143	100	
Erhöhtes Gewicht	74	12	160	31	234	20	*
Gesamt	644	100	520	100	1164	100	
Hypertonie	70	11	122	24	192	17	*
'Hyperlipidämie'	40	6	100	19	140	12	*
Hyperurikämie	24	4	49	9	73	6	*
Hyperglykämie	10	2	34	7	44	4	*
Herzinfarkt	1	0.1	59	11	60	5	*
Gesamt	644	100	520	100	1164	100	
Bewegungsmangel	201	32	218	44	419	37	*
Gesamt	635	100	491	100	1126	100	

* $p < 0.001$

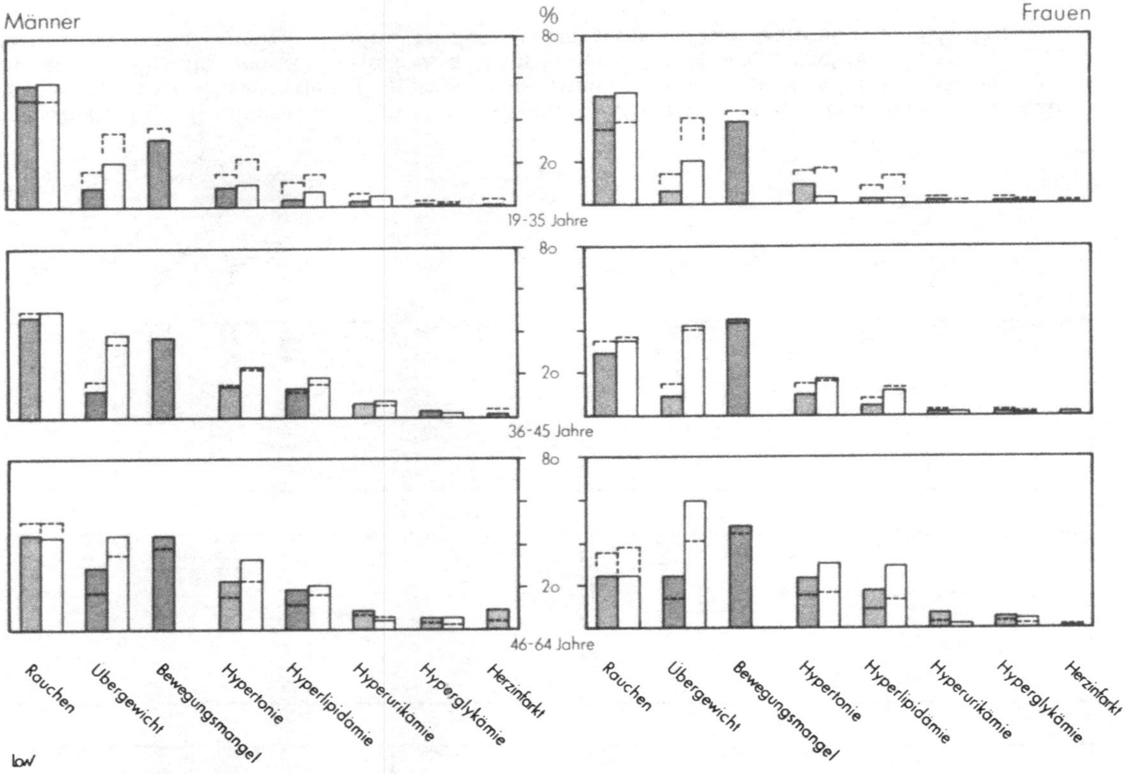

Abb. 1: Prävalenz von Risikofaktoren in verschiedenen Altersgruppen. Vergleich der Ergebnisse aus dem Hamburger Projekt 'Gesundheitsbildung' (jeweils linke Säulen) mit denen der Studie von NÜSSEL und Mitarbeitern (6) (jeweils rechte Säulen) (Unterbrochene Linien: Mittelwerte der Gesamtgruppen der Männer und Frauen)

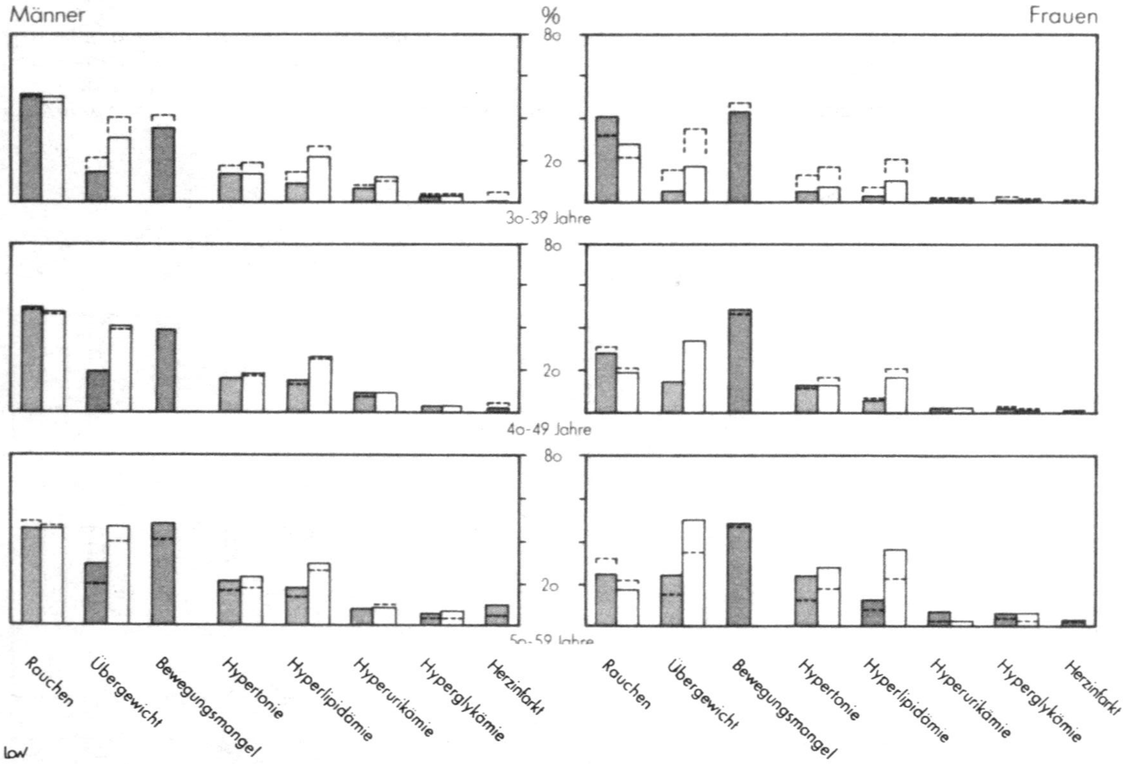

Abb. 2: Prävalenz von Risikofaktoren in verschiedenen Altersgruppen. Vergleich der Ergebnisse aus dem Hamburger Projekt 'Gesundheitsbildung' (jeweils linke Säulen) mit denen der Studie von ASSMANN und Mitarbeitern (5) (jeweils rechte Säulen) (Unterbrochene Linien: Mittelwerte der Gesamtgruppen der Männer und Frauen)

Tab. 3: Beziehung zwischen Risikofaktoren und Gewicht bei Frauen (11)

	Gewichtsklasse (BMI)								Vergleich zwischen den Gewichtsklassen (Chi²)
	< 90%		90-110%		> 110%		Gesamt		
	n	%	n	%	n	%	n	%	
Raucher	191	38	152	30	39	25	382	33	p < 0.01
Gesamt	507	100	511	100	157	100	1175	100	
Hypertonie	39	8	102	20	66	42	207	17	*
'Hyperlipidämie'	30	6	59	11	29	18	118	10	*
Hyperurikämie	8	2	20	4	13	8	41	3	*
Hyperglykämie	7	1	19	4	19	12	45	4	*
Herzinfarkt	3	1	8	2	0	0	11	1	n.s.
Gesamt	517	100	521	100	159	100	1197	100	
Bewegungsmangel	186	37	239	48	100	66	525	45	*
Gesamt	503	100	503	100	152	100	1158	100	

* p< 0.001

Tab. 4: Beziehung zwischen Risikofaktoren und Gewicht bei Männern (11)

	Gewichtsklasse (BMI)								Vergleich zwischen den Gewichtsklassen (Chi²)
	< 90%		90-110%		> 110%		Gesamt		
	n	%	n	%	n	%	n	%	
Raucher	110	51	328	47	101	43	539	47	n.s.
Gesamt	215	100	703	100	234	100	1152	100	
Hypertonie	12	5	113	16	68	29	193	17	*
'Hyperlipidämie'	8	4	89	12	44	19	141	12	p < 0.01
Hyperurikämie	4	2	43	6	26	11	73	6	*
Hyperglykämie	4	2	30	4	10	4	44	4	n.s.
Herzinfarkt	5	2	38	5	17	7	60	5	n.s.
Gesamt	222	100	715	100	236	100	1173	100	
Bewegungsmangel	72	33	231	33	117	53	420	37	*
Gesamt	218	100	695	100	222	100	1135	100	

* p< 0.001

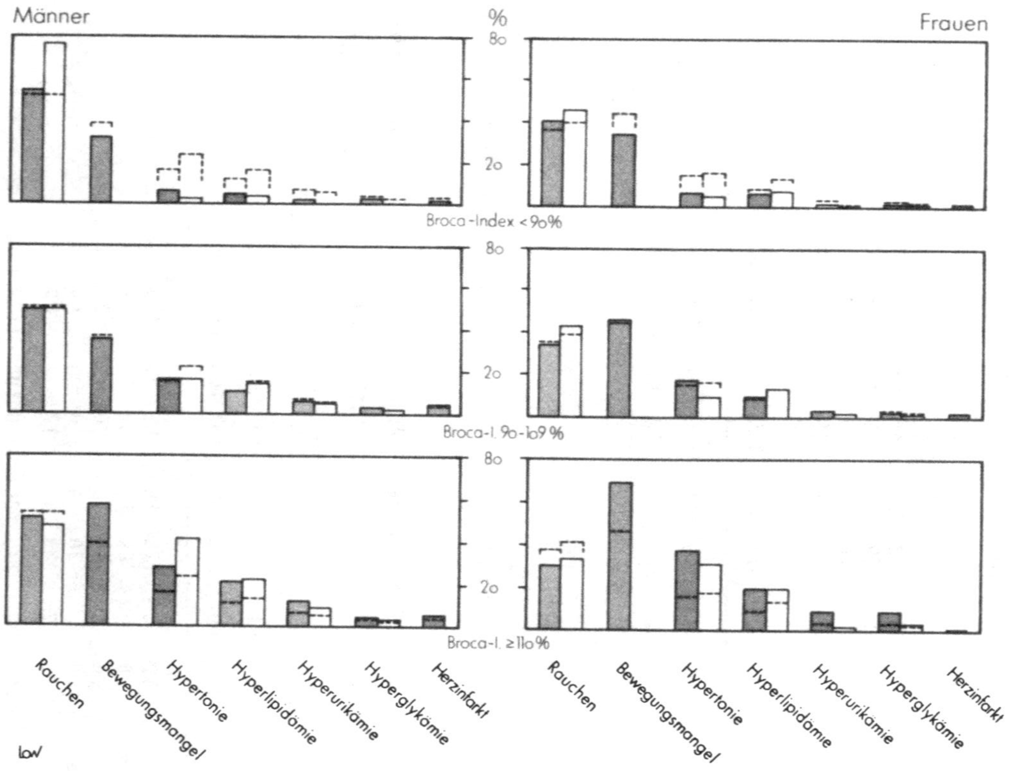

Abb. 3: Beziehung zwischen Körpergewicht und Risikofaktoren. Vergleich der Ergebnisse aus dem Hamburger Projekt 'Gesundheitsbildung' (jeweils linke Säulen) mit denen der Studie von ASSMANN und Mitarbeitern (5) (jeweils rechte Säulen) (Unterbrochene Linien: Mittelwerte der Gesamtgruppen der Männer und Frauen)

Die Bedeutung des Übergewichts als Risikofaktor für das Auslösen bzw. Manifestwerden anderer Gesundheitsstörungen ist vielfach angesprochen worden. Die Häufung von Risikofaktoren bei Übergewichtigen ist auch aus der von uns durchgeführten Befragung Hamburger Einwohner erkennbar (vgl. Tab. 5). Dieser Zusammenhang muß bei künftigen präventiven - aber auch bei kurativen! - Strategien vordringlich berücksichtigt werden. Während die bislang übliche Medikation gegen Bluthochdruck, Fettstoffwechselstörung, Harnsäureerhöhung und Hyperglykämie bzw. Erwachsenen-Diabetes vom Patienten als notwendig eingesehen, zumindest toleriert wird, kann eine auf diese Weise nicht beeinflußbare Adipositas eine besondere Funktion übernehmen: Sie ermöglicht das Aufzeigen von Zusammenhängen zwischen psychosozialen Bedingungen und körperlichem Zustand sowie die Erkenntnis, daß durch Reduzierung überhöhten Körpergewichts zugleich begleitende Risikofaktoren verringert werden können.

Tab. 5: Kombination von Risikofaktoren (ohne Übergewicht) in Abhängigkeit vom relativen Körpergewicht (11)

Als Risikofaktoren sind gezählt: Rauchen, Hypertonie, Hyperlipidämie, Hyperurikämie, Hyperglykämie. Abweichend von ASSMANN ist Übergewicht selbst nicht mitgezählt worden, da dies die Tabelle verzerren würde und kein Chi-Quadrat-Test möglich wäre. Das Übergewicht kommt somit noch bei den Übergewichtigen als weiterer Risikofaktor hinzu.

Anzahl Risikofaktoren	Gewichtsklasse (Broca-Index) < 90% n	%	90-109% n	%	> 110% n	%	Gesamt n	%	Vergleich zwischen den Gewichtsklassen (Chi²)
				Männer					
0	112	46	234	37	50	30	396	38	
1	112	46	298	47	67	40	477	46	
2	16	7	75	12	39	23	130	12	
3	4	2	19	3	10	6	33	3	
4 und mehr	0	0	4	1	2	1	6	1	
Gesamt Männer	244	100	630	100	168	100	1042	100	$p < 0.001$
				Frauen					
0	245	55	221	48	55	39	521	50	
1	171	39	200	43	50	35	421	40	
2	20	5	35	8	25	18	80	8	
3	4	1	7	2	11	8	22	2	
4 und mehr	2	1	2	1	1	1	5	1	
Gesamt Frauen	442	100	465	100	142	100	1049	100	$p < 0.001$

Nachfolgend sollen die Beziehungen zwischen Übergewicht und anderen Risikofaktoren eingehender dargestellt und das Thema zugleich auf die folgenden umsetzungsorientierten Fragen bezogen werden:

WELCHE BEDEUTUNG HABEN DIE BEDINGUNGEN, UNTER DENEN DIE ADIPOSITAS THERAPEUTISCH IN DAS GESICHTSFELD DES ARZTES TRITT?

Die 'Bedingungen', unter denen das Übergewicht - oder besser der übergewichtige Patient - in das Diagnose- und Behandlungsfeld des Arztes gerät, setzen sich aus zahlreichen Einzelfakten zusammen, die sowohl auf Seiten des Patienten als auch des Arztes eine wesentliche Rolle spielen (9).

Neben sogenannten 'Begleitkrankheiten' - unmittelbar oder mittelbar durch die Adipositas ausgelöst oder manifest geworden - sind es bei Patienten vor allem der seelische Druck und das Gefühl des Unglücks über den körperlichen Zustand und die häufig wahrgenommene Ablehnung bis hin zur Diskriminierung im sozialen Umfeld. Auf Seiten des Arztes ist es die empfundene und ausgesprochene Zuständigkeit für die 'Begleitkrankheiten', gegebenenfalls auch für diagnostische Maßnahmen zum Ausschluß der extrem seltenen ursächlichen Störung im Hormonstoffwechsel. Die psychosoziale Komponente, die bei explorativem Vorgehen auch an die Ursachen der Adipositas heranführen kann, wird in der üblichen Arzt-Patient-Beziehung weitestgehend ausgeblendet. Die von den Naturwissenschaften her entwikkelte Medizin verfügt auch kaum über die für diesen Bereich erforderliche Kompetenz. So wird für die begleitenden Gesundheitsstörungen, wie beispielsweise Bluthochdruck oder Diabetes, der übliche kurative Weg eingeschlagen. Ein Verweis auf den Zusammenhang mit dem Übergewicht erfolgt meist gemeinsam mit der klaren Aufforderung zur Nahrungsrestriktion, nicht selten ohne qualifizierte Diätberatung. Dauerhafte Erfolge sind so kaum zu verzeichnen. Diese genannten Bedingungen offenbaren also die Notwendigkeit alternativer Behandlungswege (10).

UNTER WELCHEN UMSTÄNDEN BESITZT UND GEWINNT ADIPOSITAS KRANKHEITSWERT UND DAMIT THERAPIEBEDÜRFTIGKEIT?

Die Frage nach Krankheitswert und Therapienotwendigkeit ist bis heute nicht abschließend beantwortet, weil noch offen ist, ob und in welchem Ausmaß 'Übergewicht allein' dem Entstehen anderer Risikofaktoren Vorschub leistet und dadurch mittelbar die Gesundheit negativ beeinflußt. Eine Therapienotwendigkeit besteht immer, wenn Übergewicht mit anderen Risikofaktoren, aber auch mit körperlichen Leiden wie z.B. Krampfadern oder Krankheiten der Wirbelsäule einhergeht. Depressive Verstimmung als Folge sozialer Diskriminierung, Mangel an Selbstwertgefühl sowie Chancenungleichheit und drohender Arbeitsplatzverlust - vor allem bei übergewichtigen Frauen der Unterschicht und unteren Mittelschicht - sind gleichrangig den erkennbaren somatischen Behandlungsgründen zu bewerten. Diese vielfältigen Gründe müssen bei der Auswahl interventiver Maßnahmen - professioneller wie nicht-professioneller - berücksichtigt werden. Sie stellen Argumente für das Entwickeln neuer Formen des Helfens dar, auch wenn Verbesserung der Lebensqualität und Glück auf der Liste der Therapieziele nur schwerlich zu finden sind.

WELCHE THERAPIEPROGRAMME VERSPRECHEN ERFOLG, UND WELCHE PRÄVENTIONSSTRATEGIEN SIND NOTWENDIG?

Das Symptom Adipositas läßt sich nicht kurieren wie eine körperliche oder organbezogene Krankheit. Auch ärztliche und/oder diätetische Aufklärung allein führen in den wenigsten Fällen zu einem dauerhaften Erfolg. Stattdessen nehmen Hunderttausende - vielleicht sind es sogar Millionen - Bundesbürger zeitlebens Tabletten gegen erhöhte Harnsäure im Blut, gegen Diabetes, Hochdruck und andere Leiden ein, weil die für diese Gesundheitsstörungen häufig ursächliche Erhöhung des Körpergewichts offenbar nicht zu beeinflussen ist. Erfolgreiche Therapien müssen einen Bezug zu den Ursachen beinhalten, den Betroffenen aufklären und zu aktiver Mitarbeit gewinnen und von kompetenten Therapeuten (im weitesten Sinne) initiiert, begleitet oder durchgeführt werden. Aktionen in Gesundheitsberatungszentren, wie z.B. im Modellversuch mit der AOK Mettmann, angeleitete Gesundheitsselbsthilfegruppen oder intensivere Maßnahmen mit Kooperation von Psychologen, Diätassistenten und Ärzten sind je nach Schwierigkeitsgrad des Problems in Betracht zu ziehen. Präventivstrategien zu gesundheitsbewußtem Verhalten müssen allerdings über die angesprochene Zielgruppe hinausgehen, d.h. Konzepte gegen werberische Aufforderung zu überflüssigem oder falschem Konsum entwickeln und stützen, und die Forschung über die psychosozialen Hintergründe der in den vergangenen dreißig Jahren an Häufigkeit erheblich zugenommenen Adipositas in der Bevölkerung in der Bundesrepublik Deutschland intensivieren.

LITERATUR

(1) FÖRSTER, H.: Von der Solidargemeinschaft zur Konsumgesellschaft. Gedanken zur Belastung und Entlastung des Sozialversicherungssystems. Fortschr. Med. 95: 1535-1540 (1977)

(2) TIETZE, K.W.: Zur Epidemiologie des relativen Körpergewichts. Beitrag in diesem Band, S. 125-134.

(3) MASUHR, K.F.: Wie die Medizin in Bewegung kommt - 4 Thesen. Forum für Medizin und Gesundheitspolitik, Heft 17, S. 25-27 (1981)

(4) ASSMANN, G. et al.: Prädiktion und Früherkennung der koronaren Herzkrankheit. Internist 21: 446-459 (1980)

BERCHTOLD, P. et al.: Adipositas und kardiovaskuläres Risiko. Fortschr. Med. 96: 1003-1009 (1978)

HEYDEN, S.: Präventive Kardiologie. Ergebnisse aus Interventions-Studien. Mannheim (Boehringer), 1981.

NÜSSEL, E. et al.: Die Gemeinde als Ansatzstelle für eine Prävention. Internist 21: 437-445 (1980)

(5) ASSMANN, G. et al.: Prädiktion ..., a.a.O.

(6) NÜSSEL, E. et al.: Die Gemeinde ..., a.a.O.

(7) Es handelt sich bei dem Forschungsprojekt 'Gesundheitsbildung' um ein gemeinsames Projekt des Instituts für Mathematik und Datenverarbeitung in der Medizin (J. Berger), der Abteilung Didaktik der Medizin (W. Kahlke), beide Universitäts-Krankenhaus Hamburg-Eppendorf, sowie der Abteilung Epidemiologie (R. Fehr), Gesundheitsbehörde der Freien und Hansestadt Hamburg. Weitere Mitarbeiter an diesem Projekt sind A. Geißler, H. Heise, D. Hengstermann, C. Jetter und D. Krampitz. Die Tabellen stammen z.T. aus der in Vorbereitung befindlichen Dissertation von D. Krampitz.

(8) ASSMANN, G. et al.: Prädiktion ..., a.a.O.

(9) PUDEL, V.: Zur Psychogenese und Therapie der Adipositas. Berlin (Springer) 1978.

(10) KAHLKE, W., B. GROMUS und U. KOCH: Erfahrungen mit dem Modell einer interdisziplinären Gruppentherapie bei Übergewicht. In: KAPPUS, W. et al. (Hg.): Möglichkeiten und Grenzen der Veränderung des Ernährungsverhaltens. Schriftenreihe der Arbeitsgemeinschaft Ernährungsverhalten e.V., Band 1, S. 164-170. Göttingen (AGEV), 1981.

KOCH, U.: Psychotherapie im medizinischen Bereich. In: BAUMANN, U. und F. SEIDERSTÜCKER (Hg.): Trends in der Klinischen Psychologie. Bern (Huber), 1981.

(11) Vgl. Anm. 7. Es sind nur Deutsche im Alter von 19 bis 70 Jahren berücksichtigt. Die unterschiedlichen Anzahlen von Frauen oder Männern in den Altersgruppen sind bedingt durch verschieden viele fehlende Angaben. Die Prozentangaben sind gerundet.

DAS TYP-A-MUSTER: EIN RISIKOFAKTOR FÜR KORONARE HERZKRANKHEITEN?

Klaus Dittmann und Ingbert Weber

In der psychosozialen Forschung zu Ätiologie und Pathogenese koronarer Herzkrankheiten (KHK) nimmt heute das sogenannte 'Typ-A-Verhaltensmuster' (1) - in Verbindung mit Streßkonzepten - in epidemiologischer, klinischer und experimenteller Sicht eine besondere Stellung ein. Unser Beitrag fragt zunächst nach der Rolle dieses Musters als Risikofaktor und diskutiert dann Chancen und Grenzen möglicher Präventionsstrategien.

MODELLKONZEPTE, METHODEN UND ERGEBNISSE ZUM TYP-A-RISIKOFAKTOR

Modellkonzepte

Die wichtigsten Typ-A-Theorien (2) postulieren zusammenfassend die besondere Bedeutung kritischer Person-Umwelt-Interaktionen (3, vgl. auch Abb. 1): Treten jahrelang sich wiederholende, stark habituierte, extreme Verhaltensweisen des Typ-A-Musters in persönlich relevanten Streßsituationen (4) auf, so werden chronisch dysfunktionale physiologische Prozesse erregt, die zur progressiven Entwicklung weiterer KHK-Risiken und -Vorläufer beitragen und schließlich das Auftreten von KHK-Komplikationen beschleunigen (vgl. H1, H2 bis H8 in Abb. 1).

Folgen wir nun den einzelnen Schritten dieser Argumentation. Auf der Personseite werden die Typ-A-Komponenten deskriptiv beschrieben als überstarkes, häufiges und gleichzeitiges Auftreten von Leistungsorientierung, Verausgabung, Gehetztheit, Irritierbarkeit bei Störungen, Ungeduld und latente Feindseligkeit. Diese Aspekte werden mit Typ-A-Instrumenten (s.u.) erfaßt und vorhergesagt (5). Den Typ-A-Personen mit starker Ausprägung des Musters - im Vergleich zu B-Personen mit geringer Ausprägung - werden aber nicht nur relativ zeitstabile hohe Wahrscheinlichkeiten für situativ-differentielles Typ-A-Verhalten zugeschrieben, sondern darüber hinaus dispositive kognitive Stile (6), Motive (vor allem "starke Kontrollambitionen" (7)), Einstellungen und gefährdende Lebensstile (8). Abgeleitet wird dann, daß Typ-A-Personen vergleichsweise häufiger in Streßsituationen gelangen, stärker auf sie reagieren und neutrale Bedingungen in Streßsituationen umkehren. Somit unterliegen Typ-A-Personen nach DEMBROSKI einem "selbstauferlegten Kampf mit den Anforderungen des westlichen Lebens..." (9).

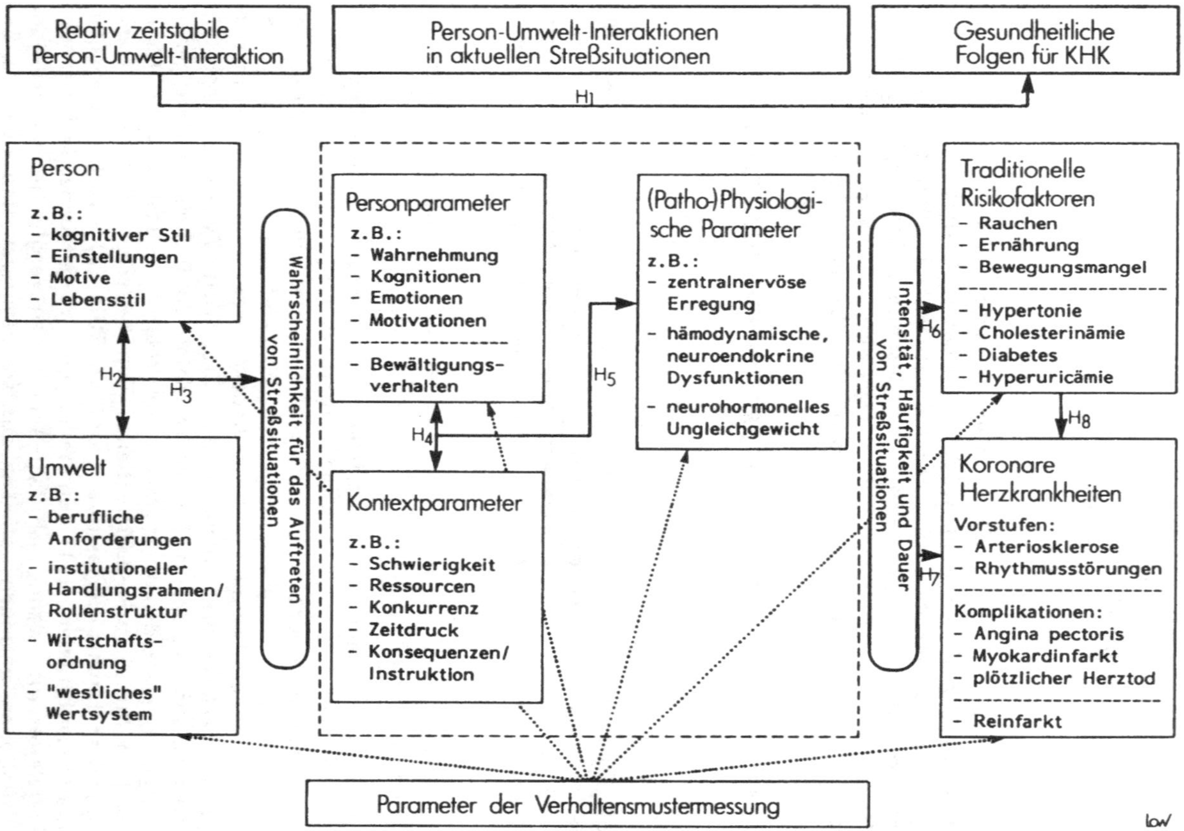

Abb. 1: Hauptkomponenten von Typ-A-Modellen

⟷ Hypothesen zu Wirkungen bzw. Interaktionen

⋯→ Methodische Ansätze zur Hypothesenprüfung

Auf der Umweltseite wird die - besonders für unsere Zeit angeblich typisch erhöhte - Typ-A-Prävalenz wesentlich auf die extrem leistungsorientierten Normen, materiellen Werte und daraus resultierenden Lebensstile westlicher Zivilisationen zurückgeführt (10). Diese Bedingungen fördern zum einen die Typ-A-Muster-Entwicklung in primärer, sekundärer und tertiärer Sozialisation, zum anderen definieren sie eine Vielzahl von Streßsituationen mit. Zudem wird angenommen, daß erst in bestimmten Streßsituationen die extremen schädigenden Verhaltensweisen verlangt, aktualisiert und verstärkt werden (11) (vgl. H2 und H3 in Abb. 1).

Im mittleren Teil von Abbildung 1 werden die angenommenen Bedingungen veranschaulicht, die zu pathophysiologischen Verbindungsgliedern zwischen Typ-A-Verhalten und KHK führen (H4, H5). Unterschiede im (offenen) Bewältigungsverhalten von Typ-A- und Typ-B-Personen in objektiv vergleichbaren Streßsituationen werden vor allem auf kognitive Prozesse zurückgeführt: unrealistischere Erwartungen oder Interpretationen bezüglich Anforderungs-Bewältigungsdiskrepanzen (12) sowie stärkere persönliche Relevanz möglicher positiver oder negativer Konsequenzen für die Typ-A-Personen führen zunächst zu stärkeren aktiven Coping-Reaktionen (Hyperaktivität) (13). Bei überdeutlichem oder andauerndem Kontrollverlust zeigen Typ-A-Personen aber auch stärkere Aufgabe- und Hilflosigkeitsreaktionen (passives Coping, Hypoaktivität) (14). Besonders kritische Situationen für Typ-A-Personen werden zudem dann vermutet, wenn einerseits ein frustrierender Kontrollverlust erlebt wird, gleichzeitig aber - aufgrund externen oder internen Zwangs - emotional und physiologisch aufwendige Kontrollversuche aufrechterhalten werden (aktiver Distress, Sisyphos-Syndrom) (15).

Als mögliche pathophysiologische Verbindungsglieder dieser extremen Formen der Streßbewältigung werden hämodynamische und neuroendokrine Korrelate starker zentralnervöser Erregung angenommen (16). Aktive Kontrollversuche (i.S. von Kampf-Flucht-Reaktionen) aktivieren besonders das sympathisch-adrenomedulläre System (beta-adrenerge Mechanismen) mit besonders erhöhter Katecholaminausschüttung. Passive Kontrollaufgabe (i.S. von Bewahrungsreaktionen) aktiviert das hypophysisch-adrenokortikale System (alpha-adrenerge Mechanismen) mit besonders erhöhter ACTH- und Corticosteroid-Ausschüttung (17).

Langfristig pathogene Schäden extremer Streßreaktionen werden postuliert aufgrund intensiverer und längerdauernder dysfunktionaler Aktivierung der einzelnen Streßachsen (18), des Wechsels von Aktiv/Passiv-Reaktionen (19) und - wie neuerdings verstärkt diskutiert wird - der synergetischen Aktivierung beider Streßachsen bei aktivem Distress (neurohormonelles Ungleichgewicht) (20) (vgl. H6, H7 in Abb. 1).

Verbindungen solcher pathophysiologischer Effekte zu KHK-Komplikationen werden vor allem über die Arteriosklerose angenommen (H7, H8). Demnach tragen hämodynamische Effekte über zirkulierende Lipidsubstanzen und die Blutplättchenaggregation zu endothelialen Schäden bei. Bei veränderten

Koronargefäßen werden weitere Prädispositionen diskutiert: Kann eine plötzliche, stark erhöhte kardiale Anforderung nicht mehr durch vermehrten Koronardurchfluß oder andere physiologische oder biochemische Reaktionen ausgeglichen werden, so können Konsequenzen im Herzinfarkt, ventrikulären Arrhythmien und plötzlichem Herztod liegen (21).

Im folgenden gehen wir kurz darauf ein, wie diese Hypothesen untersucht und geprüft werden.

Methoden der Typ-A-Forschung

Das 'Strukturierte Interview' (SI) klassifiziert Individuen nach der bekannten Dichotomie als Typ A oder Typ B, vor allem aufgrund sprachlicher und psychomotorischer Verhaltensweisen, die bei einer Befragung gezeigt werden (22). Das SI hat bisher den höchsten prädiktiven Wert in bezug auf Streßreaktionen und KHK (23). Anwendungsökonomischer ist der selbstauszufüllende Fragebogen zur 'Aktivitätserfassung' (JAS), womit man Personen auf Subskalen Kennwerte zuordnet, die im Sinn der A/B-Typologie interpretiert werden (24).

Der häufigste Untersuchungsansatz besteht nun darin, die postulierten A/B-Unterschiede (nach Typ oder Grad der Ausprägung) bei einzelnen oder kombinierten Komponenten (vgl. Abb. 1) in Experimenten, in Fall-Kontroll- und in prospektiven Studien zu überprüfen bzw. nach entsprechenden Zusammenhängen zu forschen. Unterscheiden lassen sich weiter epidemiologische Ansätze zum Risikofaktorenmodell (Abb. 1 außen) und experimentelle Ansätze zu Risikomechanismen (Abb. 1 Mitte). Als verbindliche Gütekriterien solcher Untersuchungen werden z.B. von JENKINS (25) genannt: Stärke von Beziehungen, Reproduzierbarkeit von Ergebnissen, klare zeitliche Folge unabhängiger und abhängiger Variablen, Spezifität der Typ-A-Prädiktoren, Nachweis von Dosis-Wirkungs-Beziehungen sowie experimentelle Reproduzierbarkeit der postulierten Beziehungen.

Ergebnisse der Typ-A-Forschung

Welche Evidenzen gibt es bisher für die genannten Hypothesen? Wie erwartet, werden Typ-A-Personen von sich selbst und anderen als antriebsstärker, aggressiver, dominanter und selbstbewußter geschildert (26); man trifft sie häufiger in der Mittelschicht (27) und bei Gruppen mit rascher aufwärtsmobiler Berufskarriere und höherem sozioökonomischem Status an (vgl. H2 in Abb. 1) (28).

Als relevante Umweltmerkmale wurden vor allem chronische Arbeitsbedingungen untersucht. Bei Kontrolle von Statusmerkmalen zeigte sich, daß A-Personen häufiger unter Bedingungen wie Rollenüberlastung, Überwachungsverantwortung für andere Mitarbeiter, widersprüchlichen Anforderungen und Ambiguität tätig sind (29). Auf die besondere Rolle des Typ-

A-Faktors in Risikokonstellationen (30) deuten auch Befunde, die zeigen, daß bei Auftreten unkontrollierbarer Lebensereignisse das Infarktrisiko dann erhöht ist, wenn gleichzeitig eine hohe Typ-A-Ausprägung vorliegt (vgl. H3) (31).

Insgesamt gibt es somit eine Reihe von Hinweisen für die Interaktionshypothesen (H2, H3), die aber weder befriedigend systematisch noch vollständig sind (32).

Experimentelle Untersuchungen in Streßsituationen (33) bestätigten die erwarteten Verhaltensunterschiede: Unter entsprechenden Anforderungsbedingungen (s.u.) zeigen Typ-A-Personen bei kognitiven und psychomotorischen Aufgaben jeweils eher oder stärker Verausgabung, Rivalitätsverhalten, Ungeduld und Aggression bei Störungen, z.T. bessere Leistungen, Müdigkeitsverleugnung und Abwehr störender Reize. Sie sind also, wie erwartet, aggressiver, ungeduldiger und antriebsstärker (H3). Als physiologische Korrelate extremer Formen der Streßbewältigung zeigen sie, bei gleichen Basalwerten, häufig sowohl einen stärkeren Anstieg von Blutdruck und Herzfrequenz (34) als auch stärkere Katecholaminausschüttungen (H5). Nach FRIEDMAN (35) weisen Typ-A-Personen u.a. eher Hypercholesterinämie, höhere Triglycerid- und ACTH-Spiegel auf (H6).

Als notwendige Bedingungen für diese Unterschiede gelten Aufgabenstellungen, die Anforderungs-Bewältigungsdiskrepanzen beinhalten, die relevant für Charakteristika des Typ-A-Verhaltens sind (z.B. aufreibender Wettbewerb) und vor allem Instruktionen, die die besondere Bedeutung möglicher Konsequenzen (z.B. für das Selbstwertgefühl) der Person vermitteln (36). Im Gegensatz zu negativen Ergebnissen für nicht-reaktive Hypertonie (vgl. H6 in Abb. 1) korrelierte das Typ-A-Muster wie erwartet mit der Schwere und/oder dem progredienten Verlauf von Arteriosklerose (37), obwohl auch hier gegenteilige Befunde vorliegen (38) (vgl. H7).

Fast ohne Ausnahme weisen KHK-Fall-Kontrollstudien und entsprechende prospektive Studien auf die Bedeutung bestimmter Typ-A-Verhaltensweisen (vor allem Feindseligkeit, Ungeduld, explosive und beschleunigte Sprechweise) hin. Folglich sollte nur von diesen als 'koronargefährdete Verhaltensweisen' im Unterschied zum gesamten Typ-A-Muster gesprochen werden (39). Eckpfeiler der Argumentation eines Risikoverhaltens ist unter mehreren prospektiven Studien die Western Collaborative Group Study (40). Hier wiesen Typ-A-Personen u.a. ein ca. zweimal so hohes relatives Risiko für KHK-Inzidenzen auf (bei Kontrolle anderer Risikofaktoren) und - bei Vorliegen eines Infarktes - ein noch höheres Risiko für Rezidive.

Zusammenfassung

Trotz einer Reihe berechtigter Kritikpunkte an Konzepten, Methoden und Ergebnissen der Typ-A-Forschung (z.B. Beschränkung auf Teilprüfungen, mangelnde Spezifität und unvollständige Explikation des Konstrukts) weist der Forschungsstand nicht nur auf die Existenz eines wichtigen Verhaltens-Risikofaktors in KHK-Ätiologie-Modellen hin, sondern bietet zudem Erklärungsansätze von Mechanismen der KHK-Pathogenese, die auch wissenschaftstheoretisch anspruchsvolleren Kausalmodellen genügen.

CHANCEN UND GRENZEN PRÄVENTIVER STRATEGIEN

Was läßt sich aufgrund des referierten Forschungsstands zu Zielsetzungen und Erfolgsaussichten möglicher präventiver Maßnahmen sagen?

Aus forschungslogischer Sicht ist Prävention verhaltensbedingter Krankheitsrisiken erst dann vertretbar, wenn über den Befund prospektiver Zusammenhänge hinausgehend zwei weitere Voraussetzungen erfüllt sind: Erstens der Nachweis, daß Verhaltensänderungen auch zur Veränderung relevanter physiologischer Parameter im gewünschten Sinn führt und zweitens die Generalisierbarkeit eines solchen Nachweises über Labor- und Therapiebedingungen hinaus (41). Der Ertrag diesbezüglicher Forschung wird unterschiedlich bewertet. Daher sind beim heutigen Wissensstand Art und Umfang wünschenswerter Maßnahmen umstritten. Die Spannweite der Empfehlungen reicht von der völligen Beschränkung auf 'experimentelle' Interventionsstudien (42) über die gezielte Behandlung von Risikogruppen (43) und die Veränderung einzelner Umweltbedingungen (44) bis zur Korrektur des westlichen Wertsystems bzw. 'Lebensstils'.

Welche Zielgruppen und Umweltbedingungen für präventive Maßnahmen jeweils relevant sind und was mit ihnen bewirkt werden kann oder soll, hängt wesentlich vom Zeitpunkt der Intervention ab (Tab. 1).

Tab. 1: Akute und längerfristige Zielsetzungen verschiedener Formen der Typ-A-Prävention (nach ROSKIES (45))

	Kritisches Verhaltensmuster	KHK-Vorstufen	KHK-Komplikationen	KHK-Rezidive
bei primärer Prävention:	akut verhindern	langfristig verhindern	langfristig verhindern	langfristig verhindern
bei sekundärer Prävention:	liegt vor	liegt vor	akut verhindern	langfristig verhindern
bei tertiärer Prävention:	liegt vor	liegt vor	liegt vor	akut verhindern

Vor diesem Hintergrund sollen nun die beiden generellen Präventionsmöglichkeiten diskutiert werden:

- Änderung kritischer Bedingungen des einzelnen Individuums
- Änderung kritischer Umweltbedingungen.

Ansätze beim Individuum

Wenn gefährdendes Typ-A-Verhalten wesentlich umweltbedingt ist, wenn es an sich produktiv und erfolgversprechend ist und sozial und materiell verstärkt wird, wenn es schließlich weder als sozial deviant noch als pathogen erlebt wird, so stellen sich Probleme bei der Wünschbarkeit und Machbarkeit von Änderungsversuchen. So schließt z.B. FRIEDMAN die Therapierbarkeit von Personen ohne dramatische Krankheitserlebnisse aus. Zudem wird gefragt, ob Interventionen nicht möglicherweise zu Nachteilen führen könnten, etwa zu sozialer Desintegration oder zu befürchtetem oder tatsächlichem Leistungsabfall. Argumente für Typ-A-Therapie besagen dagegen, daß sie extrem gefährdeten Individuen möglicherweise noch rechtzeitig Hilfe bringen kann, daß sie in geeigneter Form auch bei der sekundären Prävention denkbar ist (45), daß ihre positiven Effekte - zumindest in Ansätzen - nachgewiesen wurden (46) und daß Effekte bei der tertiären Prävention auch relativ schnell nachweisbar sind (47).

Eine Wertung solcher Überlegungen hängt von der Frage ab, wen, was und wie man ändern will. Die bisher vorgestellten Ansätze zielen entweder auf eine möglichst umfassende Änderung einer Risikopersönlichkeit und ihrer Umwelt (grundlegende Neuorientierung), auf personenspezifische Ursachen der Realisierung des Verhaltensmusters (psychoanalytische Therapie) oder lediglich auf die Mechanismen, die tatsächlich zu pathogenen Folgen führen. Wie wird versucht, solche Änderungen zu erreichen?

FRIEDMAN strebt bei Infarktpatienten eine grundlegende Neuorientierung von Lebenssinn und Lebenspraxis an, z.B. durch die Vermittlung der Einsicht, daß Typ-A-Verhalten langfristig eher zu Mißerfolgen und zu einer Verarmung der Persönlichkeit führt. Es wird versucht, solche Einsichten durch eine selbstgesteuerte radikale Veränderung der äußeren Lebenssituationen zu ergänzen, vor allem durch Vermeidungsverhalten gegenüber Streßsituationen, bis hin zur Aufgabe von Handlungsfeldern oder sogar des Berufs. Schließlich wird das Training neuer, günstiger Verhaltensweisen für notwendig gehalten.

Psychoanalytische Therapieformen versuchen, vor allem durch die Aufarbeitung grundlegender Konflikte, motivierende Ursachen von Typ-A-Verhaltensweisen aufzudecken und in ihren Wirkungen dem Klienten verstehbar zu machen. 'Fehlt' dann die Ursache, weil man ihre Wirkung versteht, so gibt es auch in Anforderungssituationen kein besonderes Bedürfnis mehr, mit extremen Verhaltenweisen zu reagieren (48), wie die Vertreter dieses Ansatzes meinen.

Kognitiv-verhaltenstheoretische Ansätze wurden bisher am häufigsten angewandt (49). Sie vermeiden die anfangs genannten Probleme dadurch, daß sie nur auf koronargefährdende Verhaltensweisen und die folgenden pathophysiologischen Mechanismen zielen, also bewußt weder Wertvorstellungen noch Ziele und Motive von Personen, noch deren Umweltbedingungen ändern wollen. Es wird angestrebt, die Fähigkeiten des Individuums zu verbessern, auf Streßsituationen, deren Auftreten für mehr oder weniger unvermeidlich gehalten wird, ohne Übererregung zu reagieren und sie effektiv unter Kontrolle zu bringen. Angewendet werden dabei Verfahren wie systematische Desensibilisierung, Entspannungstechniken, Selbstkontroll- und Angst-Management-Techniken.

Trotz erster ermutigender Ergebnisse (50) sind diese Ansätze, abgesehen vom Problem längerfristiger Erfolgschancen bei konstanten Umweltbedingungen, auch im idealsten Fall beschränkt auf jeweils kleine Personengruppen in exponierten Risikokonstellationen oder Personen, die bereits erkrankt sind.

Ansätze auf sozialstruktureller Ebene

Wenden wir uns abschließend der Frage zu, in welcher Weise auf sozialstruktureller Ebene Prävention betrieben werden kann. Grundsätzlich lassen sich hier zwei Möglichkeiten unterscheiden, nämlich zum einen die Propagierung von Leitbildern, d.h. Gesundheitserziehung im weitesten Sinn, zum anderen der Abbau riskanter Lebensbedingungen. Träger bzw. Initiatoren von Strategien der ersten Art wären alle diejenigen, die in Bildungs-, Familien- oder Kulturpolitik Verantwortung tragen; Strategien der zweiten Art sollten von Sozialpolitikern, von den Tarifpartnern sowie von Betriebsräten und Unternehmensleitungen forciert werden. Denn sowohl aus konzeptuellen wie aus pragmatischen Gründen ist evident, daß im Hinblick auf die Verringerung verhaltensbedingter Koronarrisiken der Bereich der Berufsarbeit besondere Aufmerksamkeit verdient, wenn es um die politische Gestaltung langfristig stabiler Handlungsbedingungen geht.

Während der Einsatz erzieherischer Maßnahmen, wenn überhaupt, nur auf sehr lange Sicht Erfolge erwarten läßt, kann der Abbau riskanter Arbeitsbedingungen auch kurzfristig im erwarteten Sinn verhaltenswirksam werden.

Welche inhaltlichen Forderungen lassen sich aus dem bisher Gesagten ableiten, und wie sind ihre Erfolgsaussichten einzuschätzen?

Erzieherische Strategien beziehen sich implizit oder explizit auf Leitbilder. In der Konsequenz unserer Ausführungen wäre der Typ-B-Mensch als positives Leitbild zu betrachten: ruhig, gelassen, ein Mensch, der seine Grenzen kennt und sie akzeptiert. Im Hinblick auf Koronarprävention wäre aber wenig erreicht, wenn ein solches Leitbild lediglich propagiert würde. Ohne entsprechende institutionelle Absicherungen haben soziale Wertvorstellungen kaum eine Chance, gelebt zu werden. Deshalb kann auch das Beispiel Japan mit seiner erstaunlich geringen KHK-Prävalenz kein Vorbild sein, zumindest nicht allein auf der Ebene von Leitbildern. Die Möglichkeit des Menschen, ohne Selbstzerstörung produktiv zu sein, ist eben nicht vorwiegend eine Frage der Mentalität, sondern wesentlich eine Frage historisch gewachsener Institutionen. Die Aussichten, daß durch die Propagierung neuer Leitbilder sich Verhalten wirksam beeinflussen ließe, sind daher als gering zu veranschlagen.

Demgegenüber ist bei Strategien, die auf den Abbau riskanter Handlungsbedingungen - etwa von Arbeitssituationen - zielen, zu erwarten, daß sich mit den extern vorgegebenen Umständen der Situation auch die Einstellung der Arbeitsperson wie auch ihr Verhalten ändert. Denn Eingriffe in den institutionellen Handlungsrahmen haben Folgen für die Konsequenzen von Verhalten; und berufliches Arbeitsverhalten wird ja gerade wegen erhoffter oder befürchteter Konsequenzen potentiell zum Typ-A-Verhalten.

Prämisse für die Empfehlung von Maßnahmen dieser Art ist also: Bewegt sich die Person überwiegend in Situationen, in denen sie keine spezifischen Anforderungen oder Auslöser für extremes Verhalten findet, dann wird die Wahrscheinlichkeit für pathogene Wirkungen gering, selbst wenn die Person für Risikoverhalten disponiert ist; denn gefährdende Verhaltensweisen werden unter solchen (idealen) Bedingungen dysfunktional und möglicherweise allmählich verlernt.

Welches sind nun solche riskanten Handlungsbedingungen, deren Abbau man anzielen sollte? Leider ist das Problem der Spezifität von Risikosituationen bisher nur wenig systematisch, d.h. bezogen auf die A/B-Typologie, untersucht worden (51). Beim gegenwärtigen Wissensstand von Psychophysiologie und Epidemiologie scheinen vor allem drei Sachverhalte als Risikobedingungen beruflichen Handelns von Bedeutung zu sein:

- inkonsistente Anforderungen in der Aufgabendefinition (z.B. auf sogenannten Grenzstellen von Organisationen),
- aufgabeninadäquate Ressourcen (z.B. Informationsmangel, geringer Entscheidungsspielraum),
- stark leistungsabhängige Gratifikationen (ob als Einkommensanteile, Beförderungschancen oder Arbeitsplatzsicherheit).

Als generelle Forderungen leiten sich daraus ab:

- klare Abgrenzung von Kompetenzen, eindeutige Zweckvorgaben, Vermeidung von Mehrfachunterstellungen, Flexibilität zeitlicher Leistungsnormen,
- Delegationsmöglichkeiten und Inanspruchnahme zusätzlicher temporärer Hilfen als Bestandteil der Organisationsplanung, dezentralisierte Entscheidungsbefugnisse,
- Zeitlohnbedingungen, langfristige Stabilität von Beschäftigungsverhältnissen (52).

ANMERKUNGEN

(1) D.h. alle berücksichtigten Verhaltensweisen von Typ-A, im Unterschied zu bestimmten oder extremen Anteilen mit besonderem Bezug zu KHK ('koronargefährdendes Verhalten')

(2) FRIEDMAN, M. und R.H. ROSENMAN: Type A behavior and your heart. Greenwich, Conn. (Fawcett), 1974.

DEMBROSKI, T.M. und M.J. HALHUBER (Hg.): Psychosozialer Streß und koronare Herzkrankheit, Bd. 3: Verhalten und koronare Herzkrankheit. Berlin (Springer), 1981.

DEMBROSKI, T.M. et al. (Hg.): Coronary prone behavior. New York (Springer), 1978.

GLASS, D.C.: Behavior patterns, stress, and coronary disease. Hillsdale, N.J. (Erlbaum Associates), 1977.

(3) Typ-A-Konzepte beziehen sich neuerdings stark auf interaktionistische/transaktionistische Ansätze (vgl. ENDLER, N.S. und D. MAGNUSSON (Hg.): Interactional psychology and personality. Washington/D.C., 1975), gebrauchen den Begriff aber meist unschärfer.

(4) D.h. psychosoziale Situationen mit objektiv und/oder subjektiv relevanten oder bedrohlichen Anforderungs-/Bewältigungs-Diskrepanzen.

(5) FRIEDMAN, M. und R.H. ROSENMAN: Type A ..., a.a.O.

DEMBROSKI, T.M. et al. (Hg.): Coronary ..., a.a.O.

(6) LAZARUS, R.S.: Streß und Streßbewältigung - ein Paradigma. In: FILIPP, S.H. (Hg.): Kritische Lebensereignisse, S. 198-232. München (Urban und Schwarzenberg), 1981.

DEMBROSKI, T.M. und M.J. HALHUBER (Hg.): Psychosozialer Streß ..., a.a.O.

GLASS, D.C.: Behavior patterns ..., a.a.O.

(7) GLASS, D.C.: Behavior patterns ..., a.a.O.

(8) FRIEDMAN, M. und R.H. ROSENMAN: Type A ..., a.a.O.

(9) DEMBROSKI, T.M. und M.J. HALHUBER (Hg.): Psychosozialer Streß ..., a.a.O.

(10) FRIEDMAN, M. und R.H. ROSENMAN: Type A ..., a.a.O.

DEMBROSKI, T.M. und M.J. HALHUBER (Hg.): Psychosozialer Streß ..., a.a.O.

(11) KRANTZ, D.S. et al.: Behavior patterns and coronary disease: a critical evaluation. In: CACCIOPPO, J.T. und R.E. ETTY (Hg.): Focus on cardiovascular psychophysiology. New York (Guilford Press), 1981.

DEMBROSKI, T.M. und M.J. HALHUBER (Hg.): Psychosozialer Streß ..., a.a.O.

GLASS, D.C.: Behavior patterns ..., a.a.O.

(12) SIEGRIST, J. et al.: Soziale Belastungen und Herzinfarkt. Stuttgart (Enke), 1980.

DITTMANN, K. und H. MATSCHINGER: Modellkonzepte zum Einfluß von Kontrollambitionen in experimentellen Designs. Unveröff. Manuskript zum DFG-Forschungsbericht Si 236/4-5 (Marburg, 1981)

(13) vgl. Anm. 2

(14) GLASS, D.C.: Behavior patterns ..., a.a.O.

KRANTZ, D.S. et al.: Behavior patterns ..., a.a.O.

(15) FRANKENHAEUSER, M. und U. LUNDBERG: Psycho-neuroendocrine aspects of effort and distress as modified by personal control. In: SINZ, R. (Hg.): Proceedings of psychophysiology. Berlin/ DDR (G. Fischer) (im Druck).

SIEGRIST, J.: Psychosocial coronary risk constellations in the work setting. Referat auf dem Kongreß 'Behavioral Medicine: Work, Stress and Health', NATO Advanced Study Institute, Castera-Verduzan, 2.-14. August 1981.

(16) COOPER, T., T. DETRE und S. WEISS: Coronary prone behavior and coronary heart disease. A critical review. Review Panel, US National Heart, Lung and Blood Institute, 1978.

FRIEDMAN, M. und R.H. ROSENMAN: Type A ..., a.a.O.

DEMBROSKI, T.M. und M.J. HALHUBER (Hg.): Psychosozialer Streß ..., a.a.O.

KRANTZ, D.S. et al.: Behavior patterns ..., a.a.O.

SIEGRIST, J.: Psychosocial coronary risk ..., a.a.O.

(17) HENRY, J.P. und P. STEPHENS: Stress, health and the social environment. New York (Springer), 1977.

(18) DEMBROSKI, T.M. und M.J. HALHUBER (Hg.): Psychosozialer Streß ..., a.a.O.

(19) GLASS, D.C.: Behavior patterns ..., a.a.O.

(20) HENRY, J.P. und J.P. MEEHAN: Psychosocial stimuli, physiological specifity, and cardiovascular disease. In: WEINER, H. et al. (Hg.): Brain, behavior, and bodily disease, S. 305-333. New York (Raven Press), 1981.

Weitergehend lassen sich auch kritische Phasen im Lebenslauf (Arbeitsplatzverlust, Karriere-Einbrüche) im Active-Distress-Konzept interpretieren (vgl. Anm. 15).

FRANKENHAEUSER, M. und U. LUNDBERG: Psycho-neuroendocrine aspects ..., a.a.O.

SIEGRIST, J.: Psychosocial coronary risk ..., a.a.O.

(21) WEINSTEIN, R., M.B. STEUERMAN und T. MACIAG: Hormonal requirements for growth of arterial smooth muscle cells in vitro:

an endocrine approach to atherosclerosis. Science 212 (May 15): 818 (1981)

VERRIER, R.L. und B. LOWN: Neural influences and sudden cardiac death. Adv. Cardiol. 25: 155-168 (1978)

MASERI, A. et al.: Coronary vasospasms in angina pectoris. Lancet 1: 713-719 (1977)

vgl. HERD, J.A.: Physiological correlates of coronary prone behavior. In: DEMBROSKI, T.M. et al. (Hg.): Coronary ..., a.a.O., S. 129-136.

SIEGRIST, J.: Psychosocial coronary risk ..., a.a.O.

(22) Daneben werden auch seltener 4- oder 5-Typ-Klassifizierungen (A1, A2, X, B3, B4) angewandt.

(23) DEMBROSKI, T.M. und M.J. HALHUBER (Hg.): Psychosozialer Streß ..., a.a.O.

(24) Zudem gibt es inzwischen eine Reihe von Modifizierungen, Übersetzungen und Neuentwicklungen (z.B. von BORTNER, HAYNES, VAN DIJL, APPELS, KORNITZER, Marburger Medizinsoziologie).

vgl. auch DEMBROSKI, T.M. und M.J. HALHUBER (Hg.): Psychosozialer Streß ..., a.a.O.

(25) DEMBROSKI, T.M. und M.J. HALHUBER (Hg.): Psychosozialer Streß ..., a.a.O.

(26) DEMBROSKI, T.M. und M.J. HALHUBER (Hg.): Psychosozialer Streß ..., a.a.O.

(27) Genannt sei hier das 'Paradoxon', daß dagegen in der Unterschicht die Herzinfarktraten höher als in der Mittelschicht liegen (zu Erklärungsversuchen vgl. Anm. 15).

(28) METTLIN, C.: Occupational careers and the prevention of coronary prone behavior. Soc. Sci. Med. 10: 367-372 (1976)

HOWARD, J.H., D.A. CUNNINGHAM und P.A. RECHNITZER: Work patterns associated with Type A behavior: a managerial population. Hum. Relations 30: 825-836 (1977)

SIEGRIST, J. et al.: Soziale Belastungen ..., a.a.O.

(29) WEBER, I., K. DITTMANN und J. SIEGRIST: Berufliche Belastungserfahrungen bei Männern mit Herzinfarkt. In: MASCHEWSKY, W. et al. (Hg.): Arbeitsbelastung und Krankheit. Frankfurt/M. (Campus), 1982, im Druck.

SIEGRIST, J. et al.: Soziale Belastungen ..., a.a.O.

METTLIN, C.: Occupational careers ..., a.a.O.

HOWARD, J.H., D.A. CUNNINGHAM und P.A. RECHNITZER: Work patterns ..., a.a.O.

(30) SIEGRIST, J. et al.: Soziale Belastungen ..., a.a.O.

(31) GLASS, D.C.: Behavior patterns ..., a.a.O.

(32) COOPER, T., T. DETRE und S. WEISS: Coronary prone behavior ..., a.a.O.

(33) LOVALLO, W.R.: The relationship of active versus passive coping during exposure to aversive stimulation in Type A men: possible experimental models. Referat auf dem Kongreß 'Behavioral Medicine: Work, Stress and Health', NATO Advanced Study Institute, Castera-Verduzan, 2.-14. August 1981.

vgl. auch Anm. 2.

(34) DITTMANN, K. und H. MATSCHINGER: Modellkonzepte ..., a.a.O.

vgl. auch Anm. 2.

(35) vgl. auch Anm. 2.

(36) LOVALLO, W.R.: The relationship ..., a.a.O.

(37) DEMBROSKI, T.M. und M.J. HALHUBER (Hg.): Psychosozialer Streß ..., a.a.O.

KRANTZ, W.S. et al.: Behavior patterns ..., a.a.O.

COOPER, T., T. DETRE und S. WEISS: Coronary prone behavior ..., a.a.O.

(38) SIEGRIST, J. et al.: Soziale Belastungen ..., a.a.O.

(39) COOPER, T., T. DETRE und S. WEISS: Coronary prone behavior ..., a.a.O.

vgl. a. Anm. 1.

(40) ROSENMAN, R.A. et al.: Coronary heart disease in the Western Collaborative Group Study: Final follow-up experience of 8 1/2 years. JAMA 233: 872-877 (1975)

(41) ROSKIES, E.: Considerations in developing a treatment program for the coronary prone (Type A) behavior pattern. In: DAVIDSON, P.O. und S.M. DAVIDSON (Hg.): Behavioral medicine - changing health lifestyles, S. 299-326. New York (Brunner/Mazel), 1980.

KRANTZ, D.S. et al.: Behavior patterns ..., a.a.O.

COOPER, T., T. DETRE und S. WEISS: Coronary prone behavior ..., a.a.O.

vgl. auch Anm. 2.

(42) COOPER, T., T. DETRE und S. WEISS: Coronary prone behavior ..., a.a.O.

(43) SUINN, R.M. und C. BLOOM: Anxiety management for Type A persons. J. Behav. Med. 1: 25-35 (1978)

FRIEDMAN, M. und R.A. ROSENMAN: Type A behavior ..., a.a.O.

ROSKIES, E.: Considerations ..., a.a.O.

(44) WEINERT, A.B.: Einflüsse der Organisationsstruktur auf betrieblichen Streß. Industrielle Organisation 43: 493-498 (1974)

NEWMAN, J.E. und T.A. BEEHR: Personal and organizational strategies for handling job stress: a review of research and opinion. Personnel Psychol. 32: 1-43 (1979)

(45) ROSKIES, E.: Considerations ..., a.a.O.

(46) ROSKIES, E.: Considerations ..., a.a.O.

SUINN, R.M. und L.J. BLOOHM: Anxiety ..., a.a.O.

(47) FRIEDMAN, M. und R.A. ROSENMAN: Type A behavior ..., a.a.O.

ROSKIES, E.: Considerations ..., a.a.O.

(48) ROSKIES, E.: Considerations ..., a.a.O.

(49) ROSKIES, E.: Considerations ..., a.a.O.

SUINN, R.M. und L.J. BLOOHM: Anxiety ..., a.a.O.

In diesem Zusammenhang wird auch der mögliche (anfangs begleitende) Einsatz von Beta-Blockern diskutiert. Zudem gibt es Überlegungen zur Verbesserung der sozialen Unterstützung und zur Organisation von Betroffenen, z.B. in Selbsthilfegruppen und Patientenclubs.

(50) FRIEDMAN, M. und R.A. ROSENMAN: Type A behavior ..., a.a.O.

ROSKIES, E.: Considerations ..., a.a.O.

SUINN, R.M. und L.J. BLOOHM: Anxiety ..., a.a.O.

(51) KRANTZ, D.S. et al.: Behavior patterns ..., a.a.O.

COOPER, T., T. DETRE und S. WEISS: Coronary prone behavior ..., a.a.O.

NEWMAN, J.E. und T.A. BEEHR: Personal ..., a.a.O.

(52) vgl. Anm. 44.

CHRONISCH-MANGELHAFTES BEWÄLTIGUNGSVERHALTEN. EINIGE ERGEBNISSE PSYCHOANALYTISCHER UNTERSUCHUNGEN VON HERZINFARKTPATIENTEN

Heide Berndt

In der Medizinsoziologie wird seit einigen Jahren intensiver über das Problem 'psychosozialer Belastung' diskutiert, um einen sozialwissenschaftlichen Beitrag zur Erforschung der Ursachen von 'Volkskrankheiten' wie etwa den koronaren Herzerkrankungen zu leisten. Ziel dieser Überlegungen ist, analog zu den Forschungen über körperliche Risikofaktoren (Übergewicht, Rauchen, hoher Blutdruck), risikoreiche soziale Situationen ausfindig zu machen, um über ein breiteres Verständnis der Ursachen die Prävention dieser Erkrankungen besser anzugehen.

Dabei fällt auf, daß in der medizinsoziologischen Theoriebildung ein systematischer Bezug auf die psychoanalytischen Konzepte der psychosomatischen Medizin fehlt. Zwar werden zunehmend die Arbeiten von CANNON und SELYE, die die Grundlage zur neurophysiologischen Belastungsforschung schufen, rezipiert (1). Für die Entstehung von Gefäßerkrankungen und hier besonders der koronaren Herzerkrankung und schließlich dem Herzinfarkt besteht ein scheinbar lückenloses pathogenetisches Modell (2). Aber es ist doch erstaunlich, daß bei dieser Rezeption die Arbeiten von ALEXANDER, der CANNONs und SELYEs Streßforschung bereits in den vierziger Jahren in die Psychoanalyse integrierte und damit zum Begründer der psychosomatischen Medizin wurde, nahezu vergessen erscheinen. Auch die Weiterentwicklung der psychosomatischen Krankheitslehre wurde bislang in der medizinsoziologischen Belastungsforschung nicht sonderlich beachtet.

Einer der Gründe der Nicht-Nutzbarmachung der so vielfältigen Erkenntnisse der Psychosomatik scheint mir in bestimmten wissenschaftstheoretischen Festlegungen der soziologischen Denkweise zu liegen, die das von der Psychoanalyse bestimmte Vokabular der psychosomatischen Medizin als damit unvereinbar abweisen muß. Dafür spricht auch der Ursprung der sozialwissenschaftlichen Belastungsforschung, die zunächst aus der Arbeitsmedizin stammt. Nach dem Lehrbuch von VALENTIN et al. (3) wird in der Arbeitsmedizin unter Belastung "jede Einflußgröße" verstanden, die am menschlichen Organismus eine Wirkung hervorrufen kann. "Als Beanspruchung bezeichnet man Veränderungen des Organismus, die durch diese Belastung hervorgerufen werden." Mit den Begriffen Belastung/Beanspruchung werden die englischen Ausdrücke Stress/Strain hier synonym gesetzt. Diesem begrifflichen Modus haben sich u.a. SCHAEFER und BLOHMKE in ihrer empirischen Untersuchung 'Herzkrank durch psychosozialen Streß' (4) angeschlossen, um damit eine Erklärung für die Entstehung von koronaren Herzerkrankungen zu liefern. Belastung/Beanspruchung werden dabei an genau meßbaren Körperreaktionen, z.B. Erhöhung der Herzschlagfrequenz, abgenommen. Nun steht außer Zweifel, daß die Erfassung psychosozialer Belastungen ungleich schwieriger ist, da die psychische Beanspruchung, etwa Müdigkeit, nur schwer erfaßbare Körperreaktionen bewirkt und offenbar anders als körperliche Belastung wirkt. Zumindest ist der Zusammenhang von Belastungs-/Beanspruchungsfolgen nicht so eng und eindeutig. Es tritt zwischen Belastung und Beanspruchung eine entscheidende Variable: das Bewältigungsverhalten.

Negative Beanspruchungsfolgen psycho-sozialer Belastungen, etwa verschiedene Krankheiten oder schädliches, unerwünschtes Sozialverhalten, müssen darum nicht allein von der Stärke und Dauer der Belastungseinflüsse bestimmt sein, sondern ebenso von der Qualität des Bewältigungsverhaltens. Die Bewältigung von Belastungen, seien es nun Anforderungen aus der Umwelt oder körperliche Geschehnisse, werden in der Psychoanalyse mit anderen Begriffen diskutiert. Bewältigungsverhalten wird dort in eine Vielzahl seelischer Aktivitäten zerlegt, die unter den Oberbegriff Abwehrmechanismen fallen. 'Chronisch-mangelhaftes Bewältigungsverhalten' wäre nach den Begriffen der Psychoanalyse den Abwehrmechanismen gleichzustellen, die neurotische Erkrankungen bei einem gegebenen seelischen Konflikt nicht zu verhindern vermochten. Anstelle der sehr differenzierten psychoanalytisch-psychosomatischen Konzepte wurde in der sozialwissenschaftlichen Belastungsforschung mit Begriffen verschiedener lerntheoretischer, kognitivistischer Theorien gearbeitet. Stärke und Schwäche dieser Ansätze liegen in der Eingrenzung von Handeln und Verhalten auf bewußtseinspsychologisch klar nachvollziehbare Konstrukte. Grob gesagt handelt es sich um Vorstellungen, denen zufolge der Mensch als eine Art höherer Computer funktioniert, der seine Aktionen mittels 'Rückkopplungseffekten' ständig auf ihre Effektivität überprüft und notfalls korrigiert. Auf diese Weise erweitere sich der Erkenntnis- und Wahrnehmungskreis eines Individuums ständig; neue oder auch bedrohliche Umweltsituationen würden durch ein ständig erfolgreiches Rückkopplungs- oder Bewältigungsverhalten gemeistert. 'Chronisch-mangelhaftes Bewältigungsverhalten' kann es nur aufgrund falsch programmierter Rückkopplungen oder falsch gelernter Verhaltensweisen geben (5). Diese Konzepte haben den entscheidenden Nachteil, daß sie Lernen und Handeln unter Ausblendung der Emotionalität zu begreifen versuchen. Darum fehlt in ihnen der Begriff des seelischen Konflikts bzw. 'Krankheit als Konflikt'. Auch der Begriff der 'Bewältigung' als einer objektiven Fähigkeit des Subjekts, Konflikte zu lösen, hat kaum Platz in Theorien, die den Menschen als computerähnliche Umschaltstelle verschiedener innerer und äußerer Lebensanforderungen darstellen. Letztlich muß in derlei Theorien auf eine außerhalb des Subjekts liegende Objektivität abgehoben werden, weil die subjektiven Bewältigungsprozesse - Abwehrtechniken, die von der objektiven Realität ablenken; symbolische Wunscherfüllungen; Träume und Vorstellungsgebilde aller Art - eben nicht als objektive Vorgänge gelten.

Ohne mich weiter in eine der vielen mühseligen methodologischen Überlegungen zu begeben, möchte ich die Unterschiede solcher grundlegender

Begriffs- und Kategorisierungsweisen an zwei Arbeiten über Herzinfarktpatienten erläutern, die beide 1980 erschienen, einmal die medizinsoziologische Untersuchung von SIEGRISTs Arbeitsgruppe aus Marburg: "Soziale Belastungen und Herzinfarkt" (6), zum anderen die Studie "Zur Psychopathologie von Herzinfarktpatienten", die von einer Arbeitsgruppe des Sigmund-Freud-Instituts Frankfurt unter Leitung von Emma MOERSCH durchgeführt wurde (7). Die erste Untersuchung arbeitet sehr sorgfältig mit den statistischen Techniken der empirischen Sozialforschung - es wurden 380 Herzinfarktpatienten und 190 Personen einer Kontrollgruppe befragt, die andere beschränkt sich auf psychoanalytische Erstinterviews von 100 Herzinfarktpatienten.

In beiden Untersuchungen findet eine Auseinandersetzung mit bereits vorhandenen sozialwissenschaftlichen Erkenntnissen über das spezifische soziale 'Risiko-Verhalten' von Herzinfarktpatienten statt, insbesondere dem sogenannten 'Verhaltenstyp A', dessen Verhaltensmerkmale: übermäßiger beruflicher Ehrgeiz, starke Kontrollambitionen, Arbeitswut, gehemmte Aggressivität, explosive Sprechweise seit den Arbeiten von FRIEDMAN und ROSENMAN als der eindeutigste soziale Risikofaktor gelten (8). Dem medizin-soziologisch konventionellen Belastungsbegriff läuft dieses Ergebnis, welches auf eine sehr starke 'Selbstbelastung' schließen läßt, einigermaßen zuwider. Der Verhaltenstyp A spricht dem Bild der durch Rückkopplungseffekte stets auf Lerngewinn programmierten Persönlichkeit Hohn. Die Art seiner Lebensgestaltung, die Sucht nach Arbeit, die oft freiwillig auferlegte Hetze, die Pedanterie in der Aufgabenerledigung bedeuten zwar in vieler Hinsicht eine sozial erfolgreiche Anpassung, die durch sozialen Aufstieg belohnt werden kann; in gesundheitlicher Hinsicht ist sie offensichtlich ruinös. Insofern ist Verhaltenstyp A als 'chronisch-mangelhaftes Bewältigungsverhalten' anzusehen.

SIEGRISTs Arbeitsgruppe, die mit einem kognitivistischen Belastungsbegriff arbeitet, versucht das Erkrankungsrisiko aus dem "Mißverhältnis zwischen realen und/oder perzipierten Leistungsanforderungen und realen und/oder perzipierten Bewältigungsmöglichkeiten eines Individuums" zu erklären. Ein 'Risiko' liegt vor, wenn die Anforderungssituation nicht realistisch eingeschätzt wird und es zu Überforderungen kommt. Im Verlauf der Arbeit wird allerdings vorrangig die statistische Bestätigung von Belastungssituationen im familiären wie im Arbeitsbereich gesucht, die von dem Problem des 'nichtrealistischen' Bewältigungsverhaltens wieder hinwegführt und den Blick aufs scheinbar eindeutig Objektive lenkt: die Belastungen, die unabhängig vom Verhalten des Individuums und seinen subjektiven Verarbeitungsweisen bestehen. Hier ergibt die Untersuchung, daß die Patienten über mehr Belastungen zu berichten wissen als vergleichbare gesunde Personen aus der Kontrollgruppe. Am ausgeprägtesten waren Situationen im Sinne 'lebensverändernder Ereignisse', die an erster Stelle Beziehungsveränderungen im privaten Bereich bedeuten.

Das Fazit dieser Untersuchung läuft darauf hinaus zu zeigen, daß Herzinfarktpatienten psychosozial höher belastet sind als 'normale' Menschen. So erscheinen sie wiederum eher als Opfer von Verhältnissen, die unabhängig von ihrem Verhalten gegeben sind, weniger als Menschen, deren Bewältigungsverhalten gegenüber alltäglichen Belastungsformen risikoreich ist. Zum Hauptrisiko für die Erkrankung werden die 'Risikokonstellationen' in der Umwelt, während das risikoträchtige Verhalten nebensächlich wird.

KARMAUS' Kritik an der Risikofaktorenforschung, daß dieser unausgesprochen ein "extrem passives Menschenbild" zugrunde liege (9), gilt in gewisser Weise auch für diese Untersuchung. Entsprechend der Vernachlässigung des besonderen 'subjektiven Faktors' der Herzinfarktpatienten fallen auch die Ratschläge aus, die in der Therapie empfohlen werden: "Entspannungstechniken", "problemorientiertes Gespräch" (10). Diese Ratschläge sind zweifellos sehr allgemein, und es ist fraglich, ob sie bei dem typischen Bewältigungsverhalten von Herzinfarktpatienten therapeutisch sinnvolle Wirksamkeit entfalten können.

Wenn eine bestimmte Form der Lebensbewältigung ein wesentliches 'Risiko' zur Disposition der koronaren Herzerkrankung und im weiteren zum Herzinfarkt ist, muß die nächste Frage lauten: Wie kommt es zu derart mangelhaftem, chronisch-mangelhaftem Bewältigungsverhalten?

HAHN führte die erste systematische deutsche Untersuchung durch, in der 50 Herzinfarktpatienten psychoanalytisch interviewt wurden (11); er zeigt anhand verschiedener Krankengeschichten, wie gefährlich das scheinbar realitätsgerechte Bewältigungsverhalten für die Patienten ist. Es ist die Aufgabe der psychotherapeutischen Arbeit, scheinbar belanglose Ereignisse, die jedoch beunruhigend auf den Patienten wirken, in ihrer Gefühlsqualität erlebbar zu machen.

HAHN erläutert an einem exemplarischen Fall, wie irreführend die Vorstellung ist, daß nur die Belastungen des Berufslebens abgebaut werden müßten, um eine Besserung des Krankheitsgeschehens herbeizuführen. Die Beschäftigung mit dem 'Streß' in Form angebbarer äußerer Belastungen lenkt vom inneren psychopathologischen Geschehen, der inadäquaten Verarbeitung emotionaler Spannung und Ängstigung, nur ab. In dem von HAHN geschilderten Fall trat der erste Reinfarkt 'paradoxerweise' auf, als der Patient auf Halbtagstätigkeit umgestiegen war, und der dritte, dann rasch zum Tode führende Infarkt erfolgte, nachdem der Patient die endgültigen Schritte zu seiner Invalidisierung eingeleitet hatte.

Es kam zum Zusammenbruch, als alle 'Anstrengungen zur Gesundheit' sich als erfolglos erwiesen hatten. Nichts scheint für diese Patienten schlimmer zu sein als das Eingeständnis von Krankheit und Schwäche. In der Bagatellisierung, der Verleugnung der Grenzen der körperlichen und seelischen Belastbarkeit, liegt das 'chronisch-mangelhafte Bewältigungsverhalten' dieser Patienten.

Dies wird mit großer Deutlichkeit in der vom Sigmund-Freud-Institut durchgeführten Untersuchung betont. Dort heißt es unmißverständlich: "Der von vielen Herzinfarktpatienten angeführte Streß im Berufsleben, der auch in der Literatur als auslösende Situation oft diskutiert wird, erweist sich daher bei unserer Untersuchung gerade nicht als die eigentliche Konfliktsituation; die Überarbeitung stellt sich vielmehr als ein Abwehrverhalten gegenüber inneren Konflikten heraus" (12).

Die koronaren Herzerkrankungen fügen sich damit den Mechanismen der psychosomatischen Symptomgenese ein. Die psychischen Konflikte liegen bei Herzinfarktpatienten im Wunsch nach Passivität und Versorgtheit. Traumatische Erlebnisse in der frühen Kindheit nötigen zur Abwehr dieser Wünsche. Diese Konstellation ist allerdings nicht für Herzinfarktpatienten spezifisch. Bei den meisten psychosomatischen Erkrankungen ist das Erleben von Versorgtheitswünschen konflikthaft besetzt. Beim Verhaltenstyp A sind die Ängste, die das Passivsein auslöst, so gewendet, daß das Gefühl der Abhängigkeit um jeden Preis vermieden werden muß. Hart arbeiten wird als erfolgreiches Mittel in der Abwehr eingesetzt. Unumgängliche Abhängigkeiten, wie die von nahen Familienangehörigen, vor allem die vom eigenen Körper, werden entweder so gut es geht geleugnet oder durch Dominanz und Beherrschung gesteuert.

Introspektion, die wesentliche Voraussetzung psychotherapeutischer Arbeit, scheitert bei diesen Patienten an der starken Angst vor Realisierung von Abhängigkeiten; sie wird als Schwäche erlebt. Aktivität und Arbeitsamkeit dienen der Abwehr dieser Schwäche. Die auch in SIEGRISTs Arbeitsgruppe festgestellte Neigung zu starken 'Kontrollambitionen' ist Teil des pathologischen Abwehrverhaltens.

REVERS et al., die in Fortführung des testpsychologischen Teils der Arbeit von HAHN selbst 19 Herzinfarktpatienten in Norddeutschland interviewten und dem Thematic Apperception Test (TAT) unterzogen, dazu 18 TAT-Auswertungen von Herzinfarktpatienten aus Süddeutschland auswerteten, betonen, daß die gestörte frühkindliche Beziehung zu den Eltern eine 'Selbstverwirklichung' auf erotischem Gebiet verhinderte (13). Obwohl in den Interviews die Ehen meist als gut geschildert werden, enthüllen die auf unbewußte Inhalte zielenden Bilder des TAT trotzdem Konflikte auf sexuellem Gebiet.

Dies wird zum Teil auch in der Untersuchung des Sigmund-Freud-Instituts bestätigt (14). Emotionale Belastungen können generell nicht akzeptiert werden; sie werden mit dem vagen Hinweis auf 'Überlastung' und 'Streß' verleugnet. Wie überhaupt der Abwehrmechanismus der Verleugnung am häufigsten eingesetzt zu werden scheint, um mit seelischen Konflikten fertig zu werden. Auffällig ist das Bemühen um eine 'Normalitätsfassade'. Zusammenfassend konstatieren die Frankfurter Psychoanalytiker: "Unschwer ist nachzuvollziehen, daß besondere Tüchtigkeit, Unterordnung aller privaten Interessen unter die des Berufs und die selektive Ausbildung motorischer und kognitiver Leistungen als Abwehr der Angst vor Abhängigkeit zu verstehen ist. Diese besondere Form der Ich-Ausprägung imponiert durch die Einförmigkeit ihrer Stabilität und die Prävalenz von Handlungsfunktionen - in die Gefühlhaftes allenfalls 'eingebaut' ist - als ein

Charakterzug, der einen bestimmten Zweck zu erfüllen hat" (15).

Aus der Kenntnis dieses Bewältigungsverhaltens lassen sich schließlich sinnvollere Beziehungsformen zum Kranken herstellen als bei den üblichen Mustern von Ratschlägen, die gewöhnlich nicht befolgt werden, weil sie an der Abwehrstruktur des Patienten scheitern müssen; dieses Abwehrverhalten wiederum wird von den Personen der Umgebung als höchst ärgerliche, halsstarrige Unvernunft erlebt.

KÖHLE und GAUS berichten von der stationären Erfahrung mit Herzinfarktpatienten, daß die Verleugnungstendenzen sowie die dahinterstehenden Ängste - Verlust von Autonomie - gar nicht ernst genug genommen werden können (16). Gerade weil Hilflosigkeit so bedrohlich für den Herzinfarktpatienten ist, benimmt er sich noch während der akuten Erkrankungsphase oft lebensgefährlich aktiv, um seine Selbstbehauptung zu wahren.

Hilfe anzunehmen bedeutet das Eingeständnis von Versagen. Aus diesem Grunde werden auch psychotherapeutische Gespräche abgelehnt. Selbst beim Verabreichen sedierender Medikamente unmittelbar nach einem Infarkt kann die Abwehr zu paradoxen Reaktionen führen, weil der Patient die letzten Kräfte gegen die Sedierung aufbietet. Um solche offenkundig gesundheitsbeeinträchtigenden Bewältigungsversuche zu umgehen, ist es wichtig, den dahinterliegenden innerseelischen Konflikt zu verstehen, auch um die Ängste sachgerecht ansprechen und mindern zu können.

Daß es selbst psychoanalytisch ausgebildeten Ärzten nicht leichtfällt, hinter der 'Normalitätsfassade' der Herzinfarktpatienten den seelischen Konflikt so zu erkennen, daß er ansprechbar wird, fällt noch in der exemplarischen Krankengeschichte von HAHN auf, der seinen Patienten als jemanden schildert, der "den Eindruck eines an sich besonnenen und ziemlich unneurotischen Charakters" machte (17), dann aber zwei Reinfarkte erlitt.

Dieses Problem verweist auf Mängel in der Arzt-Patient-Beziehung, in der die emotionalen Beziehungsanteile noch weitgehend ausgeblendet und nur in einer als Spezialfach zugelassenen psychosomatischen Medizin thematisiert sind. Obwohl seit der Arbeit BALINTs 'Der Arzt, sein Patient und die Krankheit' die Wirkung der 'Droge Arzt' bekannt sein dürfte, ist bisher wenig zur weiteren Erforschung der 'Pharmakologie' dieser Droge getan worden (18). Medizinsoziologische Untersuchungen enthüllen, daß vom bloßen Zeitaufwand her gesehen, den der Arzt dem Patienten zu widmen bereit ist - im Durchschnitt fünf bis sechs Minuten bei einem Erstgespräch im ambulanten Bereich (19) - wenig Raum bleibt, um eine therapeutisch bedeutsame emotionale Beziehung zum Patienten herzustellen. Zwar haben BALINT und NORELL versucht, mittels einer besonderen psychologischen Technik auch diese fünf Minuten so zu nutzen, daß die 'Droge Arzt' positiv eingesetzt werden kann (20), doch sei BALINTs frühe Warnung nicht vergessen, daß die bloße Bereitschaft des Arztes, sich der Probleme und Gefühle seiner Patienten hier und da stärker anzunehmen, nicht schon von segensreicher therapeutischer Wirkung sein müsse, da mangelnde Kenntnis psychologischer Prozesse auch sehr nachteilige Folgen haben könne (21). Obwohl alles Psychologische leicht verständlich erscheine, sei es ein schwerer Irrtum zu glauben, psychotherapeutische Gespräche seien eine Sache des gesunden Menschenverstandes.

Nicht umsonst wird das Verstehen seelischer Prozesse eines anderen und die Fähigkeit zur Deutung unbewußter seelischer Konflikte in der Ausbildung von Psychoanalytikern von einer längerdauernden eigenen Analyse abhängig gemacht. Nun war BALINT nicht der Auffassung, daß sämtliche Ärzte, die ein besseres Verständnis für die psychischen Nöte ihrer Patienten erwerben wollten, eine Psychoanalyse machen müßten; vielmehr schuf er mit den nach ihm benannten 'Balint-Gruppen' eine Möglichkeit, den interessierten Angehörigen der helfenden und pädagogischen Berufe (Ärzte, Lehrer, Sozialarbeiter) an Fallbeispielen aus ihrer beruflichen Praxis ein besseres Verständnis für die dort ablaufenden Gefühlsprozesse zu vermitteln (22). Damit können der Denkweise, die einen veränderten Umgang mit Krankheit und Krankheitsbewältigung bedeutet, sicher neue Wege geöffnet werden.

Solange Psychoanalyse und Psychosomatik isolierte Spezialfächer bleiben, neben denen dann auch noch eine Medizinsoziologie mit eigenem Vokabular existiert, werden ihre Forschungsergebnisse irrelevant und ohne praktische Bedeutung bleiben. In einer anderen, aber ebenso grundsätzlichen Weise wie in den sozialmedizinischen Bewegungen des ausgehenden 19. Jahrhunderts müssen die Beziehungen zwischen Krankheit und Lebensverhältnissen neu thematisiert werden, nicht aber einzelne voneinander isolierte Risikofaktoren. Der Kampf gegen die Tuberkulose war nicht allein wegen der Entdeckung des Tuberkelbazillus erfolgreich, sondern weil insgesamt die Lebensbedingungen, unter denen sich dieser Erreger ausbreiten kann, geändert wurden (23). Nur mit einem Krankheitsverständnis, in dem die psychosomatische Denkweise enthalten ist, können Behandlungs- und Lebensverhältnisse so geändert werden, daß die Risiken selbstzerstörerischer Reaktionen gemindert werden.

ANMERKUNGEN

(1) BÖSEL, R. et al.: Streß. Einführung in die psychosomatische Belastungsforschung. Hamburg (Hoffmann und Campe), 1978.

(2) Besonders verständliche, populärwissenschaftliche Darstellung bei VESTER, F.: Phänomen Streß. Wo liegt sein Ursprung, warum ist er lebenswichtig, wodurch ist er entartet?, S. 79-88. München (dtv), 1976.

(3) VALENTIN, H. et al.: Arbeitsmedizin. Band I: Grundlagen für Prävention und Begutachtung, S. 33. Stuttgart (Thieme), 1979.

(4) SCHAEFER, H. und M. BLOHMKE: Herzkrank durch psychosozialen Streß. Heidelberg (Hüthig), 1977.

(5) Eine ausführliche methodische Auseinandersetzung mit den Konzepten der sozialwissenschaftlichen Belastungsforschung findet sich in einer Literaturstudie für das Wissenschaftszentrum Berlin, IIVG, Steinplatz 2, 1000 Berlin 12: BERNDT, H.: Bewältigungsverhalten, Belastungsabwehr und Minderung negativer Beanspruchungsfolgen. Eine Überprüfung unkritisch gebrauchter Begriffe in der sozialwissenschaftlichen Belastungsforschung. Abschlußbericht (WZB), 1982.

(6) SIEGRIST, J. et al.: Soziale Belastungen und Herzinfarkt. Stuttgart (Enke), 1980.

(7) MOERSCH, E. et al.: Zur Psychopathologie von Herzinfarkt-Patienten. Psyche 34: 493-588 (1980)

(8) FRIEDMAN, M. und H. ROSENMAN: Der A-Typ und der B-Typ. Reinbek (Rowohlt), 1975.

(9) KARMAUS, W.: Das Konzept der Risikofaktoren als möglicher Beitrag zur Ätiologieforschung. Jahrbuch für Kritische Medizin Bd.4, S. 6-42. Berlin (Argument Verlag), 1979.

(10) SIEGRIST, J. et al.: Soziale Belastungen..., a.a.O., S. 364 f.

(11) HAHN, P.: Der Herzinfarkt aus psychosomatischer Sicht. Göttingen (Vandenhoek und Ruprecht), 1971.

(12) MOERSCH, E. et al.: Zur Psychopathologie..., a.a.O., S. 553.

(13) REVERS, J., R. REVERS und H. WIDAUER: Herzinfarkt und Psyche, S. 136. Bern (Huber), 1978.

(14) MOERSCH, E. et al.: Zur Psychopathologie..., a.a.O., S. 514-524.

(15) MOERSCH, E. et al.: Zur Psychopathologie..., a.a.O., S. 580.

(16) KÖHLE, K. und E. GAUS: Psychotherapie von Herzinfarktpatienten während der stationären und poststationären Behandlung. In: UEXKÜLL, T.v. (Hg.): Lehrbuch der psychosomatischen Medizin, S. 571-594. München (Urban und Schwarzenberg), 1979.

(17) HAHN, P.: Der Herzinfarkt..., a.a.O., S. 16.

(18) BALINT, M.: Der Arzt, sein Patient und die Krankheit, S. 21. Stuttgart (Klett), 1976.

(19) vgl. AHRENS, S.: Interaktionsmuster der ambulanten Arzt-Patient-Beziehung in der Allgemeinpraxis. In: SIEGRIST, J. und A. HENDEL-KRAMER (Hg.): Wege zum Arzt, S. 83-112. München (Urban und Schwarzenberg), 1979.

(20) BALINT, E. und J.S. NORELL (Hg.): Fünf Minuten pro Patient. Frankfurt/M. (Suhrkamp), 1977.

(21) BALINT, M.: Der Arzt..., a.a.O., S. 153 ff.

(22) Als Beispiel für deutsche Balint-Gruppen-Arbeit vgl.: LUBAN-PLOZZA, B. und W. LOCH: Psychotherapie in der ärztlichen Sprechstunde. Stuttgart (G. Fischer), 1979.

(23) HARMSEN, H.: Die sozialhygienischen Forderungen zur Bekämpfung der Tuberkulose als Volkskrankheit. Beitrag in diesem Band, S. 7-15.

BELASTENDE UND PROTEKTIVE FAKTOREN AM BEISPIEL EINES VERGLEICHS ERWERBSTÄTIGER MIT NICHT-ERWERBSTÄTIGEN FRAUEN

Sabine Bartholomeyczik

Vorab werden einige Ergebnisse einer epidemiologischen Felduntersuchung des Bundesgesundheitsamtes in zwei norddeutschen Kleinstädten (Nordenham und Brake) vorgestellt. Die Studie hatte u.a. die Aufgabe, soziale Bedingungen, Streß und Verhaltensrisiken bei koronaren Herzkrankheiten zu untersuchen (1). Die darzustellenden Ergebnisse, die vorwiegend Frauen betreffen, geben Anlaß, nach neuen Interpretationen zu suchen, die von dem üblichen Belastungs-/Beanspruchungsschema abweichen.

ERGEBNISSE

Die Ergebnisse beziehen sich auf 30-49jährige Verheiratete, die mindestens ein Kind unter 18 Jahren bei sich wohnen haben. Die in der Analyse vorwiegend verwendeten Variablen sind Streß als psychosoziale Belastung und Angina pectoris als Krankheitszeichen. Sie wurden mit Hilfe eines standardisierten Fragebogens erfaßt.

Bei dem Familienstreß handelt es sich um wahrgenommene Konflikte mit dem Ehepartner und/oder den Kindern und die emotionale Reaktion darauf. Der Arbeitsstreß kann unterteilt werden in Arbeitsbelastungen, Zeitdruck, Probleme mit Kollegen, Entfremdung und zu geringer Lohn (2). Die Angina pectoris wurde mit dem Fragebogen nach ROSE erhoben, typische und atypische Angina pectoris sind im folgenden zusammengefaßt (3). Als weitere pathologische Symptome werden Befunde des Ruhe-EKG herangezogen (4), als Indikatoren für Angina pectoris gelten hier Infarktzeichen und Repolarisationsstörungen.

Die in Tabelle 1 als Hausfrauen ausgewiesenen Frauen gehen keiner Erwerbstätigkeit nach, die berufstätigen Frauen sind zum großen Teil teilzeitbeschäftigt. Wegen der geringen Anzahl vollzeitbeschäftigter Frauen in dieser Gruppe (N=50) ließ sich keine gesonderte Analyse vornehmen. Der Vergleich mit den Männern dient dazu, die bei der Untersuchung koronarer Herzkrankheiten üblicherweise analysierte Population zu einer ersten Darstellung hinzuzuziehen.

Bei Arbeitsstreß geben die berufstätigen Frauen deutlich weniger Belastungen an als die Männer. Dies ist sicher im Zusammenhang mit der Teilzeitbeschäftigung und mit den für Frauen typischen Familienpflichten zu sehen, durch die Arbeitsbelastungen möglicherweise einen anderen Stellenwert bekommen.

Tab. 1: Zusammenhang zwischen Arbeitsstreß, Familienstreß, Angina pectoris und EKG-Zeichen bei 30-49jährigen verheirateten Männern und Frauen mit mindestens einem Kind (1)

		Frauen gesamt N = 549 %	Hausfrauen N = 322 %	Berufstätige Frauen N = 221 %	Männer N = 382 %
Arbeitsstreß:	kein			25	18
	etwas			54	46
	mehr			21	36
Familienstreß:	kein	20	19	20	22
	etwas	43	43	44	46
	mehr	37	38	36	32
Angina pectoris (typische und atyp.)		14	16	11	6
EKG-Zeichen (Infarktzeichen und Repolaris.-Störungen)		8	10	6	2

Auffallender sind die Unterschiede bei den Prävalenzen an Angina pectoris. Danach ist das Risiko bei den Frauen, in diesem Alter eine Angina pectoris zu haben, mehr als doppelt so hoch wie bei den Männern, bei den ausschließlich als Hausfrau tätigen Frauen sogar fast dreimal so hoch. Ähnlich sieht es bei einigen EKG-Zeichen aus. Die Wahrscheinlichkeit des Auftretens von Infarktzeichen und Repolarisationsstörungen ist bei den Frauen insgesamt viermal so hoch wie bei den Männern, bei den Hausfrauen sogar fünfmal so hoch. Abbildung 1 zeigt die Zusammenhänge zwischen den beiden Streßarten und Angina pectoris. Hier wird deutlich, daß bei allen Gruppen die Angina pectoris in einem ähnlichen positiven Zusammenhang zur Streßstärke steht. Des weiteren zeigen sich auch die durchgängigen Unterschiede zwischen Männern, berufstätigen Frauen und Hausfrauen (alle verheiratet mit mindestens einem Kind). Ganz besonders bei den Hausfrauen gibt es viele, die pectanginöse Beschwerden und EKG-Auffälligkeiten haben, ohne sich durch familiäre Probleme belastet zu fühlen. Andererseits zeigt sich bei den berufstätigen Frauen, daß Belastungen in der Arbeit zu einer besonders ausgeprägten Steigerung der Krankheitswahrnehmung führen können, das gilt ähnlich für die Häufung von EKG-Zeichen.

Eine Aufgliederung der Daten nach sozialen Kriterien ergibt, daß bei den Fragebogenangaben zur Angina pectoris die Unterschiede im wesentlichen auf die Frauen mit den schlechtesten beruflichen Möglichkeiten zurückzuführen sind (Tab. 2). Frauen ohne Berufsausbildung, die jetzt als unge-

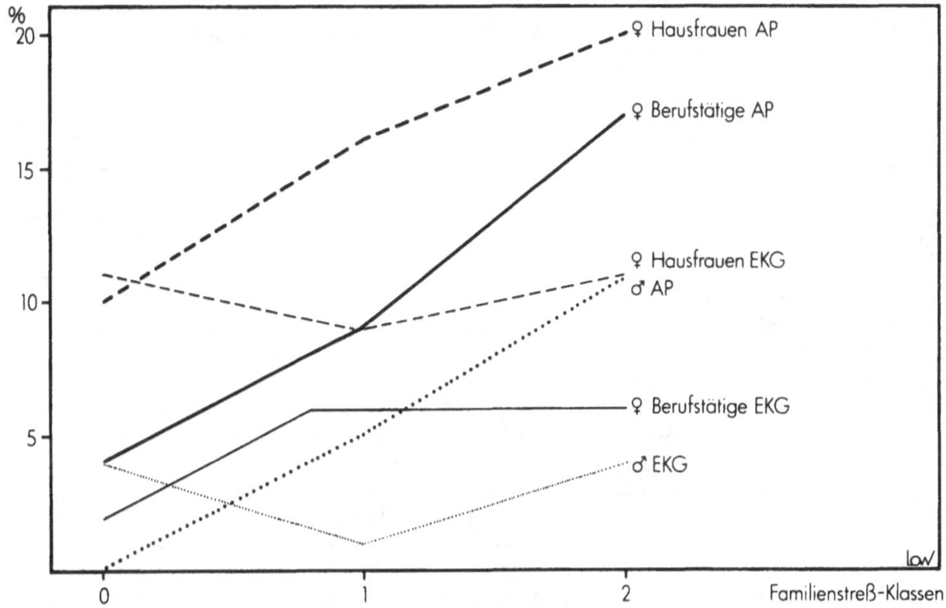

Zusammenhang zwischen Familienstreß, Angina pectoris und EKG-Zeichen bei 30-49jährigen verheirateten Männern und Frauen mit mindestens einem Kind (1)

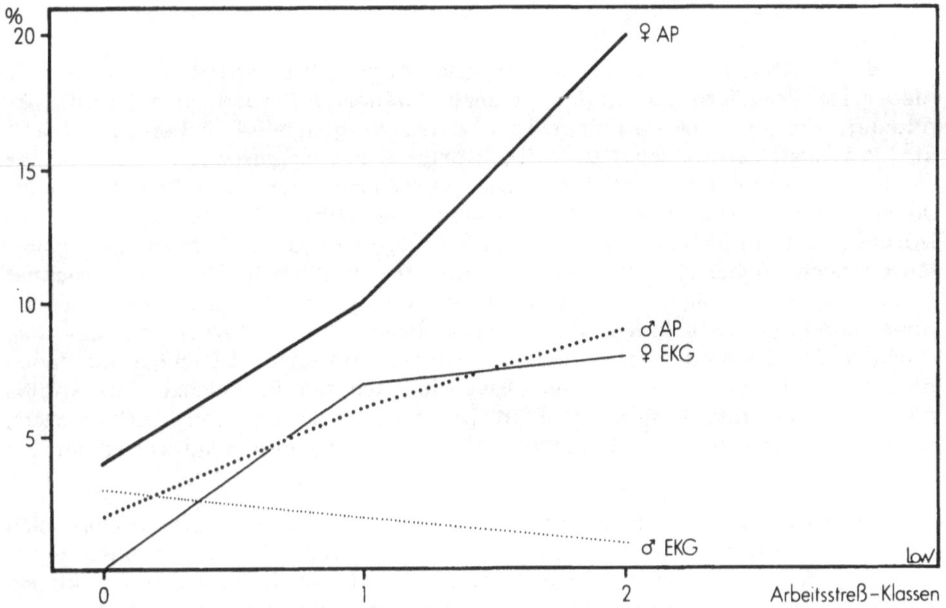

Abb. 1: Zusammenhang zwischen Arbeitsstreß, Angina pectoris und EKG-Zeichen bei 30-49jährigen verheirateten Männern und Frauen mit mindestens einem Kind (1)

Tab. 2: Prävalenzen von Angina pectoris und EKG-Zeichen bei 30-49jährigen verheirateten Frauen mit mindestens einem Kind (1)

Angina pectoris	Berufstätige %	Berufstätige n/N	Hausfrauen %	Hausfrauen n/N
alle	10,7	24/226	16,1	51/317
ohne ungelernte Arbeiterinnen und Angestellte	12,5	19/152	12,4	26/209
nur ungelernte Arbeiterinnen und Angestellte	6,8	5/74	22,1	25/108
EKG-Zeichen (Infarktzeichen und (Repolarisationsstörungen) alle	5,5	12/221	10,2	33/322
ohne ungelernte Arbeiterinnen und Angestellte	5,9	9/152	10,1	21/208
nur ungelernte Arbeiterinnen und Angestellte	4,1	3/373	11,0	12/109

lernte Arbeiterinnen oder als einfache Angestellte arbeiten, haben die niedrigste Prävalenz an Angina pectoris, während Frauen ohne Berufsausbildung, die jetzt Hausfrauen sind und früher gearbeitet haben, die höchste Prävalenz aufweisen. Bei den übrigen Frauen ergeben sich gleiche relative Krankheitshäufigkeiten. Die Verteilung der EKG-Zeichen bleibt durch diese Gruppierung verhältnismäßig unberührt. Da die Hausfrauen im Durchschnitt jünger sind als die berufstätigen Frauen, wurden die Prävalenzen noch einmal für alle Gruppen nur für 30-39jährige Frauen berechnet (Tab. 3). Hier zeigen sich zwar auch sehr große Unterschiede bei den ungelernten Arbeiterinnen und Angestellten, die Unterschiede bei den übrigen Frauen bleiben aber im wesentlichen bestehen. Durchgängig haben die sozial am schlechtesten Gestellten die höchsten Prävalenzen an Angina pectoris. Das findet sich nicht in gleicher Weise bei den EKG-Zeichen, obwohl hier ebenfalls die Berufstätigen weniger Symptome aufweisen als die Hausfrauen.

So überraschend die Ergebnisse zunächst erscheinen, sie lassen sich dennoch in ähnlicher Weise auch in anderen Studien finden. In allen grösseren epidemiologischen Untersuchungen westlicher Industrieländer klagen Frauen mehr über mildere akute Krankheiten, sie nehmen auch häufiger Gesundheitsdienste in Anspruch als Männer (5). Das trifft in der Regel nicht auf koronare Herzkrankheiten zu, wobei die Angina pectoris wiederum eine Sonderstellung einnimmt. Die Ergebnisse über geschlechtsspezi-

Tab. 3: Prävalenzen von Angina pectoris und EKG-Zeichen bei 30-39jährigen verheirateten Frauen mit mindestens einem Kind (1)

Angina pectoris	Berufstätige %	Berufstätige n/N	Hausfrauen %	Hausfrauen n/N
alle	7,4	10/134	17,3	36/208
ohne ungelernte Arbeiterinnen und Angestellte	8,2	8/ 98	14,5	22/152
nur ungelernte Arbeiterinnen und Angestellte	13,9	5/ 36	25,0	14/ 56
EKG-Zeichen (Infarktzeichen und Repolarisationsstörungen) alle	3,0	4/134	6,7	14/209
ohne ungelernte Arbeiterinnen und Angestellte	3,0	3/ 98	7,2	11/152
nur ungelernte Arbeiterinnen und Angestellte	2,8	1/ 36	5,3	3/ 57

fische Prävalenzen der Angina pectoris sind widersprüchlich und meist nicht genauer untersucht, da die meisten Autoren sich nur für koronare Herzkrankheiten als Problem von Männern interessieren (6).

Über die häufigeren Angaben zu akuten Krankheiten bei Frauen gibt es eine Reihe von Hypothesen, die sich vor allem auf die Darstellung von Beschwerden beziehen. So werden Frauen vielfach als klagsamer hingestellt (7). Die angegebenen Unterschiede können des weiteren im Gesundheitsverhalten liegen und auch darauf beruhen, daß Frauen qua Sozialisation eher bereit sind, eine Krankenrolle zu übernehmen (8).

Andere Hypothesen beschäftigen sich mit den verschiedenen Rollenverpflichtungen von Mann und Frau, die unterschiedliche Prävalenzen von Krankheiten erklären könnten (9). Zumindest die EKG-Auffälligkeiten können nicht auf Klagsamkeit und ein spezifisches Gesundheitsverhalten zurückgeführt werden.

Erstaunlich erscheint die günstigere gesundheitliche Situation bei den berufstätigen Frauen, zumal es sich hier um Frauen handelt, die ebenso Familienarbeit zu verrichten haben wie die Hausfrauen. Solche Frauen werden in der Regel als doppelt belastet angesehen. Nicht nur die Arbeitsmenge ist bei berufstätigen Familienfrauen erhöht, sondern auch die Widersprüchlichkeit von Anforderungen.

"Während berufliche Arbeit beherrscht wird von straffer Zeitökonomie und rationeller Planung bzw. Planausführung, erfordert die familiäre Reproduktionsarbeit, besonders mit kleinen Kindern, aber auch mit einem abgearbeiteten Ehemann, Geduld, Abwarten, Dasein für's Zuhören. Dieses Zeithaben für die Familie muß sich jedoch in einem strengen Zeitrahmen bewegen (...), und es steht außerdem in Konflikt mit den gleichzeitig zu erledigenden, mehr rationalsachlichen Hausarbeiten ..." (10). Der Versuch, allen Anforderungen gerecht werden zu müssen, führt bei diesen Frauen häufig zu dem Gefühl, nur zweitbeste Entscheidungen treffen zu können, weil irgendein Interesse immer zu kurz kommt (11).

Die Belastungssituation für berufstätige Mütter wird dadurch noch verschärft, daß gerade Frauenarbeitsplätze mit besonders schlechten Arbeitsbedingungen verbunden sind wie Fließband- und Akkordarbeit. Teilzeitarbeitsplätze, die fast ausschließlich von Frauen ausgefüllt werden, sind durch größere Arbeitsintensität, geringere Aufstiegschancen und höhere Arbeitsplatzunsicherheit gekennzeichnet. Gerade an teilzeitarbeitende Frauen wird der Anspruch gestellt, daß ihre Berufstätigkeit die umfassende Versorgung der Familie unberührt läßt. Dennoch findet sich in fast allen Untersuchungen, die erwerbstätige mit nicht-erwerbstätigen Frauen vergleichen, eine günstigere gesundheitliche Situation bei den erwerbstätigen Frauen. So scheint die Berufstätigkeit einen gewissen Schutz vor schweren und behandlungsresistenten Depressionen darzustellen. Erklärt wird das gerade mit der Unterschiedlichkeit von Berufs- und Familientätigkeit: "Vielleicht weil dadurch eine gewisse Aktivität aufrechterhalten wird und weil das Verdienen eigenen Geldes und berufliche Leistungen das Gefühl von Kontrolle über ihre Situation vermitteln, weil die Mutter zeitweise dem entzogen ist, dauernd für andere dasein zu müssen" (12).

Die Analyse der US-amerikanischen 'Health Interview Survey'-Daten von 1974 bei 45-65jährigen Frauen ergibt ebenfalls eine günstigere Gesundheitssituation für die Berufstätigen als für die Hausfrauen. Erklärt werden diese Unterschiede mit dem höheren Grad an Selbstachtung und sozialer Unterstützung (social support). Hier sieht es für die unverheirateten und für diejenigen mit der schlechtesten Ausbildung am ungünstigsten aus. Die geringste Anzahl von Krankheitstagen weisen die Frauen mit den größten Verpflichtungen auf: Berufstätige mit kleinen Kindern (13). Die größere Prävalenz von medikamentös behandeltem Bluthochdruck bei nicht erwerbstätigen Hausfrauen gegenüber Erwerbstätigen wird in einer anderen Untersuchung damit erklärt, daß Hausfrauen wegen ihrer Krankheit nicht berufstätig sind, während sich unbehandelte Hypertonien häufiger bei den Berufstätigen finden (healthy-worker-effect) (14).

INTERPRETATIONEN

Im letzten Abschnitt wurden bereits kurz einige - zum Teil widersprüchliche - Interpretationsmöglichkeiten angeboten. Bei den Hypothesen über die geschlechtsspezifischen Morbiditätsunterschiede soll nur kurz das Klagsamkeitsargument aufgenommen werden, weil dies für jede Art erhöhter Morbidität verwendet werden kann. Klagsamkeit unterstellt dabei zumindest übertriebene Klage über Beschwerden (sie wird durchaus mit Hypochondrie assoziiert). Diese Unterstellung beruht auf der Notwendigkeit der Objektivierung von Krankheit, die m.E. nicht aufrechtzuerhalten ist. Auch verstärkte Symptomaufmerksamkeit, verstärktes Mitteilen von Krankheitsgefühlen haben ihre Gründe, auf die hier nicht weiter eingegangen werden kann. Auf keinen Fall können vermehrte Beschwerden in dieser Richtung einfach als 'spinnig' abgetan werden. Außerdem ist es aufgrund verschiedener Theorien wahrscheinlich, daß diese Art von Beschwerden sich über die Zeit somatisieren. Die Unterschiede der Häufigkeiten von EKG-Befunden können jedenfalls nicht mit dem Klagsamkeitsargument beiseite gelegt werden.

Aufschlußreicher sind die unterschiedlichen Verteilungen der Fragebogenergebnisse zu Angina pectoris und der EKG-Zeichen. Diese sprechen eher für einen Fragebogeneffekt, der sich auch in der ROSE-Operationalisierung niederschlägt: Eine stärkere Ansprechbarkeit, eine stärkere Antwortbereitschaft trägt wahrscheinlich zu einem Teil des Zusammenhangs zwischen Belastung und Krankheit bei.

Im Vordergrund der vorliegenden Ergebnisse steht jedoch die Frage nach der Erklärung der niedrigen Prävalenz von Krankheitsindikatoren bei erwerbstätigen Familienfrauen im Vergleich zu den Hausfrauen, die nicht berufstätig sind. Naheliegend - und vor allem von Sozialmedizinern vorgetragen - ist hier die schon erwähnte 'healthy-worker'-Hypothese, die besagt, daß nur die Gesunden im Berufsleben verbleiben, während die Kranken die Erwerbstätigkeit aufgeben. Diese Annahme läßt sich natürlich da bestätigen, wo gesundheitliche Voraussetzungen vor Beginn und während einer bestimmten Tätigkeit ständig überprüft werden, wie z.B. häufig bei Nacht- und Schichtarbeit (15). Besonders bei Ehefrauen und Müttern scheint dieser Effekt nahezuliegen, zumal zu deren typischen Rollenverpflichtungen gerade nicht die Berufstätigkeit gehört. Nachgewiesen wurde er bei ihnen - soweit mir bekannt ist - bislang aber nicht. Dagegen sprechen amerikanische Studien von einem Anteil von höchstens 10 % nicht mehr erwerbstätiger Frauen, die ihren Beruf aus gesundheitlichen Gründen aufgegeben hatten (16). Hier kann eingewandt werden, daß die Gesundheit - aus welchen Gründen auch immer - nicht als verbalisiertes oder bewußtes Selektionskriterium wirkt.

Die größere Differenz an Angina-pectoris-Prävalenzen, die sich ergab zwischen Arbeiterinnen und Angestellten ohne Berufsausbildung, die ihre Berufstätigkeit aufgaben, und denen, die zum Zeitpunkt der Untersuchung noch erwerbstätig waren, scheint die 'healthy-worker'-Hypothese zu unterstützen. Ergebnisse aus anderen Untersuchungen über Belastungen an

Frauenarbeitsplätzen widersprechen allerdings dieser Annahme. Selbst für die Akkordarbeiterinnen in der Fabrik hat die berufliche Tätigkeit vielfältige Dimensionen: "Weder ist sie ausschließlich Instrument zum Geldverdienen ..., noch hat sie lediglich kompensatorischen Charakter ... Wir stießen darauf, daß auch Akkordarbeiterinnen durchaus arbeitsinhaltliche Bezüge zu dem herstellen, was sie tun müssen. In allen Interviews sind vehemente Kritik und Renitenz gegenüber unzumutbaren Arbeitsbedingungen begleitet von positiv-affektiven Besetzungen, die sich sowohl auf Aspekte der konkreten Tätigkeit als auch auf die Kooperationserfordernisse beziehen" (17). Selbst in den üblicherweise nur negativ eingestuften Tätigkeiten liegt noch eine gewisse Attraktivität, die in der Hausfrauentätigkeit fehlt.

Dies zeigt sich ebenfalls in einer Untersuchung bei teilzeitarbeitenden Frauen im Berliner Einzelhandel, von denen keine auf die berufliche Tätigkeit verzichten wollte, auch wenn es finanziell möglich wäre. Alle Frauen wollten bis zum Erreichen der Altersgrenze erwerbstätig bleiben (18).

Eine positive Wirkung der Berufstätigkeit trotz aller Belastungen in einer körperlich häufig belastenden Zeitspanne zeigt auch eine Untersuchung über Berufstätigkeit und Schwangerschaft (19). Berufstätige fühlten sich in ihrer Schwangerschaft wohler als Hausfrauen, sie fühlten sich weniger überlastet und klagten weniger oft über psychosomatische Beschwerden.

Es liegt also näher, die Ergebnisse umgekehrt zu interpretieren: Frauen mit fehlender Berufsausbildung und allgemein schlechten Berufschancen leben insgesamt in ungünstigen sozialen Verhältnissen. Diesen sind sie als Angehörige sozialer Unterschichten wesentlich hilfloser ausgesetzt, wenn sie als Familienfrauen ausschließlich zu Hause arbeiten.

Nachdem die 'healthy-worker'-Hypothese kaum vollständig aufrechtzuerhalten ist, muß der Frage nachgegangen werden, ob bei berufstätigen Frauen ein social support anzunehmen ist, der trotz aller Belastung als protektiver Faktor bei der Krankheitsentstehung wirkt. Als Beispiel für die Annahme eines schützenden Faktors sei die Studie in Roseto genannt (20): In dem italo-amerikanischen Arbeiterort Roseto in Pennsylvania wurde festgestellt, daß die Infarkt-Mortalitätsrate nur halb so hoch war wie in der Umgebung und weit unter der Norm vergleichbarer sozialer und ethnischer Gruppen. Blutsverwandte dagegen, die nicht in Roseto wohnten, hatten eine den Erwartungen entsprechend hohe Mortalitätsrate. Irgendwelche Verhaltensauffälligkeiten konnten in Roseto nicht festgestellt werden. Aus diesen Ergebnissen wurde gefolgert, daß die ethnische und kulturelle Homogenität in Roseto mit einem engen Netz sozialer Beziehungen eine stabile Umgebung schuf, die den wahrgenommenen Streß senkte und seine Auswirkungen minderte. Die Wirkungen dieses engen Netzes sozialer Beziehungen werden in der amerikanischen Literatur als social support bezeichnet.

Der Einfluß von social support kann sich sowohl auf die Streßwahrnehmung, den psychophysischen Zustand von Streß im Individuum, das

Krankheitsgeschehen als auch auf die Beziehung zwischen diesen Variablen auswirken (21) (Abb. 2).

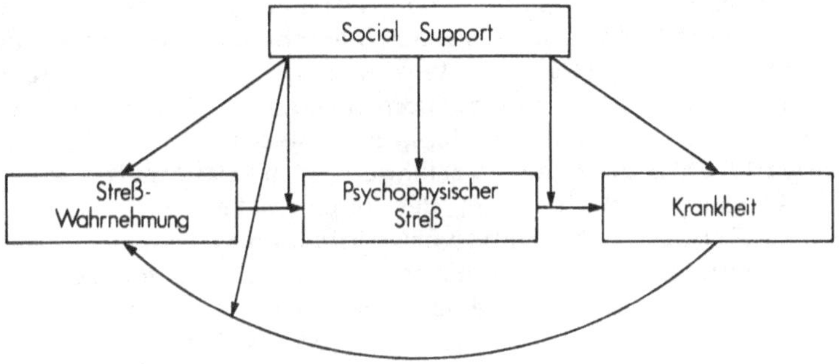

Abb. 2: Einfluß von Social Support

Den Wirkungsmöglichkeiten entsprechend wurden drei Modelle entwickelt (22):

- Das Abschirmmodell: Je mehr soziale Unterstützung Menschen erfahren, desto weniger wahrscheinlich werden sie krank. Diese negative Beziehung sollte auch bei Streß bestehen bleiben: Der social support schirmt die Wirkung von Streß ab (23).
- Das Puffermodell: Social support vermindert die Auswirkungen der Stressoren sowohl auf die Streßreaktionen als auch auf die Krankheitsentstehung (24).
- Die additive bzw. subtraktive Wirkung des social support: Die soziale Unterstützung wirkt direkt auf die Wahrnehmung oder die Streßreaktion oder sogar direkt auf den Gesundheitszustand (25).

Die verschiedenen Studien, die sich mit social support beschäftigen, sind allerdings nur wenig vergleichbar, da es bisher noch kein theoretisches Konzept gibt, das dieses Konstrukt sowohl inhaltlich differenziert als auch seine Wirkungen erklärt. Unterschiedliche Ergebnisse, die die obigen Modelle widerlegen oder bestätigen könnten, sind daher nicht gleichzeitig anwendbar. Das wird zusätzlich auch dadurch erschwert, daß die Streßkonzepte und deren Operationalisierungen sich ebenfalls sehr stark unterscheiden. Auch die vorgestellten Ergebnisse der Nordenham/Brake-Studie legen nur allgemein eine protektive Wirkung der Berufstätigkeit bei Frauen nahe, die für soziale Unterstützung stehen kann.

Da social support nur als diffuses Konstrukt besteht, wird zum Schluß eine weitere Anregung zur Entwicklung einer Theorie gegeben: Dabei wird davon ausgegangen, daß die Berufstätigkeit für Familienfrauen etwas beinhaltet, das wichtige Grundbedürfnisse erfüllt. Durch die Befriedigung von Grundbedürfnissen wird die Wirkung pathogener Faktoren, wie das familiäre und berufliche Belastungsspektrum, vermindert oder ausgeschaltet. Die Grundbedürfnisse sollen hier entsprechend der MASLOW'schen Theorie (26) verstanden werden. Danach besteht ein hierarchischer Aufbau dieser Bedürfnisse. Wenn einem Menschen alles im Leben fehlt, dann richtet sich die erste Motivation auf physiologische Bedürfnisse wie Essen und Trinken. Erst bei der Befriedigung dieser Bedürfnisse entstehen 'höhere Motivationen'. Über das Verlangen nach Sicherheit, Zugehörigkeit und Liebe, Achtung und Schätzen der eigenen Person kann die höchste Ebene als Bedürfnis nach Selbstverwirklichung erreicht werden. Eine mangelnde Bedürfniserfüllung auf niedriger Ebene läßt andere Motivationen als nicht existent erscheinen. Analog dieser Motivationstheorie kann angenommen werden, daß die Bedürfnisbefriedigung auf einer hohen Stufe als protektiver Faktor bei der Entwicklung chronischer Krankheiten wirkt, da die dahinterstehende Motivationsstärke den Belastungen einen neuen Stellenwert zuweist. Wie dies genauer aussehen könnte, was das heißen würde und welche praktischen Schlußfolgerungen daraus gezogen werden könnten, muß weiterer Forschung vorbehalten bleiben.

LITERATUR

(1) HOFFMEISTER, H. und K.W. TIETZE (Hg.): Feldstudie Nordenham/Brake I: Daten zu Gesundheitszustand, Gesundheitsverhalten und sozialer Situation der Bevölkerung zweier Gemeinden. Berichte des Instituts für Sozialmedizin und Epidemiologie des Bundesgesundheitsamts, Nr. 2/1980. Berlin (Reimer), 1980.

(2) BARTHOLOMEYCZIK, S.: Subjektiv empfundene Belastung und Krankheit. In: BORGERS, D. und K.W. TIETZE (Hg.): Anwendungsgebiete epidemiologischer Methodik. Berichte des Instituts für Sozialmedizin und Epidemiologie des Bundesgesundheitsamts, Nr. 3/1980, S. 35-37. Berlin (Reimer), 1980.

(3) TODZY, I.: Anwendung des Fragebogens für koronare Herzkrankheit. In: BORGERS, D. und K.W. TIETZE (Hg.): Anwendungsgebiete ..., a.a.O., S. 33-34.

TODZY, I. und B. TANNENBERG: Fragebogenergebnisse zu koronarer Herzkrankheit und ihr Zusammenhang mit elektrokardiologischen Veränderungen und respiratorischen Symptomen in einer norddeutschen Bevölkerung. Soz. Präventivmed. 26: 237-247 (1981)

(4) HOFFMEISTER, H. und K.W. TIETZE (Hg.): Feldstudie ..., a.a.O., S. 170.

(5) NATHANSON, C.A.: Sex, illness and medical care - a review of data, theory and method. Soc. Sci. Med. 11: 13-25 (1977)

(6) BENGTSSON, C.: Ischeamic heart disease in women. Acta Med. Scand. 549 (Suppl.): 1-128 (1973)

HAYNES, S.G. et al.: The relationship of psychological factors to coronary heart disease in the Framingham Study. Am. J. Epidemiol. 107: 384-402 (1978)

HOFFMEISTER, H. (Hg.): Epidemiologische Felduntersuchungen in Hessen. Berichte des Instituts für Sozialmedizin und Epidemiologie des Bundesgesundheitsamts, Nr. 2/1978. Berlin (Reimer), 1978.

(7) BECKMANN, D.: Paardynamik und Gesundheitsverhalten. In: RICHTER, H.E., H. STROTZKA und J. WILLI (Hg.): Patient, Familie, Institution, S. 123-130. Reinbeck (Rowohlt), 1976.

(8) VERBRUGGE, L.M.: Female illness rates and illness behavior: Testing hypotheses about sex differences in health. Women and Health 4: 61-79 (1979)

(9) GOVE, W. und M. HUGES: Possible causes of the apparent sex differences in physical health: An empirical investigation. Am. Sociol. Rev. 44: 126-146 (1979)

MARCUS, A.C. und T.E. SEEMAN: Sex differences in health status: A reexamination of the nurturant role hypothesis. Am. Sociol. Rev. 46: 119-123 (1981)

(10) PSYCHOLOGINNENGRUPPE MÜNCHEN: Spezifische Probleme von Frauen und ein Selbsthilfeansatz. In: KEUPP, H. und M. ZAUMSEIL (Hg.): Die gesellschaftliche Organisierung psychischen Leidens - zum Arbeitsfeld klinischer Psychologen, S. 221-265 Frankfurt/M. (Suhrkamp), 1978. (Zit. S. 224 f.)

(11) BARTHOLOMEYCZIK, S.: Auszug des jüngsten Kindes. In: SCHNEIDER, U. (Hg.): Was macht Frauen krank?, S. 140-145. Frankfurt/M. (Campus), 1981.

(12) PSYCHOLOGINNENGRUPPE MÜNCHEN: Spezifische Probleme ..., a.a.O., S. 238.

(13) NATHANSON, C.A.: Social roles and health studies among women: The significance of employment. Soc. Sci. Med. 14A: 463-471 (1980)

(14) WALDRON, I.: The coronary-prone behavior pattern, blood pressure, employment and socio-economic status in women. J. Psychosom. Res. 22: 79-87 (1978)

(15) BERGMANN, E., W. BOLM und B. SEITZ: Schichtarbeit als Gesundheitsrisiko, Kap. 7. Frankfurt/M. (Campus), 1981.

(16) Nach WINGERSON, L.: Executive woman - healthier than thou? New Scientist 91: 718-721 (1981)

(17) BECKER-SCHMIDT, R.: Widersprüchliche Realität und Ambivalenz: Arbeitserfahrungen von Frauen in Fabrik und Familie. Kölner Zeitschrift für Soziologie und Sozialpsychologie 32: 705-725, (1980) (Zit. S. 706)

(18) DURAN DE OLIVIERA COSTA, M. et al.: Geteiltes Leid ist halbes

Leid, ein Binsenirrtum! Kurzfassung des Projektberichtes. Unveröffentl. Manuskript. Berlin, 1981.

(19) RASPER, B.: Berufstätigkeit und Schwangerschaft. Berichte des Instituts für Sozialmedizin und Epidemiologie des Bundesgesundheitsamts, Nr. 4/1980, S. 134 f. Berlin (Reimer), 1980.

(20) STOUT, C. et al.: Unusually low incidence of death from myocardial infarction. JAMA 188: 845-849 (1964)

(21) LaROCCO, J.M., J.S. HOUSE und J.R.P. FRENCH: Social support, occupational stress and health. J. Health Soc. Behav. 21: 202-218 (1980)

(22) KARMAUS, W.: Bewältigung von arbeitsbezogenen Belastungen und Beschwerden. Unveröffentl. Manuskript. Hamburg, 1981.

(23) LIN, N. et al.: Social support, stressful life events and illness: A model and an empirical test. J. Health Soc. Behav. 20: 108-119 (1979)

(24) LaROCCO, J.M. et al.: Social support ..., a.a.O., S. 203 f.

(25) LaROCCO, J.M. et al.: Social support ..., a.a.O., S. 204 f.

(26) MASLOW, H.: Motivation and personality, S. 35-58. New York (Harper and Row), 1970.

UMSETZUNG DES RISIKOFAKTOREN-KONZEPTS IN DIE PRÄVENTION

KONZEPTIONELLE UND ETHISCHE PROBLEME DES RISIKOFAKTOREN-KONZEPTS IN SEINER THERAPEUTISCHEN ANWENDUNG

Heinz-Harald Abholz

Im folgenden soll an einigen wichtig erscheinenden Punkten die konzeptionelle und ethische Problematik des Risikofaktorenkonzepts in seiner therapeutischen Anwendung dargestellt werden. Dabei wird davon ausgegangen, daß die Behandlung von Risikofaktoren auch ohne klinische Symptomatik als Therapie verstanden wird. Auf die Problematik einer solchen Voraussetzung geht BORGERS in seinem Beitrag in diesem Band ein.

Grundlage der Überlegungen ist sowohl eine individualmedizinische als auch eine volksgesundheitliche Betrachtungsweise (1). Bei der individualmedizinischen Betrachtungsweise werden konzeptionelle und ethische Probleme dargestellt, die sich im individuellen Arzt-Patienten-Kontakt bei der Durchführung eines Therapiekonzeptes ergeben. Bei der volksgesundheitlichen Betrachtungsweise steht die Frage der massenhaften Anwendung eines Therapiekonzepts in bezug auf z.B. Durchführbarkeit und Nutzen im Vordergrund. Eine solche Betrachtungsweise bietet sich gerade bei dem Risikofaktorenkonzept als sinnvoll an, da dieses Konzept bei der therapeutischen Anwendung auf eine 'Massenprophylaxe' hinausläuft (2). Im Gegensatz zu herkömmlichen Therapiekonzepten, bei denen therapeutische Maßnahmen erst zum Zeitpunkt einer Symptomatik üblicherweise einsetzen, geht ja gerade das Risikofaktorenkonzept davon aus, daß möglichst frühzeitig - dann meist ohne Symptome - die betroffenen Personen therapiert werden müssen, um der Folgeerkrankung (koronare Herzerkrankung) vorzubeugen. Ein solches Konzept impliziert von vornherein, daß große Patienten- bzw. Personengruppen in bezug auf die Risikofaktoren untersucht werden, um eine frühzeitige Therapie einzuleiten. Die Beurteilung konzeptioneller und ethischer Fragestellungen im Rahmen des genannten Konzepts verlangt daher immer die Betrachtung individualmedizinischer als auch volksgesundheitlicher Aspekte. An einigen Punkten soll dies im folgenden geschehen.

1. Bei epidemiologischen Befunden handelt es sich bekanntermaßen immer nur um Merkmals-Assoziationen, kausale Zusammenhänge können nicht ermittelt werden. Erst die Kenntnis weiterer Befunde aus anderen zusätzlichen epidemiologischen Untersuchungen sowie die Befunde aus der medizinischen Basisforschung erlauben eine kausale Zuordnung einer gefundenen Assoziation (3). Am Beispiel der seit Jahren bekannten und in verschiedenen Studien immer wieder nachgewiesenen Assoziation von Cholesterin und koronarer Herzerkrankung soll dies verdeutlicht werden (4): In der Abbildung 1 sind drei denkbare Modelle kausaler Abhängigkeit aufgezeichnet.

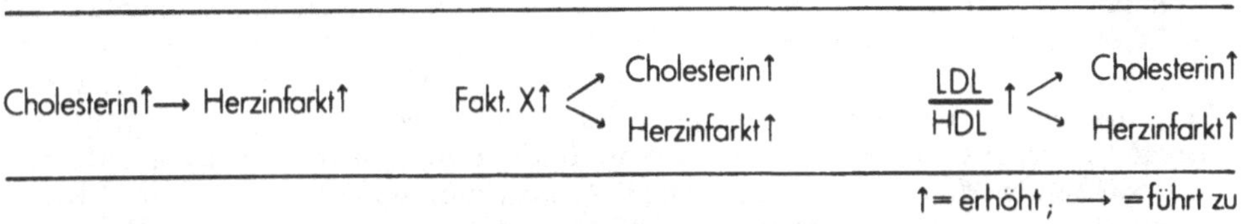

Abb. 1: Drei Erklärungsmöglichkeiten der Assoziation Cholesterin-Herzinfarkt

Der epidemiologische Befund der Assoziation hoher Cholesterinwerte mit einer hohen Herzinfarkt-Wahrscheinlichkeit wurde von Nicht-Epidemiologen, nämlich Klinikern, und der Pharmaindustrie als kausale Beziehung interpretiert (5). Schon immer denkbar war jedoch, daß ein unbekannter Faktor X sowohl eine hohe Herzinfarkt-Wahrscheinlichkeit als auch einen hohen Cholesterinspiegel bedingt. Weitere, komplexere Kausalitätsbeziehungen sind vorstellbar. Nach dem heutigen Stand des Wissens - und dies ist im dritten Teil der Abbildung 1 gezeigt - scheint der Quotient von LDL/HDL gewissermaßen den Faktor X auszumachen (6). Zumindest ist es so, daß nicht der Cholesterinwert selbst - zumindest gilt dies für nicht extreme Werte - als eigentlicher Risikofaktor für den Myokardinfarkt anzusehen ist, sondern einzelne Fraktionen des Cholesterin, als wichtigste LDL. Ein anderer Anteil des Cholesterins, das HDL, hingegen scheint einen 'Schutzfaktor' darzustellen (7).

Ergänzend muß gesagt werden, daß für eine kausale Beziehung von Cholesterinerhöhung und Herzinfarkt-Risiko nicht nur epidemiologische Befunde, sondern auch tierexperimentelle Studien sprachen. Der Charakter einer kausalen Beziehung hatte also mehrere Grundlagen, und die Auflösung einer solchen Beziehung macht daher auf unterschiedlichen Ebenen eine kritische Analyse der Befunde notwendig. Hier soll nur auf der Ebene epidemiologischer Evidenz argumentiert werden.

Bei der therapeutischen Anwendung - z.B. der Behandlung mit Clofibrat zur Senkung des Cholesterinspiegels - mußte die formal-logisch nicht zwingende Interpretation des hohen Cholesterins als kausalem Faktor für den Myocardinfarkt nach der jetzigen Kenntnis zu unbefriedigenden Ergebnissen führen. In Erinnerung sei gerufen, daß die von Methode und Größe zuverlässigen klinischen Studien nie eine überzeugende Senkung des Myocardinfarkt-Risikos über die Senkung des Cholesterins mit der Substanz Clofibrat nachweisen konnten (8). Verständlich wird dies, da heute bekannt ist, daß Clofibrat bei individuell unterschiedlich zusammengesetztem Cholesterin zu einer zusätzlich individuell unterschiedlichen HDL- und LDL-Beeinflussung beitrug. Zum Teil wurde dabei sicherlich ein günstiger Quotient, zum anderen Teil ein ungünstiger Quotient für das Risiko, einen Myocardinfarkt zu bekommen, erreicht.

Auch bei dem Risikofaktor Diabetes mellitus - ich beschränke mich hier auf den Altersdiabetes - werden derartige Unklarheiten in der kausalen Zuordnung von Risikofaktor und Folgeerkrankungen diskutiert. So kann aus der Tatsache eines gestörten Glukose- und Fettstoffwechsels (als wichtigstem klinisch gemessenem Parameter) nicht unbedingt auf die Koronarsklerose verursachende Wirkung - trotz einer Assoziation von Diabetes und KHK - geschlußfolgert werden. Möglicherweise sind hier andere Stoffwechselvorgänge von entscheidenderer Bedeutung. Bei der Therapie jedoch werden fast ausschließlich die beiden erstgenannten Stoffwechselbereiche zur Therapiekontrolle benutzt, obwohl die Normalisierung dieser nicht parallel der Normalisierung der möglicherweise entscheidenden Stoffwechselbereiche gehen muß. Nur dann wäre - bei den gemachten Voraussetzungen - ein Erfolg bei den Angiopathien zu erwarten (9). Die Ergebnisse der beiden klinischen Studien zum Nutzen oraler Antidiabetika beim Altersdiabetes sind möglicherweise so zu interpretieren. In Erinnerung gerufen sei, daß in der UGDP-Studie unter der Behandlung mit oralen Antidiabetika arteriosklerotische Komplikationen signifikant häufiger als ohne eine derartige Behandlung auftraten. Bei der Behandlung mit Insulin lag die Rate der Komplikationen nicht unter derjenigen von Patienten in der Placebogruppe (10). Die Ergebnisse der Bedford-Studie haben nicht die gleiche Eindeutigkeit, geben aber in der Tendenz ein ähnliches Bild (11). Auf weitere Interpretationen dieser Ergebnisse wird weiter unten eingegangen.

2. Aufgrund der unzureichenden Kenntnis über den kausalen Zusammenhang zwischen Risikofaktor und Krankheit sowie der geringen Kenntnisse über Lang- und Kurzzeitnebenwirkungen eingesetzter Medikamente kann der therapeutische Nutzen bei der Anwendung des Risikofaktorenkonzepts gleich Null oder sogar negativ werden. Lange Zeit waren die Ergebnisse der klinischen Therapiestudien zum fehlenden bzw. geringen Nutzen der oralen Antidiabetika (Sulfonylharnstoffe) in bezug auf Verhinderung arteriosklerotischer Folgeerkrankungen unverständlich (12). Erst durch die Befunde der klinischen Basisforschung der letzten Zeit werden diese klinisch-epidemiologischen Ergebnisse plausibler. So ließ sich u.a. nachweisen, daß der LDL/HDL-Quotient unter Sulfonylharnstoffen ungünstig beeinflußt wird (13). Hier wird durch die Behandlung des einen Risikofaktors - Diabetes mellitus - durch Nebenwirkungen ein anderer - LDL/HDL - negativ beeinflußt. Weitere Mechanismen der Arterioskleroseförderung sind für die Sulfonylharnstoffe wahrscheinlich gemacht worden (14).

Derartige Mechanismen können dann im 'Nettoeffekt' zu keinem Nutzen oder sogar zu einem negativen Ergebnis der Therapie führen. Über eine ähnlich ungünstige Beeinflussung von LDL/HDL unter der Behandlung mit einem der heute wichtigsten Antihypertensiva, den Beta-Blockern, wird in letzter Zeit gehäuft berichtet (15). Zudem ist an Nebenwirkungen in ganz anderen Bereichen bei der Behandlung von Risikofaktoren zu denken. Die WHO-Studie zur Behandlung mit Clofibrat bei Hypercholesterinämie gibt nur ein Beispiel: die mögliche Cancerogenität der Substanz (16).

3. Häufig wird bei Therapiestudien - trotz nur unzureichender Kenntnis über Ätiologie und Pathogenese - relativ unproblematisch eine Interpretation gewonnener Daten vorgenommen. Dies wird in der Regel in der Weise betrieben, daß bestehende Risikofaktorenkonzepte, aus denen die Therapie-Empfehlungen sich ableiteten, durch die therapeutischen Erfolge in der Therapiestudie erneut belegt werden. Wie problematisch dies sein kann, sieht man am HDFP-Projekt. Beim Vergleich einer normal versorgten Population mit einer Population, bei der eine intensive - und dann zu einem hohen Prozentsatz erfolgreiche - Blutdrucksenkung erreicht wurde, kam es zu einer Senkung kardio-vaskulärer Mortalität in der Untersuchungsgruppe. Dies wird als Erfolg des eingesetzten therapeutischen Prinzips, der medikamentösen Hochdruckbehandlung, verstanden (17). Beim Betrachten der publizierten Daten fällt jedoch auf, daß in etwa gleichem Ausmaß für andere Todesursachen - z.B. Karzinome - ebenfalls eine Senkung der Mortalität in der intensiv betreuten Gruppe erfolgte (18). Nun würde wahrscheinlich niemand auf die Idee kommen, den eingesetzten Antihypertensiva eine Anti-Cancerogenität zuzuschreiben. Wie aber soll dieses Ergebnis dann interpretiert werden? Stellt ein solches Ergebnis nicht dann auch die Interpretation in Frage, nach der eine erfolgreiche medikamentöse Blutdrucksenkung zu einer Mortalitätssenkung kardio-vaskulärer Ursache geführt hat? Ist nicht vielleicht die Erklärung viel naheliegender, daß eine intensive ärztliche Zuwendung und allgemeine Betreuung zu einer Mortalitätsverminderung geführt hat? Für die arteriosklerose-bedingten Erkrankungen könnte dies in der intensiv betreuten Gruppe vielleicht auf der Basis von Gewichtsreduktion und Rückgang des Tabakkonsums geschehen sein. Für andere Krankheiten waren möglicherweise andere Aspekte medizinischer Versorgung entscheidend für den Rückgang der Sterblichkeit. Daten hierzu sind nicht publiziert worden.

In diesem Zusammenhang ist auch das Ergebnis des Coronary Drug Project interessant: Ein Ergebnis dieser Studie bestand darin, daß die Behandlung mit Clofibrat zwar eine Senkung des Cholesterinspiegels erbringt, das koronare Risiko jedoch nicht vermindert. Bei einer späteren Auswertung wurde eine Unterteilung der Gruppen nicht nach Placebo- versus Medikamentengruppe vorgenommen, sondern nach 'Therapiezuverlässigkeit' versus 'Unzuverlässigkeit'. Nun fanden sich z.B. in der Gruppe der Therapie-Zuverlässigen sowohl Personen, die Placebo eingenommen hatten, als auch Personen, die die Wirksubstanz eingenommen hatten. Bei einer derartigen Aufteilung der gesamten Untersuchungspopulation stellte sich heraus, daß die geringste Myocardinfarkt-Häufigkeit in der Gruppe der Therapie-Zuverlässigen - ob Placebo oder Wirksubstanz - zu finden war (etwa halb so hoch wie in der Gruppe der Unzuverlässigen) (19). Ganz offensichtlich intervenieren hier ganz andere, teilweise wahrscheinlich auch heute nicht beschreibbare Faktoren. Eine - wie oft vorgenommen - eindeutige Interpretation von Ergebnissen der Therapiestudien läßt sich sicherlich nicht geben, bestenfalls können plausible Hypothesen aufgestellt werden.

4. Die für die koronare Herzerkrankung bekannten Risikofaktoren erklären nur einen Teil der Varianz der dann auftretenden Infarkte oder ihres Ausbleibens. So konnte z.B. bei Vorliegen von drei Risikofaktoren im Pooling-Project nach zehn Jahren nur bei 17 % der betroffenen Personen eine koronare Herzerkrankung nachgewiesen werden (20). Nach MARMOT und WINKELSTEIN (21) sind es - auf der Basis des Pooling-Projects - in zehn Jahren bei Vorliegen von drei Risikofaktoren nur 14 %, die mit einer koronaren Herzerkrankung zu rechnen haben. Selbst wenn man für die Behandlung einiger Risikofaktoren sinnvolle, d.h. vorwiegend plausible, Argumente findet, so bleibt das Problem der individuellen Risikozuschreibung. Die Mehrzahl der betroffenen Risiko-Träger wird wahrscheinlich gar nicht durch die gefürchtete Folgekrankheit betroffen werden. Da die Risikofaktoren - im Gegensatz zu manifesten Krankheiten - zumeist ohne Symptome bestehen, ergibt sich hieraus ein ethisches individualmedizinisches Problem. Selbst wenn man für die Gruppe der Risikofaktor-Träger die Sinnhaftigkeit einer Therapie ableiten kann, bleibt für den einzelnen Patienten zu fragen, ob man ihn aufgrund eines abstrakten Risikos zu einer Therapie gewinnen soll, die möglicherweise Nebenwirkung, Lebensqualitätseinschränkung oder sogar den Tod bedeutet (22).

Grundsätzlich hat jede Therapie ihre Nebenwirkungen; jedoch sind bei der 'klassischen' Behandlungssituation andere Voraussetzungen und Bedingungen gegeben: Hier kommt ein Patient wegen Beschwerden und geht - um diese Beschwerden zu verlieren - ein Risiko von Nebenwirkungen ein. Wenn aber Risikofaktoren behandelt werden, die keinerlei Symptome verursachen, wird das Risiko von Nebenwirkungen für den bis dahin beschwerdefreien Patienten bedeutender.

5. Die Indikationsstellung zu einer Therapie-Empfehlung für Risiko-Gruppen setzt immer eine positive Relation zwischen erwartetem Nutzen einerseits und erwarteter Nebenwirkung andererseits voraus. Derartige Relationen lassen sich einigermaßen abgesichert und positiv bisher nur für Gruppen mit deutlich ausgeprägten Risikofaktoren bestimmen. Da bei einem Teil der Risikofaktoren - z.B. der Hypertonie - eine eindeutige Grenzziehung zwischen normal und pathologisch schon deswegen nicht möglich ist, weil epidemiologisch eine kontinuierliche Zunahme des Risikos mit Zunahme des Blutdrucks erfolgt, lassen sich hieraus unterschiedlich große Gruppen für eine Therapie-Empfehlung definieren (vgl. Abb. 2) (23). Die heute verbreiteten Grenzwerte 160/90 könnten mit der gleichen 'Risiko-Erwägung' auf Grenzwerte von z.B. 140/75 geändert werden. Für die dann zu behandelnde Gruppe würde die Aufwand/Nutzen-Relation wahrscheinlich zunehmend ungünstiger ausfallen, so daß aus volksgesundheitlichen Aspekten eine derartige Grenzziehung wegen der hohen Kosten und des dabei geringen Nutzens abzulehnen wäre. Aber auch individualmedizinisch verschärft sich bei einer derartig erweiterten Definition, für die es - wie gesagt - ebenso plausible Argumente wie für die höher angegebenen Werte gibt, das ethische Problem der individuellen Risikofaktor-Zuweisung. Bei sehr weit-

gehender Definition von 'krank' nimmt nämlich - verglichen mit der Gesamtgruppe - die Zahl derjenigen, die real von der Behandlung profitieren, zunehmend ab (24). Die Zahl derjenigen, die daher 'umsonst' behandelt werden, nimmt zu. Der Prozentsatz derjenigen mit Nebenwirkungen bleibt konstant, da davon auszugehen ist, daß die Nebenwirkungen nicht mit dem Grenzwert, der zur Therapieindikation angesetzt wurde, in Beziehung stehen. Dies aber bedeutet, daß die absolute Zahl derjenigen mit Nebenwirkungen bei weitergehender Definition von 'krank' zunehmen muß. Werden also Grenzwerte sehr weit definiert, so daß eine zunehmend größere Gruppe der Bevölkerung unter die Behandlungsindikation fällt, nimmt der Anteil derjenigen, die von der Therapie profitieren, ab, die absolute Zahl derjenigen, die mit Nebenwirkungen behaftet sind, wird zunehmend größer. Bei den Therapiestudien zum Nutzen therapeutischer Prinzipien wird dies nicht voll erfaßt, da nur tödliche Nebenwirkungen der Reduktion in Morbidität und Mortalität bei den erwarteten Erkrankungen gegenübergestellt werden. Selbst wenn alle Nebenwirkungen berücksichtigt werden würden, ergäbe sich das Problem der Wertung. Wie will man die Qualitätseinschränkung des Lebens in Form von z.B. Potenzstörungen, trockenem Mund, Müdigkeit etc. bei einer hohen Zahl von Patienten dem ausgebliebenen Myocardinfarkt bei einer kleinen Zahl von Patienten gegenüberstellen?

Um die kleine Zahl derjenigen nochmals zu verdeutlichen, die von einer Therapie profitieren würden, sei die Überlegung von WHYTE (25) angeführt: Auf der Basis der Framingham-Studie errechnet er, daß z.B. bei der Reduktion des Cholesterins vom 310 mg% auf 260 mg% das Risiko einer koronaren Herzerkrankung über den Zeitraum von 20 Jahren von 14 % auf 8 % fällt. 6 % der wegen eines Cholesterins von 310 mg% Behandelten würden also profitieren, 8 % der Behandelten würden trotz der Behandlung erkranken und zusammen 94 % würden 'umsonst' behandelt werden. Nach den großen Therapiestudien ist eine Senkung des Cholesterins über 10 bis 20 % nie erreicht worden (26). In dem Beispiel von WHYTE ist somit der für Gruppen maximal erreichbare Effekt der Cholesterin-Senkung angenommen worden. Nicht hingegen berücksichtigt wird die Zahl der Nebenwirkungen einer solchen Therapie. Dies aber relativiert den schon sehr geringen Gewinn um ein weiteres.

6. Risikofaktoren für koronare Herzerkrankungen sind in einer Bevölkerung derartig häufig vorhanden, daß eine Massentherapie erfolgen muß. Je nachdem, wie niedrig man die Grenzwerte zum Pathologischen ansetzt, muß bei Berücksichtigung der wichtigsten vier Risikofaktoren aus dem medizinischen Bereich (Hochdruck, Hypercholesterinämie, Diabetes mellitus, Übergewicht) mit der Behandlungsnotwendigkeit von 30 bis 80 % der erwachsenen Bevölkerung gerechnet werden. So haben z.B. die Daten der Untersuchung aus Nordenham/Brake, einer Untersuchung an einer Normalpopulation, gezeigt, daß ein derartig hoher Prozentsatz der Personen einen oder mehrere Risikofaktoren aufwiesen (27) (vgl. Abb. 2).

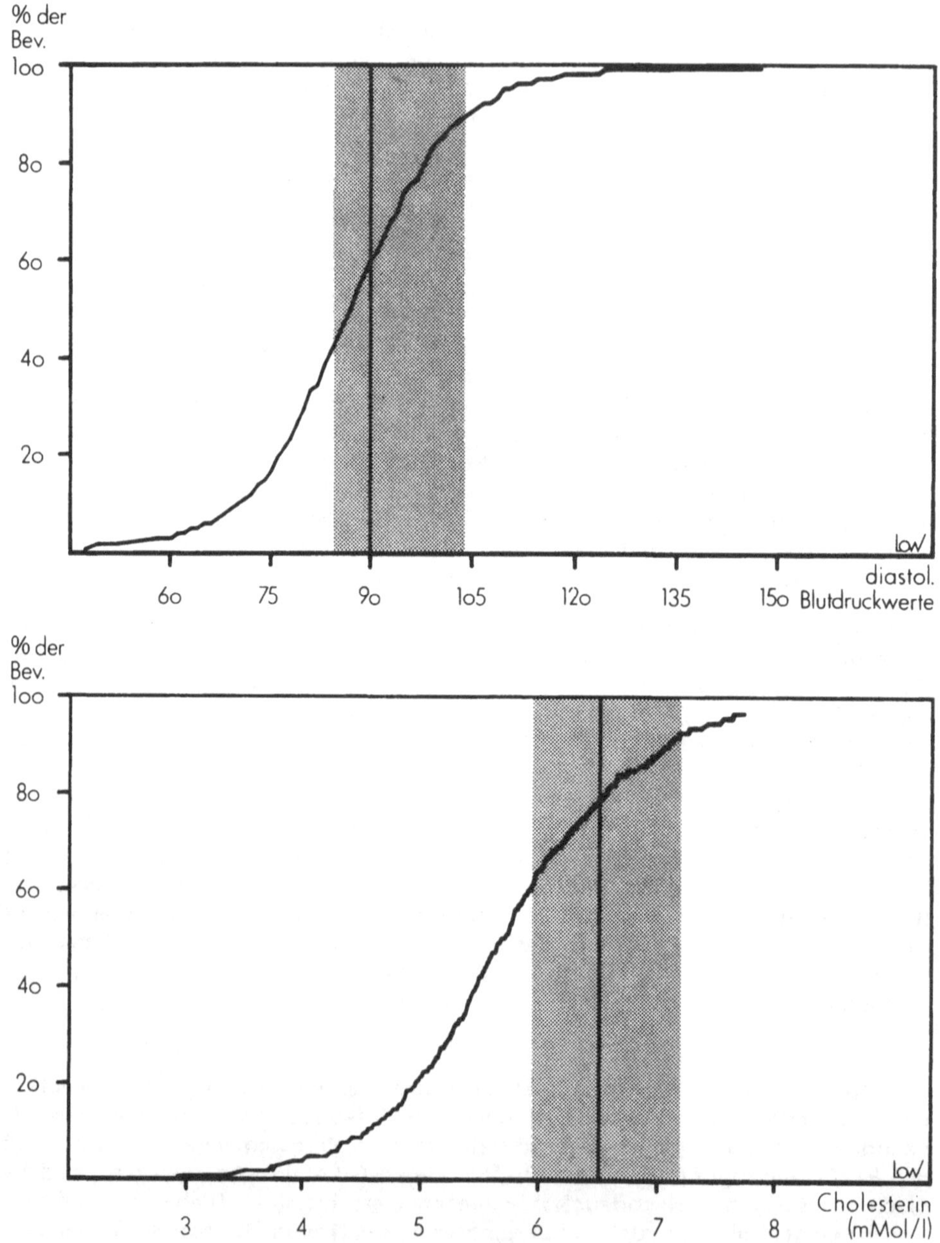

Diastolischer Blutdruck (oben) und Cholesterin (unten): Kumulative Verteilungen in der Bevölkerung von Nordenham/Brake (Einen Blutdruck/einen Cholesterin-Wert von maximal x haben y % der Bevölkerung)

Abb. 2: Risiko-Populationen in Abhängigkeit von Grenzwerten - am Beispiel von Blutdruck und Cholesterin (27)

Mit einem derartig hohen Prozentsatz der zu Behandelnden taucht die Frage des finanziell Machbaren auf. Darüber hinaus ergibt sich die ethische Frage nach den Eingriffsbereichen der Medizin überhaupt. Berücksichtigt man, daß auch für weitere andere Erkrankungen Risikofaktoren z.T. bekannt sind (Magenkarzinom, Gallenblasenkarzinom, Dickdarmkarzinom etc.), so ist zusätzlich noch ein erheblicher Anteil der Bevölkerung unter medizinische Dauertherapie bzw. prophylaktische Operationen zu setzen (28). Ein derartiges Konzept läßt auch die Frage aufkommen, ob nicht der Genuß des Lebens der Sorge um die Gesundheit und um die Vermeidung von Risiken dann weichen muß.

7. Patienten und praktizierende Ärzte haben offensichtlich sehr häufig das neue Konzept der Behandlung von Risikofaktoren ohne Symptomatik nicht akzeptiert. Dies könnte z.T. niedrige Compliance-Raten auf seiten der Patienten bei z.B. der Behandlung der Hypertension erklären. Daß aber z.B. nur ein gutes Drittel aller Hochdruckpatienten überhaupt ausreichend therapiert wird (29), liegt wahrscheinlich nicht nur an der Compliance der Patienten, sondern auch an der 'Unwilligkeit' der praktizierenden Ärzte, dem neuen Konzept zu folgen. Sowohl Untersuchungen aus England zum Behandlungsverhalten bei Hypertonie (30) als auch jetzt aus dem Niedersächsichen Raum (31) und aus Westberlin (32) lassen erkennen, daß praktizierende Ärzte nicht die schulmedizinischen Leitsätze zur Untersuchungs- und Behandlungsindikation bei Hypertonie akzeptiert haben. Gemessen an den Leitlinien der Schulmedizin wird nur ein kleinerer Teil der Hochdruckpatienten ausreichend betreut. Konzeptionelle und ethische Probleme - wie die oben benannten - mögen ausformuliert oder nur als Unbehagen hierfür eine Erklärung sein.

Als Fazit festgehalten werden kann, daß das Risikofaktorenmodell in seiner therapeutischen Anwendung zu viele konzeptionelle und ethische Probleme beinhaltet, um es zur Grundlage für eine Therapieempfehlung weiter Bevölkerungsgruppen nehmen zu können. Für Personen mit sehr ausgeprägten Risikofaktoren hingegen läßt sich eine Therapieempfehlung ableiten, wenn auch hier ständig eine kritische Überprüfung des Nutzens erfolgen muß. Eine nur annähernd zufriedenstellende Antwort auf die Volkserkrankung 'koronare Herzerkrankung' ist in der 'massenhaften' Therapie von Risiko-Trägern nicht zu sehen, da hier zusätzlich Fragen der Machbarkeit, Kosten, Compliance und Ethik negativ beantwortet werden müssen.

ANMERKUNGEN

(1) Vgl. ABHOLZ, H.-H.: Welche Bedeutung hat die Medizin für die Gesundheit? In: DEPPE, H.-U.: Vernachlässigte Gesundheit - Zum Verhältnis von Gesundheit, Staat, Gesellschaft in der BRD, S. 15-57. Köln (Kiepenheuer und Witsch), 1980.

(2) BORGERS, D.: Primärprävention von Volkskrankheiten: Biotechni-

scher Eingriff und soziale Prävention. Argumente für eine Soziale Medizin, Bd. 9, S. 27-52. Berlin (Argument-Verlag), 1981.

(3) KARMAUS, W.: Das Konzept der Risikofaktoren als möglicher Beitrag zur Ätiologieforschung. Jahrbuch für kritische Medizin, Bd. 4, S. 6-42. Berlin (Argument-Verlag), 1979.

(4) Bekannteste Studie ist die Framingham Studie; z.B.: KANNEL, W.B.: Some lessons in cardiovascular epidemiology from Framingham. Am. J. Cardiol. 37: 269-282 (1976)

(5) Bezüglich derartiger Fehlschlüsse vgl.: SUSSER, M.: Causal thinking in the health sciences. London (Oxford University Press), 1973.

(6) z.B.: KOSTNER, G.M. et al.: Lipiddiagnostik im Routinelabor: Parameter zur Feststellung des Herzinfarktrisikos. Laboratoriums-Medizin 5: 97-102 (1981)

(7) MILLER, N.E. et al.: The Tromsø heart-study. Lancet 1: 965-968 (1977)

GORDON, T. et al.: HDL as a protective factor against coronary heart disease: The Framingham study. Am. J. Med. 62: 707-714 (1977)

MILLER, G.J. et al.: HDL concentration and IHD. Lancet 1: 16-19 (1975)

(8) Überblick z.B. in: ABHOLZ, H.-H.: Medizinische Interventionen beim Myocardinfarkt. Jahrbuch für kritische Medizin, Bd. 3, S. 44-64. Berlin (Argument-Verlag), 1978.

Ein in diesem Aspekt anderes Ergebnis zeigte die Clofibrat-Studie der WHO: OLIVER, M.F. et al.: A co-operative trial in the primary prevention of ischaemic heart disease using Clofibrat. Br. Heart J. 40: 1069-1118 (1978)

(9) Vgl. zur Darstellung der Interpretationsmöglichkeiten: GRIES, F.A.: Die Bedeutung der Diabetestherapie für die Entwicklung diabetischer Komplikationen. Intern. Welt. 2: 387-395 (1979)

KEEN, H. und J. JARRETT: Complications of diabetes. London (Arnold), 1975.

(10) THE UNIVERSITY GROUP DIABETES PROGRAM: A study of the effects of hypoglycemic agents on vascular complications in patients with adult-onset diabetes: I. Design, Methods and baseline results. Diabetes 19 (Suppl. 2): 747-787 (1970). - II. Mortality results. Diabetes 19 (Suppl. 2): 789-830 (1970). - III. Clinical implications of the UGDP results. JAMA 218: 1400-1410 (1971). - VI. Supplementary report on nonfatal events in patients treated with tolbutamide. Diabetes 25: 1129-1153 (1976). - VII. Mortality and selected nonfatal events with insuline treatment. JAMA 240: 37-42 (1978)

(11) KEEN, H. und R.J. JARRETT: The effect of carbohydrate tolerance on plasma lipids and atherosclerosis in man. In: JONES, R.J. (Hg.): Atherosclerosis, 2nd International Symposium. Berlin (Springer), 1970.

KEEN, H. et al.: Tolbutamide and arterial disease in borderline diabetics. In: MALAISSE, W.J. und J. PIRART (Hg.): VIIIth Congress of the International Diabetes Federation. Internat. Congress Series No. 321. Amsterdam (Excerpta Medica), 1974.

(12) vgl. Anm. 10 und 11

(13) z.B.: BAR-ON, H. et al.: Serum HDL and UGDP-results. Lancet 1: 761 (1977)

CALVERT, G.D. et al.: Effects of therapy on plasma HDL in diabetes mellitus. Lancet 2: 66-68 (1978)

(14) BERGER, M. und E. STANDL: Sulfonylharnstoffe in der Diabetestherapie 1981. Dtsch. Med. Wochenschr. 106: 1443-1446 (1981)

(15) LEREN, P. et al.: Effect of propranolol and prazosin on blood lipids. Lancet 2: 4-6 (1980).

HELGELAND, A. et al.: HDL-cholesterol and antihypertensive drugs: the Oslo study. Br. Med. J. 2: 403 (1978)

WALLACE, R.B. et al.: Alterations of plasma HDL-cholesterol levels associated with consumption of selected medications. Circulation 62 (Suppl. 4): 77-82 (1980)

vgl. auch: GRIMM, R.H. et al.: Effects of thiacide diuretics on plasma lipids and lipoproteins in mildly hypertensive patients. Ann. Intern. Med. 94: 7-11 (1981)

(16) vgl. Anm. 8 und: INGERSLEBEN, S.v.: Clofibrat - fragliches Hyperlipidämierisiko versus sicheres Arzneimittel-Risiko. Jahrbuch für kritische Medizin, Bd. 4, S. 114-127. Berlin (Argument-Verlag), 1979.

(17) HYPERTENSION DETECTION AND FOLLOW-UP PROGRAM: Five-year findings of the hypertension detection and follow-up program I a. II. JAMA 242: 2562-2577 (1979)

(18) vgl. Anm. 17, a.a.O., S. 2569, Table 7. Hier läßt sich in der intensiv versorgten Gruppe eine Reduktion kardiovaskulärer Mortalität um 19 % und bei Neoplasmen als Todesursache um 18 % errechnen.

(19) CANNER, P.L. et al.: Influence of adherence to treatment and response of cholesterol on mortality in the Coronary Drug Project. N. Engl. J. Med. 303: 1038-1041 (1980)

(20) REPORT OF THE WORKING PARTY: Prevention of coronary heart disease. J. R. Coll. Physicians 10: 232-245 (1976)

vgl. auch WHYTE, H.M.: Potential effect on coronary-heart-disease morbidity of lowering the blood-cholesterol. Lancet 1: 906-909 (1975)

GOETZ, A.A. et al.: Health risk appraisal: the estimation of risk. Public Health Rep. 95: 119-126 (1980)

(21) MARMOT, M. und W. WINKELSTEIN: Epidemiologic observations on intervention trials for prevention of coronary heart disease. Am. J. Epidemiol. 101: 177-181 (1975)

(22) Für Aussagen, die eine Behandlungsgruppe betreffen, läßt sich das Problem der Nebenwirkungen grundsätzlich durch gewissenhafte Erfassung aller Nebenwirkungen beantworten. Für die Entscheidung am einzelnen Patienten bleibt immer das Problem bestehen, aus statistischen Wahrscheinlichkeiten, deren Bedingungen man nicht genau kennt, einen Therapie-Rat abzuleiten.

(23) vgl. z.B. GOETZ, Anm. 20.

(24) vgl. z.B. WHYTE, Anm. 20. Aber auch alle anderen Interventionsstudien zeigen dies für die verschiedenen Risikofaktoren.

(25) WHYTE, Anm. 20.

(26) ABHOLZ, Anm. 8.

(27) Aus den Daten der 'Feldstudie Nordenham/Brake' (HOFFMEISTER, H. und K.W. TIETZE: Feldstudie Nordenham/Brake. Berichte aus dem Institut für Sozialmedizin und Epidemiologie des Bundesgesundheitsamtes Nr. 2/1980. Berlin (Reimer), 1980) läßt sich dies berechnen. Setzt man z.B. als Grenzwerte einen diastolischen Druck von 90 mmHg, einen Cholesterinwert von 230 mg% und einen Nüchtern-Blutzucker von 100 mg% fest, so haben 84 % der Frauen und 87 % der Männer mindestens einen dieser Risikofaktoren. Legt man die Grenzwerte bei 100 mmHg, 280 mg% und 140 mg% (entsprechend der obigen Reihenfolge der Risikofaktoren) fest, so haben mindestens einen Risikofaktor 26 % der Frauen und 23 % der Männer (immer: 40-64jährige).

(28) vgl. ABHOLZ, H.-H.: Überlegungen zur Tragfähigkeit medizinischer Konzepte bei der Behandlung volksgesundheitlich relevanter Erkrankungen. Vortrag im L. Boltzmann-Institut für Medizinsoziologie, Wien, 1981.

(29) STAMLER, J. et al.: Hypertension screening of 1 million Americans. JAMA 235: 2299-2306 (1976)

(30) HELLER, R.F. und G. ROSE: Current management of hypertension in General Practice and in Hospital. Br. Med. J. 1: 1442-1446 (1977)

(31) SENFTLEBEN, H.U.: Die Qualität ärztlicher Verrichtungen im ambulanten Versorgungsbereich. Köln (Deutscher Ärzteverlag), 1980.

(32) HEINDRICHS, E.: Diagnostische und therapeutische Betreuung von Hochdruckkranken in der allgemeinärztlichen Praxis. Med. Diss., Berlin (in Vorber.).

SOZIALE UND INSTITUTIONELLE PRÄVENTION VON RISIKOFAKTOREN

Eberhard Greiser

Im folgenden sollen die strukturellen Aspekte der Prävention diskutiert werden. Dabei werde ich mich auf zwei Bereiche der spezifischen Prävention beschränken:

- Zigarettenrauchen sowie
- Arzneimittelverbrauch.

Strukturelle Prävention muß als Komplement zu den anderen Ebenen der Prävention diskutiert werden, nämlich zur Prävention, die im personalen Bereich ansetzt und als hoch- oder niedrigstrukturierte Prävention entweder mit professioneller Unterstützung oder in Selbsthilfe wirkt. Strukturelle Prävention sollte auch komplementär zu massenkommunikativen Ansätzen der Prävention eingesetzt werden.

Als allgemeine Voraussetzungen für die Prävention eines Risikofaktors, eines pathogenen Zustandes, der durch einen oder mehrere Risikofaktoren bedingt sein kann, oder einer Krankheit sind zu nennen:

- Der Risikofaktor muß als kausal wirksam durch adäquate wissenschaftliche Untersuchungen eindeutig identifiziert sein.

- Es müssen Methoden für die Prävention zur Verfügung stehen, deren Effektivität nachgewiesen oder zumindest hinreichend plausibel ist. Diese Methoden sollten in breiten Bevölkerungsschichten anwendbar sein. Dies bedingt, daß sie als präventive Methoden angenommen werden (hohe Akzeptanz) und daß ihrer Anwendung nicht ökonomische Gesichtspunkte entgegenstehen. Präventive Methoden müssen zu sozial vertretbaren Kosten verfügbar sein.

- Nebenwirkungen präventiver Maßnahmen sollten in einem vertretbaren Verhältnis zum Nutzen der Prävention stehen.

Darüber hinaus ist es eine allgemeine, jedoch kaum quantifizierbare Voraussetzung für den Erfolg jeder Prävention, daß ein allgemeines 'Klima' für präventive Maßnahmen in der Bevölkerung und in den Medien vorbereitet ist, d.h. eine allgemeine Sensibilisierung für die Zielsetzung, Methoden und Konsequenzen der Prävention.

Strukturelle Prävention wird, wenn sie effektiv werden soll, in den meisten Fällen etablierte Interessen verletzen müssen. Solche Interessenverletzungen lösen naturgemäß Gegenreaktionen aus. Deshalb muß die Antizipation solcher Gegenmaßnahmen sowie ihre Überwindung Bestandteil einer effektiven strukturellen Prävention sein.

STRUKTURELLE PRÄVENTION DES RISIKOFAKTORS RAUCHEN

Rauchen, insbesondere das Zigarettenrauchen, erfüllt alle Voraussetzungen für eine wirksame strukturelle Prävention: Es ist als Risikofaktor in einer Vielzahl von epidemiologischen Studien für die Morbidität und Mortalität an zahlreichen Krankheiten in einem solchen Maße nachgewiesen, daß die Frage berechtigt ist, warum nicht schon längst in allen entwickelten Ländern effektive Maßnahmen zu seiner Eindämmung etabliert sind.

Ohne Zweifel ist das Rauchen der Hauptrisikofaktor für das Bronchialkarzinom und ursächlich beteiligt an der Entstehung einer ganzen Reihe von weiteren Krebserkrankungen (Magen, Speiseröhre, Niere, Blase, Kehlkopf). Es ist auch unstrittig - sieht man von gegenteiligen Ansichten der Zigarettenindustrie einmal ab -, daß Zigarettenrauchen das Risiko für kardiovaskuläre Krankheiten sowie für chronische Krankheiten des Respirationstraktes - verglichen mit Nichtrauchern - auf ein Vielfaches erhöht. Hinzu kommen negative Wirkungen auf Schwangerschaft und Kindesentwicklung. Mehrere - wenngleich nicht unumstrittene - Studien weisen auch auf ein erhöhtes Risiko von Nichtrauchern hin, die passiv am Rauchen beteiligt werden: Mehrjährige Einwirkung scheint das Risiko chronischer Bronchialerkrankungen und von Bronchialkarzinomen zu erhöhen.

Andererseits weisen verschiedene Studien daraufhin, daß sich ein durch Zigarettenrauchen erhöhtes Morbiditäts- und Mortalitätsrisiko bei Entzug des Risikofaktors innerhalb weniger Jahre dramatisch senken läßt.

Für die strukturelle Prävention des Zigarettenrauchens bieten sich vor allem drei Wege an:

- die Einschränkung der Verfügbarkeit,
- die Einschränkung der Verbreitungsmöglichkeit und
- das Angebot der Raucherentwöhnung als Regelleistung der Gesetzlichen Krankenversicherung.

Einschränkung der Verfügbarkeit des Rauchens

Die vermutlich einfachste Art der Beeinflussung des Rauchens dürfte die fiskalische sein. Es wird immer wieder bezweifelt, daß über Preisanhebungen eine Reduktion des Zigarettenverbrauchs möglich sei mit der Argumentation, in solchen Fällen würde ein Raucher eher auf Grundnahrungsmittel verzichten als auf Zigaretten. PETO (1) hat jedoch schlüssig gezeigt, daß zumindest britische Raucher sich in ihrem Tabakkonsum außerordentlich eng am Preis orientieren, wenn man bei der Analyse der Zusammenhänge Realeinkommen und Zigarettenpreis - bezogen auf das Realeinkommen - berücksichtigt.

Bei der 1981 im Rahmen der Sanierung des Bundeshaushaltes beschlossenen Erhöhung der Tabaksteuer ist auch ein durch die steuerbedingte Preisanhebung verursachter Minderkonsum über einen Zeitraum von ein bis zwei

Jahren jeweils antizipiert worden.

Bei Steuererhöhungen dieser Art ist jedoch der gesundheitspolitische Effekt in keiner Weise intendiert - Ausdruck des Stellenwertes, den gesundheitspolitische Überlegungen gegenwärtig noch in der allgemeinen Politik besitzen. Es wäre jedoch ein durchaus reizvolles Unterfangen, diese unbeabsichtigten Sekundäreffekte fiskalischer Maßnahmen zu quantifizieren.

Bei dem vom Royal College of Physicians (2) vorgebrachten Vorschlag einer Differentialsteuer auf Tabakartikel steht der gesundheitspolitische Effekt im Vordergrund der Überlegungen: Es wurde vorgeschlagen, Zigaretten analog zu ihrem Schadstoffgehalt steuerlich zu belasten, d.h. Zigarettenmarken mit höherem Teer- und Nikotingehalt höher als geringer belastete Marken zu besteuern. Die rationale Basis für diesen Vorschlag liegt in dem nachweislich geringeren Morbiditäts- und Mortalitätsrisiko durch sogenannte leichte Zigaretten.

Der Vorschlag einer Differentialsteuer bleibt auch noch dann sinnvoll, wenn man die - neuere - Erkenntnis berücksichtigt, daß die 'leichten' Zigaretten durch einen hohen Gehalt an Kohlenmonoxid zumindest im Hinblick auf die koronare Herzkrankheit nicht als 'leicht' anzusehen sind.

Einschränkungen der Verkaufsmöglichkeiten von Tabakwaren wären vermutlich schon mit den geltenden Gesetzen vertretbar: Das Lebensmittel- und Bedarfsgegenstände-Gesetz dürfte als Grundlage ausreichen, um beispielsweise Zigaretten und Tabak aus Lebensmittelgeschäften und Supermärkten zu verbannen. Da ein erheblicher Umsatzanteil bei Zigaretten über Automaten erreicht wird, müßte eine Verkaufseinschränkung vor allem auch diese über vierundzwanzig Stunden fließende Quelle verstopfen können.

Als letzte Stufe der Verkaufseinschränkung vor dem Verbot wäre schließlich eine Beschränkung auf monopolisierte Verkaufsstellen möglich, wie es z.B. in Österreich praktiziert wird.

Eine Eingrenzung der Möglichkeit zu rauchen wird für Nahverkehrsmittel von einigen deutschen Großstädten bereits seit mehreren Jahren in der Form praktiziert, daß sämtliche Wagen als 'Nichtraucher' deklariert sind. Eine konsequente Weiterführung dieses Gedankens wäre das Verbot des Rauchens in öffentlich zugänglichen Räumen, wie es in Finnland durchgesetzt werden konnte. Schritte auf dem Weg zu einer finnischen Situation wären die Einrichtung von Raucherzonen in Restaurants und die Aufhebung von Raucherzimmern in Schulen.

Einschränkung der Verbreitungsmöglichkeit des Rauchens

Komplementär zu diesen Interventionsmaßnahmen müssen Methoden zur Verhinderung der weiteren Verbreitung des Rauchens diskutiert werden. Wenn bisher häufig die relative Wirkungslosigkeit einzelner Maßnahmen zur Einschränkung des Rauchens beklagt wurde - mit dem resignierenden

Unterton, hier handele es sich um eine naturgegebene Entwicklung, gegen die keine Abhilfe denkbar sei -, ist in der Regel übersehen worden, daß die Tabakindustrie es bisher verstanden hat, außerordentlich elastisch auf jede auch nur potentiell den Umsatz tangierende Maßnahme zu reagieren. Diese Reaktionen, am deutlichsten sich in der Werbung manifestierend, können umso eher umsatzmindernde Effekte einer Maßnahme ausgleichen, je weniger der Planung einer solchen Maßnahme eine umfassende Strategie zugrunde liegt, die Gegenreaktionen bereits in die Planung einbezieht. Mit anderen Worten: Jede strukturelle Maßnahme wird sehr schnell ins Leere stoßen, die nicht das Gebiet der Werbung und der Public Relations konzeptuell einbezieht.

Werbungsbeschränkungen sind auf drei Ebenen denkbar:

- Durch eine effektive Warnung vor den Gefahren des Rauchens als integraler Bestandteil jeder Werbung, verbunden mit einer Deklaration der wesentlichsten schädlichen Inhaltsstoffe. Eine solche Warnung dürfte aber gänzlich ihr Ziel verfehlen, wenn sie von Form und Umfang so praktiziert wird, wie es in der Bundesrepublik durch eine freiwillige Vereinbarung des Bundesgesundheitsministeriums mit der Zigarettenindustrie der Fall ist: Es wird zumindest der Anschein erweckt, als ob die deklarierten Schadstoffgehalte, über deren Wahrheitsgehalt allein die Industrie wacht, vom Gesundheitsminister abgesegnet seien. Außerdem dürfte kaum ein Raucher mit den deklarierten Werten mangels eines Maßstabes irgendetwas anfangen können. Anders in Großbritannien: Dort ist jeder Werbung zu entnehmen, ob es sich um eine Zigarette mit niedrigem, mittleren oder hohem Teergehalt handelt.

- Werbungsverbot für Tabakerzeugnisse überhaupt oder ein Verbot der Werbung in Massenmedien.

- Verbot der Ersatzwerbung: In Ländern, in denen ein Werbungsverbot besteht, wie z.B. in Italien, ist die Industrie in sehr findiger Weise dazu übergegangen, mit dem Markennamen von Zigaretten für nicht existierende Industrieprodukte zu werben, um auf diese Weise den Markennamen qua Erinnerungswerbung lanciert zu halten. In der Bundesrepublik ist seit einigen Jahren die Entwicklung zu beobachten, daß einzelne Zigarettenfirmen ihre Markenzeichen im Rahmen einer Diversifikation auf andere Produkte außerhalb des Raucherbereichs übertragen: So gibt es Krone-Spiele, HB-Naturatlanten, Camel-Reisen - eine Idee, die bereits vor einigen Jahrzehnten von der englischen Kriminalschriftstellerin Dorothy Sayers detailliert dargestellt wurde ('Murder Must Advertise' - 'Mord braucht Reklame').

Eine Beschränkung der Werbung in der skizzierten Art müßte begleitet sein von Bemühungen, nicht das Erscheinungsbild des Rauchers negativ, sondern vielmehr das Bild des Nichtrauchers positiv erscheinen zu lassen, so daß sich, wie es z.B. in Finnland bereits heute der Fall ist, nicht der Nichtraucher mit seinem Wunsch nach rauchfreier Arbeitsatmosphäre exponiert, sondern der Raucher, der diese Atmosphäre durch sein Rauchen antasten will.

Angebot der Raucherentwöhnung als Regelleistung der Gesetzlichen Krankenversicherung

Komplementär müßten solche Maßnahmen begleitet sein von institutionalisierten Therapieangeboten als Regelleistung der Gesetzlichen Krankenversicherung in der Form von Raucherentwöhnungskursen. Dieses wäre als Regelleistung der GKV umso eher berechtigt, als man bei einem größeren Prozentsatz der Raucher davon ausgehen muß, daß sie vom Rauchen psychisch und physisch abhängig sind.

Institutionalisiert müßten auch Programme eingesetzt werden, um bei Jugendlichen die Ausbildung von Rauchgewohnheiten zu verhindern. Entsprechende Curricula für die Anwendung in Schulen im Sinne eines 'smoking resistance training' werden nach US-amerikanischen Erfahrungen derzeit vom Institut für Sozialmedizin und Epidemiologie des Bundesgesundheitsamtes für die Anwendung in der Bundesrepublik adaptiert.

ANTIZIPATION VON GEGENMASSNAHMEN

Sollte es gelingen, strukturelle Interventionsmaßnahmen gegen das Rauchen in der oben skizzierten Art zu etablieren, sind vor allem von vier Gruppen Gegenreaktionen zu erwarten:

1) Einzelne Raucher werden unter Berufung auf das Recht zur Selbstbestimmung und das Grundrecht zur freien Entfaltung der Persönlichkeit versuchen durchzusetzen, daß sie auch weiterhin in öffentlich zugänglichen Räumen, in öffentlichen Verkehrsmitteln und am Arbeitsplatz wie bisher rauchen können. Dabei ist zu erwarten, daß sie in vergleichbarer Weise wie Nichtraucher, denen es in Einzelfällen schon gelang, eine rauchfreie Atmosphäre am Arbeitsplatz mit Hilfe der Gerichte durchzusetzen, zu juristischen Mitteln greifen werden.

2) Die Zigarettenindustrie als wirtschaftlich am stärksten Betroffene wird wie in der Vergangenheit versuchen, jede Maßnahme gegen das Rauchen, die auch nur einigermaßen erfolgversprechend zu sein scheint, zu konterkarieren durch den verstärkten Einsatz von Werbung sowie durch einen gezielten Einsatz der Lobby, gerichtet auf die politischen Entscheidungsträger. Dabei wird sie auch in Zukunft versuchen, die gesundheitsschädigenden Effekte des Rauchens zu negieren bzw. zu minimieren. Sie wird verweisen auf angeblich noch ungeklärte Forschungsprobleme, die sie durch den Einsatz eigener Forschungsmittel zu lösen hoffe. Es wird auch nicht fehlen der

Hinweis auf Anstrengungen zur Entwicklung einer unschädlichen Zigarette. Die Zigarettenindustrie wird weiter mit dem Argument der Gefährdung von Arbeitsplätzen und entgehender Steuereinnahmen operieren.

3) Das Argument der gefährdeten Arbeitsplätze hat sich auch in der Vergangenheit schon die Gewerkschaft für Nahrung, Genußmittel und Gaststätten - legitimerweise - zu eigen gemacht, dabei jedoch voll die Argumentation der Industrie von der Unschädlichkeit des Zigarettenrauchens übernommen.

4) Die Werbungsbranche wird wie schon in der Vergangenheit die Gefährdung von Arbeitsplätzen und Unternehmen artikulieren.

STRUKTURELLE PRÄVENTION VON ARZNEIMITTELBEDINGTEN RISIKEN

Bei der Diskussion von Arzneimittelrisikofaktoren für die menschliche Gesundheit soll das Spektrum der Arzneimittel diskutiert werden, bei denen ein Sucht- bzw. Gewöhnungspotential als gegeben angenommen werden muß. Dazu wären folgende Arzneimittelgruppen zu zählen:

- Stimulantien und Appetitzügler
- Schlafmittel und Sedativa
- Psychopharmaka
- stark wirkende Analgetica.

Opiate werden in diesem Zusammenhang nicht diskutiert, weil ihr legaler Gebrauch bereits außerordentlich streng kontrolliert und der Verbrauch insgesamt unbedeutend ist.

Als Risikofaktoren sind die zu den genannten Gruppen gehörenden Arzneimittel eindeutig identifiziert. Allerdings fehlen - vor allem für die Bundesrepublik Deutschland - genaue Statistiken, die Aufschluß über Prävalenz und Inzidenz bezogen auf exponierte Patienten-Populationen geben könnten. Es ist jedoch anzunehmen, daß die Rate von arzneimittelabhängigen Patienten im Prozentbereich der Gesamtpopulation der Bundesrepublik Deutschland liegen dürfte.

Prävention durch Einschränkung der Verfügbarkeit

Eine Reihe von Arzneimitteln mit hohem Mißbrauchspotential sind auch unter dem neuen Arzneimittelgesetz weiterhin frei verfügbar, d.h. in beliebiger Menge ohne Verordnung eines Arztes zu beziehen. Dazu gehören vor allem die D-Norpseudoephedrin-haltigen Appetitzügler. Abgesehen von einem erheblichen Suchtrisiko (Sucht vom Amphetamin-Typ) kommt es vor allem nach höheren Dosen oder längerer Einnahme gelegentlich zu Psychosen, die über längere Zeit fortbestehen können. Eine erste sinnvolle, durch das Gefährdungspotential begründbare und durch das gegenwärtige Arzneimittelgesetz gedeckte Maßnahme wäre die Unterstellung unter die Rezeptpflicht für Arzneimittel dieser Art. Erfahrungsgemäß reduziert eine solche Maßnahme den Umsatz eines Arzneimittels auf etwa 10 %.

Die Rezeptpflicht allein bedeutet jedoch für Psychopharmaka, stark wirkende Analgetica, Schlaf- und Beruhigungsmittel keine wirksame Verbreitungsschranke, da einerseits die verordnenden Ärzte zum Teil großzügig in ihrer Verordnungsweise sind, andererseits im Zeichen einer sich verschärfenden Konkurrenzsituation einzelne Apotheker eher geneigt sind, auch verschreibungspflichtige Arzneimittel ohne Rezept abzugeben. Für stark wirkende Analgetica, Stimulantien und einzelne Psychopharmaka mit besonders hohem Suchtpotential erscheint deshalb die Gleichstellung mit den Betäubungsmitteln der einzige erfolgversprechende Weg zur Eindämmung des Verbrauchs.

Eine der Voraussetzungen zur Einschätzung des Gefährdungspotentials einzelner Arzneimittel und zur Gegensteuerung ist in der Bundesrepublik noch zu entwickeln:

Bislang ist den mit der Überwachung der Arzneimittelversorgung betrauten Behörden der Verbrauch in der Regel nicht bekannt. Das heißt, es erscheint dringend erforderlich, Umsatzstatistiken und Verordnungsstatistiken der relevanten, auf dem Markt befindlichen Arzneimittel routinemäßig und frei zugänglich zu erstellen. Der pharmazeutischen Industrie stehen solche Statistiken in außerordentlich großer Detaillierung schon seit Jahren zur Verfügung (erstellt durch das Institut für Medizinische Statistik GmbH, Frankfurt/M.). Entgegen allen Zusagen hat jedoch selbst die mit der Arzneimittelüberwachung betraute Bundesoberbehörde (Bundesgesundheitsamt) zum Teil heute noch Schwierigkeiten, in den Besitz entsprechender Statistiken, vor allem für die Routineüberwachung, zu gelangen. Das gleiche gilt für Verordnungsstatistiken, die das Verordnungsverhalten einzelner Ärzte exakt zu beschreiben in der Lage sind. Hier wäre es vor allem wesentlich, außer den reinen Verordnungen auch die der jeweiligen Verordnung zugrunde liegenden Diagnosen sowie weitere Patientencharakteristika (Alter, Geschlecht) zu erfassen. Auch solche Statistiken stehen der pharmazeutischen Industrie seit Jahren zur Verfügung (Verordnungsindex für Pharmazeutika des Instituts für Medizinische Statistik GmbH, Frankfurt/M.).

Anhand solcher Verordnungsstatistiken wären mißbräuchliche oder auch lediglich großzügige Verordnungsweisen bei bedenklichen Arzneimitteln zu identifizieren und durch Beratungsgespräche der zuständigen Prüfärzte der Kassenärztlichen Vereinigungen bzw. der Krankenkassenverbände zu modifizieren.

Bislang kaum diskutiert ist die Regulation des Arzneimittelverbrauchs im stationären Bereich der medizinischen Versorgung. Hier weisen Einzelberichte darauf hin, daß die Verabreichung von Psychopharmaka aus der

Gruppe der Benzodiazepine weitgehend unkontrolliert und außerordentlich großzügig ohne entsprechende ärztliche Verordnungen gehandhabt wird. Durch die Etablierung von Arzneimittelkommissionen sowie die Erfassung des Arzneimittelverbrauchs nach Fachabteilungen und Stationen lassen sich zumindest Ansatzpunkte für eine Reduzierung übermäßigen Verbrauchs finden. Eine tiefgreifende Veränderung des Arzneimittelverbrauchs im stationären Bereich würde jedoch eine Veränderung und stärkere Formalisierung des Verordnungsverhaltens erfordern. Letzten Endes dürfte sich jedoch eine rationale Arzneitherapie nur durch eine Form des medical audit erreichen lassen, wie sie in einer ganzen Reihe von Krankenhäusern in den USA durchgeführt wird: Dabei werden durch klinikinterne Fachkommissionen nicht nur diagnostische und operative Maßnahmen stichprobenartig überprüft, sondern auch die Arzneitherapie.

Einschränkung von Arzneimittelrisiken durch Beschränkung der weiteren Verbreitung

Eine Beschränkung der weiteren Verbreitung von Arzneimitteln mit Suchtpotential ist nicht ohne eine Beschränkung der bislang noch ungezügelten Laien- und Fachwerbung denkbar. Da nahezu alle auf dem Markt befindlichen Arzneimittel durch die Überleitungsbestimmungen des Arzneimittelgesetzes von 1976 jedoch als zugelassen gelten und damit die Regelungen des vor Inkrafttreten des Arzneimittelgesetzes gültigen Heilmittelwerbegesetzes für sich in Anspruch nehmen können, fehlen bislang die gesetzlichen Regelungen für eine effektive Kontrolle von Werbung und Information. Abgesehen davon ist die personelle Ausstattung der Gesundheitsbehörden der Länder, die für diesen Bereich zuständig sind, so unzureichend, daß selbst bei vorhandenen gesetzlichen Möglichkeiten eine Kontrolle und Regulation unmöglich wäre. Wie unzureichend die Information über das Suchtpotential von Arzneimitteln durch die pharmazeutische Industrie gegenwärtig ist, zeigt die Tatsache, daß sich im offiziellen Informationsmedium des Bundesverbandes der Pharmazeutischen Industrie über Arzneimittel, der Roten Liste, auch in der Ausgabe 1981 kein Hinweis findet auf das Abhängigkeitspotential von Barbituraten, Benzodiazepinen und einigen Appetitzüglern. Bei einem Stimulans, 'AN 1', das vor fast zehn Jahren wegen seines Suchtpotentials der Rezeptpflicht unterstellt wurde, ist diese Nebenwirkung in der Information ausdrücklich ausgeschlossen.

Da die pharmazeutische Industrie trotz anderslautender Selbstverpflichtungen zu einer korrekten Information über die Wirksamkeit und Risiken von Arzneimitteln offensichtlich nicht in der Lage ist, andererseits die Aussichten für effektive gesetzliche Regelungen im Augenblick denkbar ungünstig sind, ist die Forderung nach der Einrichtung eines industrieunabhängigen Informationsmediums über die marktrelevanten Arzneimittel zu stellen. Letzten Endes ist das Risiko bedenklicher Arzneimittel jedoch nur dadurch zu minimieren, daß eine Marktbereinigung durchgeführt wird und vor der Zulassung neuer Arzneimittel eine Prüfung des therapeutischen Bedürfnisses vorgeschaltet wird. Eine solche Bedürfnisprüfung würden bei dem gegenwärtigen wissenschaftlichen Informationsstand Appetitzügler nicht mehr bestehen, da seit einigen Jahren sich als wissenschaftlicher Konsens die Ansicht herausgebildet hat, daß eine wirksame Therapie der Adipositas durch Appetitzügler unmöglich ist.

Gegenreaktionen gegen präventive Maßnahmen auf dem Gebiet der Arzneimittelrisiken sind lediglich von der pharmazeutischen Industrie und von der industrieabhängigen Fachpresse zu erwarten. Diese Reaktionen können gegenwärtig bei jeder Maßnahme beobachtet werden, die zur Minderung des Risikos durch Arzneimittel durchgeführt wird.

LITERATUR

(1) PETO, J.: Price and consumption of cigarettes: A case for intervention? Br. J. Prev. Soc. Med. 28: 241-245 (1974)

(2) ROYAL COLLEGE OF PHYSICIANS: Smoking and Health Now. New York (Pitman), 1971.

AUSMASS UND VERURSACHUNG VON NON-COMPLIANCE IN DER PRÄVENTIVMEDIZIN

Dieter von Schmädel

VORBEMERKUNG

Erlauben Sie mir vorab zu zwei Punkten, nämlich zur Definition von Non-Compliance und zur Bewertung von Non-Compliance (N.C.) etwas zu sagen. Die beeindruckende Spannweite von Non-Compliance bei den schätzungsweise mehr als 500 vorliegenden Untersuchungen, die sich von 10 bis 90 % erstreckt, hat verschiedene Gründe. Ein wesentlicher Grund ist sicher, daß nahezu jeder Autor N.C. anders definiert. Für den einen liegt N.C. vor, wenn die Anweisungen des Arztes 'nicht genau' befolgt werden, der andere begnügt sich mit 75 % Befolgung der Anweisungen des Arztes bei der Definition von Compliance usw. Dieser Wirrwarr von Definitionen ist dabei einigermaßen unverständlich. Da die Befolgung der Arztanweisungen im Gegensatz etwa zur Befolgung von Gesetzen kein Wert an sich ist, sondern ihre Legitimation durch die Absicht des Arztes erhält, den Kranken zu heilen, kann meiner Meinung nach eine sinnvolle Definition von N.C. nur darin bestehen, die Definition von N.C. am Zweck der ärztlichen Anordnung auszurichten. Von relevanter Nichtbefolgung ärztlicher Anordnungen ist also erst dann zu sprechen, wenn der Therapieplan des Arztes durch das Verhalten des Patienten in seiner Wirkung eingeschränkt oder gar durchkreuzt wird.

In der Präventivmedizin sind bei der Definition von N.C. noch einige zusätzliche Aspekte zu beachten. Der Arzt ist in der Präventivmedizin einer unter vielen, wenn es darum geht, Anweisungen zu erteilen und Veränderungen einzuleiten. So ist Primärprävention am Arbeitsplatz z.B. sicher mehr eine Aufgabe, die von den Gewerkschaften in Angriff genommen werden muß als von den Ärzten - ohne daß ich diese damit aus ihrer Verpflichtung zur Primärprävention entlassen will.

Die hier vorgelegte Definition von N.C. erstreckt sich also nur auf die in der üblichen Arzt-Patient-Beziehung durch Ärzte durchführbare Präventivmedizin.

Ein besonderes Problem stellt die Teilnahme an Vorsorge-Untersuchungen dar. Es ist meines Erachtens nicht sinnvoll, das Problem der Teilnahme bzw. Nichtteilnahme an Vorsorge-Untersuchungen als Non-Compliance-Problem zu betrachten.

BEURTEILUNG DER NON-COMPLIANCE

Bei der Beurteilung der Bedeutung der N.C. kann als gesichert gelten, daß durch die N.C. volkswirtschaftliche Verluste in Höhe von mehreren Milliarden Mark dadurch entstehen, daß Medikamente vernichtet und teure Arztzeit vergeudet wird. Nicht gesichert ist die Bedeutung der N.C. für die Gesundungschancen der Patienten, da nicht in allen Fällen davon auszugehen ist, daß ärztliches Handeln effektiv ist. Dies ist aber wesentlich, weil nur die Effektivität ärztlichen Handelns den Arzt überhaupt dazu berechtigt, den Patienten Anweisungen zu geben. Nun ist die Effektivität ärztlichen Handelns schon in der Akutmedizin Teil einer ungelösten Frage; in der Präventivmedizin sollte das Problem der Verbesserung der Patientencompliance ohne Reflexion der Anweisungsbefugnis des Arztes überhaupt nicht in Angriff genommen werden.

Zu fragen ist z.B., inwieweit und wann sich aus den Erkenntnissen über Risikofaktoren Handlungsanweisungen für die Therapie von Einzelpersonen ergeben können. Risikofaktoren geben ja bekanntlich nur an, daß für bestimmte Gruppen von Personen eine höhere Wahrscheinlichkeit, an einer spezifischen Krankheit zu erkranken, besteht als für die Durchschnittsbevölkerung. Selbst wenn für eine Gruppe ein dreifach erhöhtes Risiko besteht, an einer bestimmten Krankheit zu erkranken, so kann das für die Einzelperson immer noch bedeuten, daß sie eine sehr geringe Wahrscheinlichkeit hat, an dieser Krankheit zu erkranken und zu sterben. Nur ein Bruchteil der 17,3 Millionen starker Raucher (15-20 Zigaretten pro Tag) wird am Bronchialkarzinom oder Lungenkrebs sterben, nur ein Bruchteil der 8,2 Millionen täglich Alkohol konsumierenden Bundesbürger wird eine Leberzirrhose bekommen, und nur ein Bruchteil der 5,5 Millionen Hypertoniker in der BRD wird an Herzinfarkt oder Schlaganfall sterben (1). Solange es nur darum geht, gesundheitsschädliche Lebensgewohnheiten abzubauen, kann man es noch für unbedenklich halten, daß von Lebensgewohnheiten abgeraten wird, die erhöhte gesundheitliche Risiken in sich tragen. Bedenklicher wird es, wenn, wie bei den Hypertonikern, eine lebenslange Behandlung mit hohen Kosten und teilweise sehr schweren Nebenwirkungen aufgrund einer Risikolage für einzelne Patienten durchgeführt wird. Besonders bedenklich wird dies, wenn sich z.B. bei jugendlichen Hypertonikern, die unbehandelt bleiben, nach 20 Jahren herausstellt, daß ein Drittel einen normalen Blutdruck bzw. die Hälfte keinen konstanten Hochdruck hatten (2). Bei der Schwere der Nebenwirkungen einer Hypertoniebehandlung, z.B. im sexuellen Bereich (3), wäre eine Behandlung zumindest der jetzt gesunden jugendlichen Hypertoniker unverantwortlich gewesen.

Gerade in der Präventivmedizin muß daher von einem Recht des Risiko-Patienten auf N.C. ausgegangen werden. Eine andere Frage ist es, inwieweit der Patient den Arzt von seiner N.C. unterrichten soll und muß. Eine andere Frage ist es auch, inwieweit die Gesellschaft eine Verantwortung dafür trägt, daß die Bevölkerung möglichst wenigen gesundheitsriskanten Lebensumständen ausgesetzt ist.

BEDINGUNGEN DER NON-COMPLIANCE

Abbildung 1 zeigt modellhaft jene Faktoren, die in der Literatur am häufigsten als Einflußfaktoren für die Nichtbefolgung ärztlicher Anordnungen genannt werden.

Diesem Modell kann man auch entnehmen, warum die N.C.-Raten gerade bei Risiko-Patienten, z.B. bei Hypertonikern, so hoch sind. Der Hypertoniker hat keinen Leidensdruck, keine Behinderung der Alltagsroutine, und er hat mit Nebenwirkungen zu rechnen. Das gleiche gilt in erhöhtem Maße für die Änderung solcher Lebensgewohnheiten, die als subjektiv angenehm empfunden werden wie Rauchen, Trinken von Alkohol und das oral befriedigende In-sich-Hineinstopfen von kalorienhaltigen Nahrungsmitteln. Bei diesen Gewohnheiten kommt noch der nachgewiesene Suchtcharakter erschwerend hinzu, wenn es darum geht, daß man sie ändern möchte.

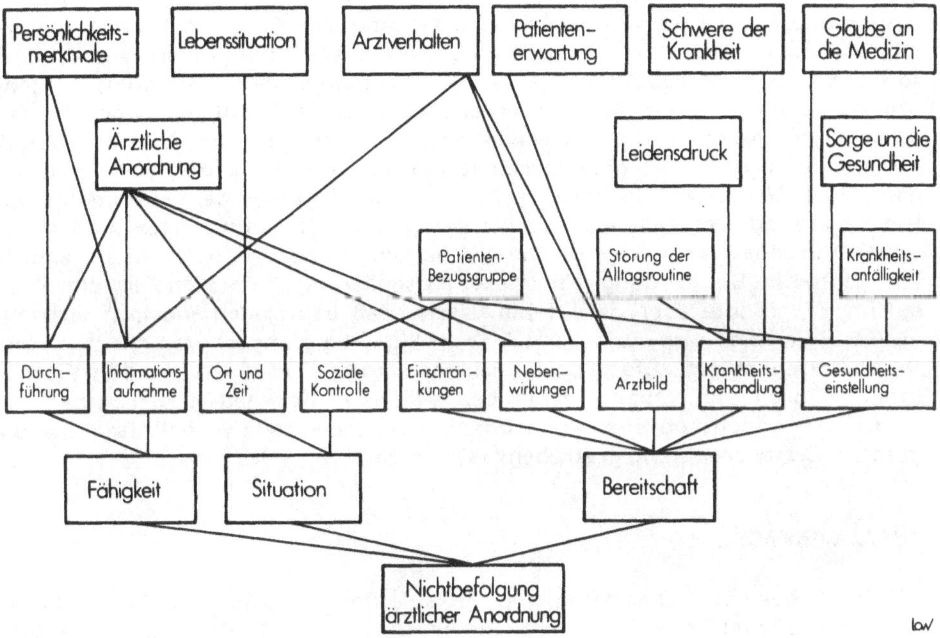

Abb. 1: Ursachen der Non-Compliance (4)

Zwar zeigt es sich, etwa wie beim Modell Wiesloch, daß mit einem hohen Personal- und Werbeeinsatz kurzfristig eine hohe Beteiligung an Maßnahmen der Früherkennung möglich ist. Diese Beteiligung hat aber, spätestens wenn die dauernde intensive Betreuung der einzelnen Patienten aufhört, keine Erhöhung der Compliance mit den ärztlichen medikamentösen und sonstigen Anordnungen zur Folge. Beim Modell Wiesloch rauchten z.B. nach zwei Jahren 50 % der Herzinfarkt-Patienten wieder, die vor dem Herzinfarkt geraucht hatten; dies trotz intensiver Betreuung in Herzinfarktgruppen (5). Dabei ist zu bedenken, daß Herzinfarkt-Patienten noch jene Gruppe sind, die am ehesten dazu gebracht werden kann, mit Rauchen und anderen schädlichen Lebensgewohnheiten zu brechen, weil sie die Folgen dieser Lebensgewohnheiten am eigenen Leibe verspürt haben. Es hat sich gezeigt, daß Versuche, nur mit Hilfe von Aufklärung und Information Lebensgewohnheiten zu ändern bzw. die Compliance medikamentöser Verordnungen zu verbessern, wirkungslos bleiben. Gewisse Erfolge konnten mit Strategien erzielt werden, die auf die Einbeziehung des Patienten in die Therapie (Selbstmessung von Blutdruck) abzielen; auch intensive Betreuung der Patienten durch Schwestern bzw. Ärzte brachte gewisse Erfolge, allerdings nur für den Zeitraum, in dem diese Betreuung stattfand. Das Ende der Betreuung brachte auch regelmäßig eine Erhöhung der N.C. mit sich (6).

Insbesondere die Programme zur Verbesserung der Compliance bei Hypertonikern, aber auch die Versuche der Raucher- und Alkoholentwöhnung sowie der Gewichtsreduktion bei stark übergewichtigen Patienten, zeigen, daß dauerhafte Erfolge bei der Veränderung dieser Risikofaktoren mit den Mitteln, die einer niedergelassenen Praxis derzeit in der Bundesrepublik zur Verfügung stehen, nicht erreicht werden können. Unternehmungen wie das Modell Wiesloch, die einen gewissen Teilerfolg bei der Erkennung der Hypertonie zu verzeichnen haben, sind meiner Meinung nach weder auf Dauer durchhaltbar noch auf die Ebene der Bundesrepublik übertragbar. Ich kann die Begründung für diese Einschätzung hier nicht im einzelnen aufführen, möchte aber darauf hinweisen, daß das Modell Wiesloch sich auf die Aktivierung und unbezahlte freiwillige Leistungen von Ärzten und Nicht-Ärzten stützt. Dies scheint mir bei einem Modell - siehe Hawthorne-Effekt - noch vertretbar, nicht aber bei einer normalen Dauerlösung. Zu fragen wäre auch, ob eine Ausdehnung der Wieslocher Verhältnisse auf die gesamte Bundesrepublik erstrebenswert wäre.

ZUSAMMENFASSUNG

Die N.C. bei der Behandlung von Risikofaktor-Patienten ist höher als bei akut und chronisch Erkrankten. Sie ist besonders hoch - etwa zwischen 70 % und 90 % (7) -, wenn es darum geht, langdauernde medikamentöse Therapien mit ernstzunehmenden Nebenwirkungen ohne subjektiven Leidensdruck durchzuführen. Ebenso hohe N.C.-Raten ergeben sich bei dem Versuch, Lebensgewohnheiten mit Suchtcharakter zu ändern, also beim Rauchen, bei täglichem Alkoholkonsum und bei Überernährung.

Eine Verbesserung der Compliance ist, insoweit es die medikamentöse Prävention anbelangt, mit hohem personellem Einsatz möglich, bleibt aber nur stabil, solange die intensive Betreuung des Patienten anhält. Änderungen von Lebensgewohnheiten sind Verhaltensänderungen. Solche Verhaltensänderungen sind, das lehren die Psychologie und die Soziologie, nicht durch rationale Aufklärung durchführbar, insbesondere dann nicht, wenn das Verhalten als Kompensation für Frustrationen aus anderen Lebensbereichen angesehen werden muß und darüber hinaus Suchtcharakter hat.

Der Arzt in seiner niedergelassenen Praxis hat weder den Willen oder die Zeit noch die Ausbildung, um solche Verhaltensänderungen bei seiner Klientel durchzuführen. Gesamtgesellschaftlich kommt noch hinzu, daß gesundheitsriskantes Verhalten keineswegs gesellschaftlich geächtet, sondern zum Teil noch idealisiert und durch interessierte Gruppen (z.B. Zigarettenindustrie) über die Massenmedien fixiert und unterstützt wird. Bevor Strategien zur Verbesserung der Compliance, insbesondere bei der medikamentösen Therapie von Massenerkrankungen, z.B. der Hypertonie, von Sozialwissenschaftlern entwickelt werden, muß geklärt werden, inwieweit diese Medikalisierung ganzer Bevölkerungsteile vertretbar ist. Insbesondere ist zu klären, wem eine solche Medikalisierung nützt, der Pharmaindustrie und den Ärzten oder der Bevölkerung. Die Erarbeitung von Compliance-Verbesserungsstrategien durch die Sozialwissenschaften ohne Prüfung der Effektivität dessen, was befolgt werden soll, ist abzulehnen. Zu fordern ist allerdings, daß Arzt und Patient über das Problem N.C. reden, wobei dies nur dann wahrscheinlich ist, wenn die Ärzte es aufgeben, N.C. als Unbotmäßigkeit des Patienten anzusehen. Erst wenn die Ärzte davon ausgehen, daß die N.C. ein gutes Recht des Patienten darstellt, werden sie fähig sein, mit dem Patienten so zusammenzuarbeiten, daß der Patient nicht nur eine Therapie verordnet bekommt, sondern sie auch befolgt.

LITERATUR

(1) GOETZ, A. et al.: Health risk appraisal: The estimation of risk: Public Health Rep. 95: 119-126 (1980)

(2) FEJFAR, Z., Int. J. Epidemiol. 5: 79 (1976). Zitiert nach: ARNOLD, H.: Probleme der Hypertonie - sozialmedizinisch gesehen. MMW 119: 1103 (1977)

(3) OAKS, W.W., Sexual medicine today 5: 6-11 (1980). Zitiert nach: Medical Tribune 46a: 8 (1980)

(4) SCHMÄDEL, D.v.: Ursachen der Non-Compliance. In: WEBER, E. et al. (Hg.): Patienten-Compliance, S. 23-27. Baden-Baden (Witzstrock), 1977.

(5) NÜSSEL, E. et al.: Patienten-Compliance als Forschungsgegenstand der klinischen Epidemiologie am Beispiel der Herzinfarktforschung in Heidelberg. In: WEBER, E. et al. (Hg.): Patienten-Compliance, a.a.O., S. 59-69

(6) BLACKWELL, B.: Treatment adherence in hypertension. Am. J. Pharm. 148: 75-85 (1976)

VIDT, D.G.: The struggle for drug compliance in hypertension. Cardiovasc. Clin. 9: 243-253 (1978)

(7) BLACKWELL, B.: Treatment adherence ..., a.a.O.

WAGNER, G.: Hypertonie: Methodik und Ergebnis einer Vorsorge-Untersuchung in einem chemischen Großbetrieb. BASF-Studie III. Stuttgart (Schattauer), 1976.

KOVARIABLEN DES ABBRUCHS EINER PSYCHOLOGISCHEN GRUPPENBEHANDLUNG BEI ADIPÖSEN PATIENTEN MIT ESSENTIELLER HYPERTONIE (1)

Heinz-Dieter Basler, Ulrich Brinkmeier, Kurt Buser, Irene Diegritz, Klaus-Dieter Haehn und Regine Mölders-Kober

FRAGESTELLUNG

Empirische Arbeiten zum Therapieabbruch bei essentieller Hypertonie beschäftigen sich nahezu ausschließlich mit der Medikamentencompliance (2). Compliance fördernde Bedingungen sind hiernach Aspekte der Arzt-Patient-Beziehung, der Praxisorganisation, des Medikamentenplanes sowie der Aufklärung und Beratung des Patienten.

Abweichend hiervon versuchten wir in einer empirischen Studie, Variablen zu finden, die mit dem Erfolg einer psychologischen Gruppenbehandlung von Patienten mit essentieller Hypertonie kovariieren, um auf diese Weise den Personenkreis zu bestimmen, für den die entwickelten Methoden geeignet sind. Diese Analyse dient zum einen der Erforschung der Möglichkeiten und Grenzen der Methoden; zum anderen könnten solche Variablen identifiziert werden, die bereits vor Therapiebeginn zwischen Abbrechern und Erfolgreichen diskriminieren. Wegen der nicht unbeschränkt zur Verfügung stehenden Therapie-Ressourcen könnten diese Variablen bereits bei der Auswahl der Patienten für die Therapie berücksichtigt werden.

SEER und RAEBURN (3), die bei einer Entspannungsbehandlung erfolgreiche Hypertoniker mit nicht erfolgreichen verglichen, fanden die folgenden Unterschiede zwischen den beiden Gruppen:

- Erfolgreiche hatten einen höheren diastolischen Ausgangsblutdruck und beurteilten die Effekte der Behandlung günstiger als Erfolglose.
- Keine Unterschiede wurden hinsichtlich des Geschlechts und des Familienstatus beobachtet.

UNTERSUCHUNGSPLAN

Die hier vorgestellte Untersuchung ist Teil einer Studie, in die 200 adipöse essentielle Hypertoniker aus sieben allgemeinmedizinischen Praxen in Hannover einbezogen wurden. Ziel der Studie ist es, den Erfolg psychologischer Gruppenverfahren bei der Behandlung der essentiellen Hypertonie von Adipösen zu überprüfen. In die Studie aufgenommen wurden Patienten mit essentieller Hypertonie des Schweregrades I und II nach WHO-Kriterien und einem Übergewicht von mehr als 110 % nach Broca. Die Patienten wurden seit mindestens einem Jahr medikamentös wegen des Bluthochdrucks behandelt. Während der psychologischen Gruppenbehandlung wurde die medikamentöse Therapie fortgeführt.

Etwa die Hälfte der Patienten einer jeden Praxis wurde der Versuchsgruppe, die andere Hälfte einer Warte-Kontrollgruppe zugeordnet. Die insgesamt 108 Patienten der Versuchsgruppe wiederum wurden auf acht Behandlungsgruppen aufgeteilt. Es kamen vier verschiedene gruppenpsychologische Methoden zum Einsatz:

1. eine verhaltenstherapeutische Adipositastherapie
2. eine verhaltenstherapeutische Adipositastherapie in Kombination mit einem Entspannungstraining nach Jacobson
3. eine verhaltenstherapeutische Adipositastherapie in Kombination mit der Selbstmessung des Blutdrucks zur Analyse blutdrucksteigernder Situationen
4. Information des Patienten über hochdruckrelevantes Gesundheitsverhalten und Förderung der Selbsthilfe.

Die Auswahl und die Motivation der Patienten übernahm der behandelnde Arzt.

Die Gruppenbehandlung fand in zwölf Sitzungen zu jeweils 1 1/2 Stunden Dauer in der ärztlichen Praxis statt, so daß sie innerhalb von drei Monaten abgeschlossen werden konnte. Sie wurde von Diplom-Psychologen geleitet. Der behandelnde Arzt nahm bei Bedarf an den Sitzungen teil.

Der Gruppenbehandlung voraus ging ein Interview mit allen Patienten. Dieses Interview wurde ein halbes Jahr nach Abschluß der Gruppenbehandlung wiederholt. Vor Aufnahme der Gruppenbehandlung wurde außerdem bei allen Patienten eine Blutdruckbasisdiagnostik nach den Kriterien der Deutschen Liga zur Bekämpfung des hohen Blutdrucks durchgeführt. Innerhalb eines Jahres vor und nach der Gruppenbehandlung wurde der Blutdruck der Patienten einmal pro Quartal durch den behandelnden Arzt überprüft. Auch während der Befragungen wurden Blutdruck und Gewicht bestimmt.

Die hier vorzustellenden Ergebnisse beziehen sich auf einen Vergleich von Extremgruppen hinsichtlich der Häufigkeit der Teilnahme an den Gruppensitzungen. Die Teilnahmehäufigkeit der Patienten ist sehr unterschiedlich, wie aus Tabelle 1 zu entnehmen ist.

Als Abbrecher bezeichnen wir Patienten, die mehr als einen und weniger als sieben Termine wahrgenommen haben. Erfolgreiche Teilnehmer sind solche, die gar nicht oder höchstens einmal gefehlt haben.

Die Abbrecher und eine etwa gleich große Anzahl erfolgreicher Teilnehmer befragten wir zusätzlich ein halbes Jahr nach Ende der Gruppenbehandlung mit Hilfe eines standardisierten Fragebogens nach Bedingungen, die für den Abbruch relevant sein könnten.

Tab. 1: Anzahl der Gruppensitzungen, die von den Patienten besucht wurden (n = 108)

SITZUNGS-ANZAHL	ANZAHL DER PATIENTEN	
1	3	
2	5	
3	5	Abbrecher:
4	2	28 Patienten ≙ 25,9 %
5	2	
6	10	
7	3	
8	5	
9	5	
10	15	
11	27	Erfolgreiche Teilnehmer:
12	26	53 Patienten ≙ 49,1 %

Wir wählten hierfür folgende Bereiche aus:

1. sozio-demographische Variablen
2. Arzt-Patient-Beziehung
3. Psychologe-Patient-Beziehung sowie Einstellung zur Gruppenarbeit
4. Ausgangsgewicht und Ausgangsblutdruck
5. Medikamentencompliance.

ERGEBNISSE

Alle Abbrecher bis auf einen, der die Befragung verweigerte, konnten von uns erreicht werden, so daß für die Auswertung 27 Befragungen von Abbrechern und 31 Befragungen von erfolgreichen Teilnehmern zur Verfügung stehen.

Wir haben die Verteilungen mit Nominalskalenqualität mit Hilfe des Chi^2-Tests und die mit Intervallskalen-Qualität mit Hilfe des t-Tests auf unterschiedlichen Ausprägungsgrad zwischen den beiden Gruppen überprüft.

Sozio-demographische Angaben

Aus Tabelle 2 ist der prozentuale Anteil der Personen weiblichen Geschlechts sowie der Schichtarbeiter in beiden Gruppen sowie das durchschnittliche Lebensalter zu entnehmen. Es zeigt sich, daß Geschlecht und Alter nicht zwischen Abbrechern und Teilnehmern differenzieren, wohl aber die Tatsache, daß Schichtarbeit geleistet werden muß.

Tab. 2: Prozentualer Anteil der Abbrecher (n = 27) sowie der erfolgreichen Teilnehmer (n = 31) unter den Frauen und den Schichtarbeitern sowie Mittelwerte und Standardabweichungen des Lebensalters

ITEM	ABBR.	TEILN.	p
1. Geschlecht weiblich	66,7 %	67,7 %	n.s. *
2. Schichtarbeiter	18,5 %	0,0 %	0,05 *
3. Alter in Jahren	48,2	51,5	n.s. **
	(s = 10,9)	(s = 8,7)	

* Chi^2-Test ** t-Test

Die Arzt-Patient-Beziehung

Variablen, mit Hilfe derer wir versuchten, die Arzt-Patient-Beziehung zu beschreiben, beziehen sich zum einen auf die Einschätzung der emotionalen Situation des Patienten während des Arztbesuchs (Item 4-10), das Verhalten des Arztes während einer Verordnung (11-15) sowie die Einstellung des Patienten zum Arzt (Item 16).

Die einzige Variable, die zwischen Abbrechern und Erfolgreichen diskriminiert, ist die Tatsache, bei den Erklärungen des Arztes schon einmal das Gefühl gehabt zu haben: "Der hat gut reden!" (Tab. 3).

Einstellung zum psychologischen Therapeuten und zur Gruppenarbeit

In den Items 17-20 wird eine Beurteilung des psychologischen Therapeuten und in den Items 21-25 eine Beurteilung der Gruppenarbeit vorgenommen. Das Item 26 gibt die Einstellung der Familie des Patienten zur Gruppenarbeit wieder.

Tab. 3: Prozentualer Anteil der Abbrecher (n = 27) und Teilnehmer (n = 31), die die folgenden Angaben zur emotionalen Situation während des Arztkontaktes, zum Arztverhalten und zur Einstellung zum Arzt machten

ITEM	ABBR. %	TEILN. %	p
4. Gefühl von Befangenheit	11,1	12,9	n.s.
5. Gefühl von Unsicherheit	3,7	9,7	n.s.
6. Gefühl von Aufgeregtheit	29,6	38,7	n.s.
7. Gefühl von Enttäuschung	3,7	9,7	n.s.
8. Gefühl von Geborgenheit	46,2	58,1	n.s.
9. Gefühl von Verständnis	92,6	93,5	n.s.
10. Gefühl von Beruhigung	77,8	80,6	n.s.
11. Arzt erklärt Verordnung	77,8	80,6	n.s.
12. Arzt erklärt Nebenwirkungen	51,9	48,4	n.s.
13. Arzt erklärt verständlich	92,6	100,0	n.s.
14. Arzt erklärt Folgen von Noncompliance	77,8	76,7	n.s.
15. Arzt erklärt Gruppenbehandlung	77,8	83,3	n.s.
16. Einst.: "Der hat gut reden!"	59,3	12,9	0,01

Bei diesen Variablen sehen wir die deutlichsten Unterschiede zwischen Abbrechern und Erfolgreichen. Die Abbrecher beurteilen sowohl den Therapeuten als auch die Arbeit in der Gruppe negativer und fanden weniger Unterstützung in der Familie (Tab. 4).

Gewicht und Blutdruck

In den Tabellen 5 und 6 werden die Werte für Gewicht und Blutdruck, wie sie während des ersten Interviews vor der Gruppenbehandlung erhoben wurden, den Werten gegenübergestellt, die ein halbes Jahr nach der Gruppenbehandlung gemessen wurden.

Das Ausgangsgewicht der Teilnehmer liegt zwar über dem der Abbrecher, der Unterschied ist allerdings nicht statistisch zu sichern.

Tab. 4: Prozentualer Anteil der Abbrecher (n = 27) und Teilnehmer (n = 31), die die folgenden Angaben zur Beurteilung des psychologischen Therapeuten und der Gruppenarbeit machten

ITEM	ABBR. %	TEILN. %	p
17. Th. ging auf mich persönlich ein	55,6	100,0	0,01
18. Th. konnte mir persönlich helfen	23,0	100,0	0,01
19. Th. setzte sich für mich ein	80,8	100,0	0,05
20. Th. erklärte verständlich	92,6	100,0	n.s.
21. In Gruppe wohlgefühlt	48,1	96,8	0,01
22. Gruppenklima war gut	48,1	87,1	0,01
23. Beiträge anderer waren hilfreich	22,2	80,0	0,01
24. Erlerntes war praktisch umsetzbar	33,3	100,0	0,01
25. Gruppe hat gut zusammengearbeitet	77,8	90,3	n.s.
26. Familie war supportiv	48,1	80,0	0,05

Tab. 5: Gewicht (in kg) der Abbrecher (n = 27) und Teilnehmer (n = 31) vor und ein halbes Jahr nach der Gruppenbehandlung (Signifikanzprüfung durch t-Test)

		$\bar{x}$	s	p
vor Gruppenbeh.	ABBR.	86,8	16,1	n.s.
	TEILN.	91,4	18,1	
nach Gruppenbeh.	ABBR.	86,5	16,6	n.s.
	TEILN.	84,1	13,8	

Tab. 6: Der Blutdruck (in mmHg) der Abbrecher und Teilnehmer vor und ein halbes Jahr nach der Gruppenbehandlung (Signifikanzprüfung durch t-Test)

			$\bar{x}$	s	n	p
Systolisch	vor Gruppenbeh.	ABBR.	158,9	22,5	27	n.s.
		TEILN.	156,1	17,1	31	
	nach Gruppenbeh.	ABBR.	154,1	18,2	27	0,01
		TEILN.	142,1	17,1	27	
Diastolisch	vor Gruppenbeh.	ABBR.	91,7	10,6	27	n.s.
		TEILN.	90,8	8,9	31	
	nach Gruppenbeh.	ABBR.	96,1	12,0	27	0,01
		TEILN.	88,6	7,8	27	

Hinsichtlich des Ausgangsblutdrucks bestehen ebenfalls keine Unterschiede. Bei den Teilnehmern ist sowohl das Gewicht als auch der Blutdruck bei der nachfolgenden Befragung gesunken, was bei den Abbrechern nicht der Fall ist.

Medikamentencompliance

Nach Angaben der Patienten nehmen weniger als die Hälfte der Befragten die antihypertensiven Medikamente regelmäßig ein (Item 27). Unterschiede zwischen Abbrechern und Teilnehmern gibt es hierbei nicht. Auch die Gründe, die für unregelmäßige Einnahme genannt werden, unterscheiden nicht die Abbrecher von den Teilnehmern (Items 28-32) (Tab. 7).

Gründe für den Abbruch der Gruppenbehandlung

Zum Schluß sollen noch die Gründe aufgeführt werden, die die Abbrecher für ihr vorzeitiges Ausscheiden nennen (Tab. 8).

Tab. 7: Prozentualer Anteil der Abbrecher (n = 24) und Teilnehmer (n = 30), die hinsichtlich der Medikation nicht compliantes Verhalten angeben bzw. die folgenden Gründe für nicht compliantes Verhalten nennen

ITEM		ABBR. %	TEILN. %	p
27.	Nicht compliantes Medikationsverhalten	63,0	51,6	n.s.
28.	Angst vor Medikamenten-abhängigkeit	29,2	16,7	n.s.
29.	Alkoholgenuß	33,3	20,0	n.s.
30.	Angst vor Medikamenten-Nebenwirkungen	25,0	16,7	n.s.
31.	Gesundheitliche Besserung	41,7	30,0	n.s.
32.	Gesundheitliche Verschlechterung	29,2	20,0	n.s.

Tab. 8: Gründe, die die Abbrecher für den Therapieabbruch nannten (n = 26)

1)	Die Gruppe brachte mir keine Besserung	57,7 %
2)	Der Zeitaufwand war für mich zu groß	53,8 %
3)	Die familiäre Belastung war zu groß	46,2 %
4)	Die Gruppenbehandlung war nicht mit dem Beruf zu vereinbaren (insb. Schichtarbeit)	38,5 %
5)	Ich war nicht bereit zur Verhaltensänderung	23,1 %
6)	Ich hatte eine Kur oder Urlaub	19,2 %
7)	Ich hatte andere Erwartungen in Richtung Psychotherapie	11,5 %

Als wichtigster Grund für den Abbruch muß wohl angesehen werden, daß der zeitliche Aufwand bei der damit verbundenen familiären Belastung in bezug auf den erwarteten Behandlungseffekt als nicht angemessen erscheint.

DISKUSSION

Die von uns vorgelegten Ergebnisse weisen vor allem auf zwei Komplexe hin, die für die weitere Teilnahme an der Gruppenbehandlung von Bedeutung sind: Zum einen spielt der erste Eindruck, den der psychologische Therapeut und die anderen Gruppenmitglieder hinterlassen, eine entscheidende Rolle, zum anderen ist es die zur Erfolgserwartung in Beziehung gesetzte zeitliche und familiäre Belastung, die durch die regelmäßige Teilnahme an der Gruppenarbeit hervorgerufen wird.

Wenn der Patient in den ersten Gruppensitzungen nicht das Gefühl bekommt, daß der psychologische Therapeut ihm persönlich weiterhelfen kann, daß die Beiträge der anderen für ihn hilfreich sind und daß er das Erlernte praktisch umsetzen kann, wird er mit hoher Wahrscheinlichkeit ausscheiden.

Gruppenarbeit bedeutet nicht nur eine zeitliche Belastung während der Gruppensitzungen; sondern auch zwischen den Gruppensitzungen muß mit der Zielsetzung einer Verhaltensänderung eine Vielzahl von Verhaltensübungen durchgeführt werden. Viele der Patienten sind offensichtlich mit unrealistischen Erwartungen in die Gruppensitzungen gekommen und wurden daher enttäuscht.

Patienten, deren Arbeitszeit sich mit den Gruppensitzungen überschneidet, wurden zuvor aufgrund eines ärztlichen Attestes für die Termine freigestellt. Dennoch aber scheint Schichtarbeit die regelmäßige Teilnahme zu verhindern. Für Schichtarbeiter scheint diese Form der Betreuung nicht geeignet zu sein.

Ein Zusammenhang zwischen Geschlecht sowie Lebensalter und Teilnahmehäufigkeit ist ebensowenig nachzuweisen wie ein Zusammenhang zwischen der Compliance hinsichtlich der Gruppenbehandlung und der medikamentösen Compliance. Hierauf hat auch SACKETT (4) bereits hingewiesen.

Um die Anzahl der Therapieabbrecher zu verringern, sollten die Patienten vor Beginn der Gruppenbehandlung eingehend über die Erwartungen informiert werden, die an ihre Mitarbeit gestellt werden. Diese Information sollte bereits durch den psychologischen Therapeuten und nicht allein durch den behandelnden Arzt erfolgen. Das wird zwar dazu führen, daß weniger Patienten überhaupt bereit sein werden, an einer Gruppe zur Verhaltensänderung teilzunehmen; diejenigen, die sich für die Gruppenbehandlung entscheiden, werden allerdings eine höhere Motivation für die fortlaufende Teilnahme aufweisen.

ZUSAMMENFASSUNG

Von 108 Patienten, die an einer psychologischen Gruppenbehandlung der essentiellen Hypertonie sowie der Adipositas teilnahmen, schieden 28 vorzeitig aus der Behandlung aus. Mit Hilfe eines standardisierten Interviews wurden 27 Abbrecher sowie 31 erfolgreiche Teilnehmer nach Bedingungen gefragt, die in Zusammenhang mit dem Therapieabbruch stehen könnten. Weder das Geschlecht noch das Lebensalter, das Ausgangsgewicht, der Ausgangsblutdruck, die Medikamentencompliance noch die Einschätzung der Arzt-Patient-Beziehung unterscheidet Abbrecher von Erfolgreichen. Unterschiede zeigen sich hinsichtlich der Beurteilung des psychologischen Therapeuten und der Gruppenarbeit sowie hinsichtlich der Tatsache, daß Schichtarbeit geleistet werden muß. Abbrecher klagen vor allem über die zeitliche Belastung durch die Aktivitäten, die in Zusammenhang mit der angestrebten Verhaltensänderung stehen. Als Konsequenz ist eine eingehende Information der Patienten über die Belastungen durch die Gruppenarbeit und über die angestrebten Ziele zu fordern. Für Patienten mit unregelmäßiger Arbeitszeit sind die eingesetzten Methoden offensichtlich wenig geeignet, da für sie die Belastung durch das Programm zu groß wird.

ANMERKUNGEN

(1) Die Studie wurde von der Fa. Boehringer Mannheim finanziell unterstützt.

(2) HAYNES, R.B., D.W. TAYLOR und D.L. SACKETT (Hg.): Compliance in health care. Baltimore (Johns Hopkins University Press), 1979.

(3) SEER, P. und J.M. RAEBURN: Meditation training and essential hypertension: A methodological study. J. Behav. Med. (im Druck)

(4) SACKETT, D.L.: A compliance practicum for the busy practitioner. In: HAYNES, R.B. et al. (Hg.): Compliance..., a.a.O., S. 286-296.

ÜBERGEWICHT ALS RISIKOFAKTOR - MÖGLICHKEITEN DER VERHALTENS-THERAPEUTISCHEN BEEINFLUSSUNG

Jürgen Bengel

EPIDEMIOLOGISCHE ASPEKTE

Übergewicht wurde seit 1959 aufgrund der 'Build and Blood Pressure Study' (1) als ein die Lebenserwartung einschränkender Faktor betrachtet. Man ging sogar davon aus, daß mit zunehmendem Übergewicht auch das Mortalitätsrisiko kontinuierlich ansteigt. Inzwischen muß dieser Zusammenhang zumindest für leichtes Übergewicht bis 20 % (Broca) bezweifelt werden. Der Vergleich von Daten der Framingham-Studie und der Build and Blood Pressure Study sowie die Analyse von 16 verschiedenen epidemiologischen Studien zeigen, daß Übergewicht allein nicht zu einer erhöhten Mortalität führen muß (2). Die Seven Countries Study ordnet den stark unter- und den stark übergewichtigen Männern das höchste Risiko für die Entwicklung einer koronaren Herzerkrankung zu, während der leicht Übergewichtige das geringste Risiko trägt (3). Die Daten des National Pooling Project, in dem acht verschiedene epidemiologische Studien gemeinsam analysiert wurden, sprechen für ein erhöhtes Risiko für adipöse Männer unter 50 Jahren. Für höheres Alter sind sogar tendenziell negative Korrelationen berichtet (4). In einer neueren schwedischen Studie wird ein erhöhtes Risiko für die Entwicklung einer Hypertonie, eines Diabetes mellitus, von Nieren- und Gallensteinen schon bei leichterem Übergewicht behauptet, jedoch wird kein Zusammenhang zwischen Herzinfarkt, Mortalität und Übergewicht gefunden (5). Untersuchungen zum Zusammenhang zwischen Ernährung, Übergewicht und koronarer Herzerkrankung lassen keine eindeutigen Schlußfolgerungen zu. So zeigt sich in einigen Interventionsstudien ein von weiteren Risikofaktoren unabhängiger Effekt des Übergewichts, in anderen nicht (6). Die meisten bisher durchgeführten Studien sind in ihrer Methodik zu kritisieren und darüber hinaus unvergleichbar: Unterschiedliche Definition und Quantifizierung der Adipositas, Selektion der Stichproben nach Geschlecht, Alter, Schicht, Zugänglichkeit und Respondern führen zu einer eingeschränkten Generalisierbarkeit der Befunde. Kurze Beobachtungszeiträume erfassen keine Spätkomplikationen, längere Beobachtungszeiträume verkennen den Einfluß von Ernährungsumstellungen und psychosozialen life-events. Die Kombination von zwei Risikofaktoren führt bei manchen Studien beispielsweise zu dem gleichen Mortalitätsrisiko wie bei Personen ohne jeglichen Risikofaktor. Die Vielzahl unterschiedlicher Befunde deutet auf potentielle methodische Artefakte bei der Kombination, Hierarchisierung und rechnerischen Konstanthaltung von Risikofaktoren hin. Die allzu voreilige Identifizierung von gemeinsamem Auftreten mit Kausalität schließt die Möglichkeit der Analyse von Moderatoreffekten aus. Differentielle Wechselwirkung von Risikofaktoren, psychosozialem Streß, Arbeitsplatzbedingungen und körperlicher Aktivität, aber auch Wechselwirkungen zwischen genetisch fixierter Latenzperiode, Prävalenz von Risikofaktoren und Auftreten von Krankheiten sind in ihrer Bedeutung noch unklar (7).

Obwohl der wissenschaftliche Beirat der Bundesärztekammer den entscheidenden Einfluß der Hauptrisikofaktoren Hypertonie, Zigarettenrauchen und Cholesterin betont (8), wird der Zusammenhang zwischen koronarer Herzerkrankung und erhöhtem Serumcholesterinspiegel mehrfach als widerlegt betrachtet und die Annahme einer weiten interindividuellen Variation von Blutserumwerten postuliert (9). Das Übergewicht wird eher als sekundärer Risikofaktor oder als Risikoindikator eingestuft. Die Unterscheidung zwischen einem Risikofaktor, der im Sinne eines mitverursachenden Mechanismus wirkt, und einem Risikoindikator, der die Frage der Kausalität offenläßt, scheint beim derzeitigen epidemiologischen und pathophysiologischen Wissensstand nicht gerechtfertigt. Die inzwischen erkannte notwendige Einbeziehung sozialer Risikofaktoren in die Epidemiologie läßt die Chance auf Entdeckung kausaler Zusammenhänge in weite Ferne rücken. Die Unterscheidung von individuellem und populationsbezogenem Risiko macht deutlich, daß selbst starke Gewichtsreduktionen in einer Population keinen signifikanten Einfluß auf die Mortalität haben müssen, da das Erkrankungsrisiko in der Population von der Prävalenz anderer Risikofaktoren abhängig ist (10). Die Frage nach der Eigenständigkeit der Adipositas als Risikofaktor kann also nicht beantwortet werden, da nur ca. 10 % der Übergewichtigen ohne weiteren Risikofaktor sind (11).

Alle ernährungsabhängigen Risikofaktoren wie Hyperurikämie, Hypercholesterinämie, Hypertriglyceridämie und Glucosetoleranzstörungen lassen sich durch eine Gewichtsreduktion beeinflussen. Eine Reduktion des Übergewichts senkt nicht direkt die Wahrscheinlichkeit des Auftretens einer koronaren Herzerkrankung, beeinflußt jedoch die Prävalenz anderer Risikofaktoren (12). Der Bluthochdruck tritt einerseits als eigenständige Krankheitseinheit auf, andererseits wird er als kardiovaskulärer Risikofaktor betrachtet. Er tritt bei bis zu zwei Dritteln aller Adipösen auf (diastolischer Blutdruck > 95 mmHg), auch bei adipösen Kindern und Jugendlichen. Obwohl nicht jeder Adipöse einen Hochdruck entwickelt, wird ein pathophysiologischer Zusammenhang nicht bezweifelt. Auch ohne eine zusätzliche Restriktion der Kochsalzzufuhr kann eine Gewichtsreduktion um nur die Hälfte des Übergewichts, insbesondere bei jüngeren Patienten, eine Normalisierung des Blutdrucks bewirken (13). Ebenso läßt sich eine Syntropie von starkem Übergewicht und langer Anamnese mit Diabetes mellitus feststellen. Ob eine Manifestation eines Diabetes durch Gewichtsreduktion verhindert werden kann, ist derzeit nicht eindeutig zu belegen (14).

Insgesamt spricht der derzeitige Wissensstand für eine Behandlung des massiven Übergewichts bei gleichzeitigem Vorliegen weiterer Risikofaktoren. Mangelndes Ernährungswissen und falsche Eß- und Ernährungsgewohnheiten finden sich nicht nur bei Adipösen. Der Ernährungsbericht 1980 der Deutschen Gesellschaft für Ernährung belegt die Notwendigkeit von individueller und anschaulicher Ernährungsberatung auch für Normalgewichtige (15). Der multifaktoriellen Abhängigkeit des Ernährungsverhaltens angemessene gesundheitserzieherische Konzepte fehlen bisher. Die Betonung der Rolle des Übergewichts als Gesundheitsproblem und Risikofaktor in den letzten Jahren steht einem Mangel an adäquaten Therapiemodellen und einer Unterschätzung der Schwierigkeiten einer Veränderung komplexen Verhaltens gegenüber (16). "Der Druck auf die Dicken" (17) eröffnet vielfach unseriösen und wenig kommerziellen Angeboten gute Einnahmequellen. Der Zugang Adipöser zur Therapie kann nur durch Aufklärung über die Risiken falscher Ernährungsgewohnheiten verbessert werden. Gleichzeitig muß jedoch im Sinne einer sekundären Prävention ein angemessenes und effizientes Versorgungsangebot geschaffen werden. Die Praxis des niedergelassenen Arztes bietet hierfür eine günstige Möglichkeit; für ihn bedeutet Übergewicht einen Risikofaktor für kardiovaskuläre Erkrankungen, Diabetes mellitus, bei Operationen oder bei Schwangerschaft. In der Regel empfiehlt er kalorienreduzierte Nahrung, verbietet bestimmte Speisen, schlägt Reduktion der Eßmenge um die Hälfte vor oder regt zu mehr körperlicher Aktivität an. In einer Befragung von Hamburger Internisten und Allgemeinmedizinern (N = 52) bewerten alle, die auf diese Frage antworten, Übergewicht als Risikofaktor. Die Mehrzahl der Ärzte geben an, daß zwischen 30 und 60 % ihrer Patienten adipös seien, sie bewerten ihren therapeutischen Erfolg aber eher negativ (18).

ZIELGRUPPENBESTIMMUNG

Die Bestimmung einer Zielgruppe für Adipositastherapie muß mehrere Aspekte berücksichtigen: Der aktuelle epidemiologische und medizinische Forschungsstand legt nur für massiv Übergewichtige - als praktischer Richtwert kann hier 20 % über Normalgewicht gelten - eine Gewichtsreduktion nahe. Ferner sollten Patienten, die weitere Risikofaktoren, insbesondere Bluthochdruck, aufweisen, behandelt werden. Für Patienten, die einen oder mehrere erfolglose Reduktionsversuche hinter sich und eine lange Anamnese des Übergewichts haben, ist ebenfalls eine Indikation gegeben. Die Forschung zu Prädiktoren für eine erfolgreiche Adipositastherapie hat bisher keine einheitlichen Ergebnisse hervorgebracht; aufgrund von Persönlichkeitsvariablen kann der Therapieerfolg nicht vorhergesagt werden (19). Alle Ansätze, auch psychotherapeutische Zugänge zum Übergewicht, erfordern eine hohe Motivation der Klienten, eine Compliance der angebotenen Maßnahmen und ein Mindestmaß von Selbstkontrolle und Selbstverstärkung (20). Das Problem einer Massenprophylaxe, d.h. einer vorbeugenden Medikation Nicht-Kranker, wie sie für die Prävention des Bluthochdrucks diskutiert wird, stellt sich bei der Adipositas nicht (21). Über die Zuweisung zu einer Therapie kann nur im Einzelfall entschieden werden, unter Berücksichtigung der individuellen medizinischen und psychosozialen Bedingungen und der Möglichkeiten des Therapiemodells. Die Zielbestimmung einer Adipositastherapie richtet sich in erster Linie auf Gewichtsreduktion und Gewichtskonstanz. Sie darf sich jedoch nicht primär an Ideal- und Normalgewicht orientieren. Die Grenze der Reduktion sollte individuell nach medizinischen Erfordernissen, aber auch nach psychosozialen Bedingungen und Bedürfnissen des Klienten definiert werden und muß eine realistische Zielvorgabe enthalten. Die Veränderung von unangemessenen Eßverhaltensweisen und Ernährungsgewohnheiten, die subjektive Zufriedenheit mit dem Therapieerfolg und die Abnahme von sozialer Angst und mangelndem Selbstwertgefühl sind schwerer quantifizierbare aber dennoch wesentliche Erfolgskriterien (22).

THERAPIE DER ADIPOSITAS

Welches Behandlungsprogramm bietet sich an? In der Therapie der Adipositas lassen sich diätetische, physiotherapeutische, medikamentöse, chirurgische, psychotherapeutische und auf Selbsthilfe basierende Ansätze unterscheiden (23). Chirurgische Verfahren wie intestinale Bypass- oder Fettschürzenoperation, medikamentöse Behandlung mit Appetitzüglern oder Diuretika sowie Nulldiäten verkennen die psychosoziale Abhängigkeit des Übergewichts, führen potentiell zu psychischen und somatischen Folgeschäden und sichern keinen Langzeiterfolg (24).

Die erzielten Gewichtsverluste verschiedener ambulanter Methoden sind etwa gleich (25). Für die meisten diätetischen und physiotherapeutischen Behandlungen fehlen follow-up-Erhebungen, der Langzeiterfolg bleibt unbelegt. Die Gewichtskonstanz nach erfolgreicher Reduktion ist weiterhin eines der Hauptprobleme der Adipositastherapie.

Seit etwa 15 Jahren bemühen sich Verhaltenstherapeuten um die langfristige Veränderung des Eßverhaltens Adipöser (26). Eine Vielzahl von experimentalpsychologischen Studien und systematischen Verhaltensbeobachtungen scheint zu belegen, daß Adipöse in ihrem Eßverhalten stärker als Normalgewichtige auf Reize aus der Umwelt, also externe Reizsituationen, reagieren als auf ihren physiologischen Zustand (27). Die Gültigkeit dieser Externalitätshypothese wurde inzwischen mehrfach bezweifelt. Die Definitionen von interner und externer Reizsituation sind problematisch; umstritten ist, ob und inwieweit die Außenreizabhängigkeit verursachender Faktor sein kann (28).

Trotzdem hat es die Verhaltenstherapie mit Selbstkontrolltechniken geschafft, den Eßvorgang zu verlangsamen, bewußt zu machen und die Abhängigkeit des Ernährungsverhaltens von Außenreizen zu reduzieren. Die Anwendung verhaltenstherapeutischer Elemente hat signifikante Verbesserungen gebracht, der entscheidende Durchbruch im Langzeiterfolg ist jedoch noch nicht erreicht (29). Eine Verbesserung der Effektivität von Adipositastherapie ist in der Kombination von diätetischen und verhaltenstherapeutischen Maßnahmen zu sehen (30). Ferner ist die begleitende medizinische Beratung und Kontrolle der Gewichtsreduktion sowie die Förderung vermehrter körperlicher Aktivität entscheidend. Die Behandlung in Gruppen eröffnet zusätzliches therapeutisches Potential, verbessert die Patienten-Compliance und ist ökonomischer als Einzeltherapie. Die Therapie muß die Einbettung des Übergewichts ins soziale Bezugssystem, insbesondere Partner und Familie, beachten, soziale Unterstützung wecken und die Fähigkeit zur Eigenverantwortlichkeit stärken (31). Neuere Erfahrungen mit ambulanten verhaltenstherapeutischen Gruppen sprechen für langfristige therapeutische Nachversorgungskontakte nach einer intensiven Therapiephase (32).

INTERDISZIPLINÄRE ADIPOSITASTHERAPIE

Wir möchten ein erprobtes Behandlungsmodell vorstellen, das die derzeit bekannten wirksamen Elemente der Adipositastherapie verbindet und als ambulante Therapie in der freien Arztpraxis durchführbar erscheint. Der interdisziplinäre Therapieansatz vereinigt in einem gruppentherapeutischen Modell Psychologen, Ärzte und Diätassistentinnen (33). Dieses Konzept wurde zwischen 1976 und 1979 in der Universitätsklinik Hamburg-Eppendorf entwickelt. Seit April 1980 wird dieses Projekt vom Bundesministerium für Jugend, Familie und Gesundheit in Hamburg und Freiburg finanziell unterstützt. Die Behandlung findet in Gruppen mit 10 bis maximal 14 adipösen Patienten statt. Die Patienten treffen sich über sechs Monate wöchentlich zu zweistündigen Sitzungen, an denen Diätassistentin und Psychologe regelmäßig, der Arzt bei Bedarf teilnehmen. Der psychologische Teil basiert auf den verhaltenstherapeutischen Techniken der Selbstkontrolle. Nach einer motivationssteigernden Eingewöhnungsphase registrieren die Patienten in der sogenannten base-line-Phase die tägliche Nahrungszufuhr und die Signalreize und Konsequenzen, die dem Eßvorgang vorausgehen, ihn begleiten oder ihm folgen. In der nächsten Phase wird ein Therapieplan erstellt. In einem Therapievertrag verpflichtet sich der Patient, eine individuelle, von ihm selbst festgelegte Kaloriengrenze, in der Regel ca. 1000 Kalorien, einzuhalten und außerdem eine Reihe von Verhaltensregeln zu befolgen. In der folgenden Zeit ist die Stärkung der Motivation die wichtigste Aufgabe des Therapeutenteams, insbesondere bei Gewichtsstillstand und bei anderen Krisen, die zu einem Therapieabbruch führen könnten. Die Gespräche in den Gruppen versuchen einerseits, auf die individuellen Bedingungen der Entstehung und Aufrechterhaltung des Übergewichts beim einzelnen Patienten einzugehen, andererseits auch über das Gewicht hinausgehende psychische und soziale Probleme zu bearbeiten.

Der diätetische Teil besteht aus einer systematischen Ernährungslehre und einer individuellen Ernährungsberatung aufgrund der Ernährungsprotokolle der Patienten, ferner aus der Gestaltung eines Kochabends, an dem auch die Partner der Patienten teilnehmen.

Der Arzt informiert zu Beginn der Therapie über Risiken der Adipositas und verschiedene Behandlungsmöglichkeiten. Er führt außerdem im Therapiezeitraum mindestens drei medizinische Kontrollen wichtiger diagnostischer Merkmale durch und gibt individuelle Beratung über eventuelle somatische Komplikationen während der Gewichtsreduktion.

Die von uns aufgenommenen Patienten - zwischen 80 und 90 % sind Frauen - haben mindestens 20 % Übergewicht, bezogen auf das Normalgewicht nach Broca, im Schnitt ca. 45 %. Die Zuweisung erfolgt durch niedergelassene Ärzte, durch Ärzte in Universitätskliniken und durch ehemalige Gruppenteilnehmer. Leider erreichen wir mit unserem Modell eher Patienten aus der unteren Mittelschicht und oberen Unterschicht, während Patienten aus der unteren Unterschicht kaum Zugang finden. Bisher haben 160 Patienten an den Gruppen teilgenommen, weitere 58 befinden sich zur Zeit in Behandlung. Die durchschnittliche Gewichtsabnahme zu Ende der Therapie variiert bei den Gruppen zwischen 9 und 21 kg aufgrund unterschiedlicher Patienteneingangsmerkmale und Therapiedurchführungsbedingungen.

Im Jahres-follow-up kommt es bei den ersten drei Therapiegruppen zu einem leichten Gewichtsanstieg zwischen 1,5 und 2,5 kg (34). Der Langzeiterfolg wird unter verschiedenen Nachversorgungsmodellen überprüft. Die Nachversorgungsmaßnahmen bestanden bisher in der Überführung der Therapiegruppen in Selbsthilfegruppen. Die Erfahrungen hier sind unterschiedlich; zur Zeit wird eine Kombination zwischen Selbsthilfegruppen und vierwöchentlichen Kontakten der Patienten mit dem Therapeutenteam erprobt.

Von Februar bis Juli 1981 wurde das oben beschriebene Therapiekonzept erstmalig in einer Landarztpraxis einer 2000 Einwohner zählenden badischen Gemeinde erprobt. Hier konnte die Zusammenarbeit mit einem Facharzt für Allgemeinmedizin erreicht werden. Die Diätassistentin arbeitete in der Gruppe auf Honorarbasis, die Psychologen waren Mitarbeiter des Forschungsprojektes an der Universität Freiburg. In die Therapiegruppe aufgenommen wurden auf Vorschlag des Arztes 13 stark übergewichtige Patienten, 11 Frauen und 2 Männer, mit prozentualem Übergewicht zwischen 24 und 82 % (Broca). Die Gruppensitzungen fanden wöchentlich abends nach Praxisschluß im Wartezimmer statt. Die durchschnittliche Gewichtsreduktion der Gruppe lag bei Therapieende bei ca. 9 kg, nur eine Teilnehmerin hat die Therapie abgebrochen. Die Gruppe trifft sich nach Ende der Therapie in Form einer Selbsthilfegruppe in vierwöchentlichen Abständen. Das professionelle Nachversorgungsangebot besteht aus therapeutischen Kontakten in größeren zeitlichen Abständen, über ein Jahr verteilt.

Die Kosten dieses ambulanten Modells müssen im Vergleich mit Kosten und Effektivität anderer Verfahren beurteilt werden. Bei einer Gruppengröße von 12 bis 14 Patienten liegen die Kosten für Personal- und Materialaufwand bei ca. DM 1.000,-- pro Patient. Der ambulante Ansatz verhindert weitere Kosten aufgrund des Nichtauftretens von Arbeitsunfähigkeit oder Krankheitszeiten. Stationäre Nulldiäten oder gar operative Behandlung der Adipositas dürften selbst bei vorsichtigen Schätzungen den fünf- bis zehnfachen Satz betragen. Eine detaillierte Kosten-Nutzen-Analyse wird derzeit durchgeführt.

Insgesamt sind diese ersten Erfahrungen mit der Integration des Therapiemodells in die Versorgungspraxis des niedergelassenen Arztes sehr ermutigend. Die Durchführung weiterer Gruppen beim niedergelassenen Arzt ist geplant. Derzeit stehen Überlegungen zur Ökonomisierung und praktischen Durchführbarkeit des Modells im Vordergrund; gleichzeitig sollen mit Vertretern von Krankenkassen und Rentenversicherungsträgern Möglichkeiten der Finanzierung diskutiert werden.

LITERATUR

(1) ANDRES, R.: Effect of obesity on total mortality. Int. J. Obes. 4: 381-386 (1980)

(2) SORLIE, P., T. GORDON und W.B. KANNEL: Body build and mortality. JAMA 243: 1828-1831 (1980)

(3) KEYS, A.: Is overweight a risk factor for coronary heart disease? Cardiovasc. Med. 4: 1233-1243 (1979)

(4) POOLING PROJECT RESEARCH GROUP: Relationship of blood pressure, serum cholesterin, smoking habit, relative weight and ECG abnormalities to incidence of major coronary events: final report to the Pooling Project. J. Chronic Dis. 31: 201-306 (1978)

(5) LARSSON, B., P. BJÖRNTORP und G. TIBBLIN: The health consequences of moderate obesity. Int. J. Obes. 5: 97-116 (1981)

(6) GALYEAN, J.R.: Risk factors for coronary heart disease. South. Med. J. 71: 694-704 (1978)

(7) BURCH, P.R.: Coronary diseases: Risk factors, age, and time. Am. Heart J. 97: 415-419 (1979)

GERHARD, U.: Probleme der Definition sozialer Risikofaktoren. Beitrag in diesem Band, S. 65-75.

(8) WISS. BEIRAT DER BUNDESÄRZTEKAMMER: Risikofaktoren, Nahrungsfette und degenerative Herz- und Gefäßerkrankungen. Dtsch. Ärztebl. 75: 2193-2194 (1978)

(9) WERKÖ, L.: Risk factors and coronary heart disease - facts or fancy? Am. Heart J. 91: 87-98 (1976)

MANN, G.V.: Diet - Heart: End of an era. N. Engl. J. Med. 297: 644-650 (1977)

(10) EPSTEIN, F.H.: Estimating the effect of preventing obesity on total mortality and hypertension. Int. J. Obes. 3: 163-166 (1979)

(11) BERCHTOLD, P. et al.: Ist der Adipöse ein Risikopatient für cardiovaskuläre Erkrankungen? Vortrag auf dem 10. Kongreß der Deutschen Diabetes-Gesellschaft 1975.

(12) BERCHTOLD, P. et al.: Adipositas und kardiovaskuläres Risiko. Fortschr. Med. 96: 1001-1048 (1978)

BERCHTOLD, P. et al.: Cardiovascular risk factors and HDL-cholesterol levels in obesity. Int. J. Obes. 5: 1-10 (1981)

(13) SIMS, E.A.H. et al.: The management of hypertension associated with obesity. Int. J. Obes. 2: 215-223 (1978)

ELIAHOU, H.E. et al.: Body weight reduction necessary to attain normotension in the overweight hypertensive patient. Int. J. Obes. 5 (Suppl.1): 157-163 (1981)

(14) GRIES, F.A., P. BERCHTOLD und M. BERGER: Adipositas. Pathophysiologie, Klinik und Therapie. Berlin (Springer), 1976.

CAHILL, G.F.: Obesity and diabetes. In: BRAY, G.A. (Hg.): Recent advances in obesity research II, S. 101-110. London (Newman), 1978.

(15) DEUTSCHE GESELLSCHAFT FÜR ERNÄHRUNG: Ernährungsbericht 1980. Frankfurt (DGE), 1980.

PUDEL, V. et al.: Aspekte zum Ernährungsverhalten der deutschen Bevölkerung. In: KAPPUS, W. et al. (Hg.): Möglichkeiten und Grenzen der Veränderung des Ernährungsverhaltens. Schriftenreihe der AGEV, Bd. 1, S. 28-37. Göttingen (AGEV), 1981.

(16) FULLARTON, J.E.: Obesity: a new social perspective. Int. J. Obes. 2: 267-285 (1978)

(17) BODENSTEDT, A. et al.: Aus dem Ernährungsbericht der Bundesregierung. Bild der Wissenschaft 7: 92-100 und 8: 88-95 (1980)

(18) KLUDAS, C.: Vorstellungen zur Adipositastherapie bei niedergelassenen Ärzten. Med. Fak. Diss., Hamburg (in Vorbereitung).

(19) MÜHLE, U.: Prädiktoren für eine erfolgreiche Therapie des Übergewichts - Bedingungen vor, während und nach der Behandlung. In: KAPPUS, W. et al. (Hg.): Möglichkeiten ..., a.a.O., S. 171-178.

(20) FERSTL, R.: Determinanten und Therapie des Eßverhaltens. Berlin (Springer), 1980.

(21) BORGERS, D.: Risikofaktorenmedizin und Primärprävention beim milden Bluthochdruck. Beitrag in diesem Band, S. 105-118.

(22) GROMUS, B. und U. KOCH: Psychologische und soziologische Prädiktoren des Behandlungserfolges adipöser Patienten in verhaltenstherapeutisch orientierten Gruppentherapien. In: KAPPUS, W. et al. (Hg.): Möglichkeiten ..., a.a.O., S. 179-200.

(23) KLUDAS, C.: Vorstellungen ..., a.a.O.

BRAY, G.A.: To treat or not to treat - that is the question. In: BRAY, G.A. (Hg.): Recent advances ..., a.a.O., S. 258-264.

BERGER, M. et al.: Therapie der Fettsucht. Internist 17: 494-501 (1976)

HUSEMANN, B.: Die chirurgische Therapie der Adipositas. In: KAHLKE, W. et al. (Hg.): Aktuelle Fragen zur Behandlung der Adipositas, S. 41-59. Stuttgart (Thieme), 1978.

KAPPUS, W.: Zur Durchführung und Effektivität von Selbsthilfegruppen zur Veränderung des Ernährungsverhaltens. In: KAPPUS, W. et al. (Hg.): Möglichkeiten ..., a.a.O., S. 201-205.

(24) KRAUSS, P.F.: Social dimensions in the use of prescription psychoactive drugs (diet pills). Addict. Dis. 2: 659-672 (1976)

ZIEGLER, H.: Kritische Anmerkungen zur Bypass-Operation und ihre Praktikabilität im klinischen Alltag. In: KAHLKE, W. et al. (Hg.): Aktuelle Fragen ..., a.a.O., S. 60-64.

BERGER, M. et al.: Verlaufsuntersuchungen zum Langzeiteffekt der Nulldiät. Dtsch. Med. Wochenschr. 101: 601-605 (1976)

(25) WING, R.R. und R.W. JEFFERY: Outpatient treatments of obesity. A comparison of methodology and clinical results. Int. J. Obes. 3: 261-279 (1979)

(26) STUNKARD, A.J.: Behavioral treatment of obesity: the current status. Int. J. Obes. 2: 237-248 (1978)

LORO, A.D., J.C. LEVENKRON und E.B. FISHER: Critical clinical issues in the behavioral treatment of obesity. Addict. Behav. 4: 383-391 (1979)

(27) NISBETT, R.E.: Determinations of food intake in human obesity. Science 159: 1254-1255 (1968)

SCHACHTER, S.: Emotion, obesity and crime. New York (Academic Press), 1971.

LEON, G.R. und L. ROTH: Obesity: psychological causes, correlations and speculations. Psychol. Bull. 84: 117-139 (1977)

(28) CLOTZ, B. und V. PUDEL: Das Konzept der Externalität. Definition, Befunde und Erklärungswert. In: KAPPUS, W. et al. (Hg.): Möglichkeiten ..., a.a.O., S. 133-139.

(29) STUNKARD, A.J.: Behavioral ..., a.a.O.

(30) LINDNER, P.G. und G.L. BLACKBURN: Multidisciplinary approach to obesity utilizing fasting modified by protein sparing therapy. Obesity/Bariatric Medicine 5: 198-216 (1976)

(31) ROSENTHAL, B., G.J. ALLEN und C. WINTER: Husband involvement in the behavioral treatment of overweight women: initial effects and long-term follow-up. Int. J. Obes. 4: 165-173 (1980)

GROMUS, B.: Familiäre Aspekte der Adipositas. In: ANGERMEYER, M. und H. FREYBERGER (Hg.): Chronisch kranke Erwachsene in der Familie. Stuttgart (Enke), 1982.

(32) HALL, S.M., A. BASS und J. MONROE: Continued contact and monitoring as follow-up strategies: a long-term study of obesity treatment. Addict. Behav. 3: 139-147 (1978)

(33) KAHLKE, W. et al.: Kooperation von Internisten, Psychologen und Ernährungsberatern bei der Adipositasbehandlung. Therapiewoche 28: 8144-8162 (1978)

(34) KOCH, U. und B. GROMUS: Effekte einer interdisziplinären Adipositastherapie auf Gewicht, Eßverhalten und Persönlichkeit. In: LANGOSCH, W. (Hg.): Psychosoziale Probleme und psychotherapeutische Interventionsmöglichkeiten bei Herzinfarktpatienten, S. 239-262. München (Minerva), 1980.

DAS HAMBURGER MODELLVORHABEN ZUR PRAKTISCHEN PRIMÄRPRÄVENTION AUF DER EBENE DER VERÄNDERUNG VON GESUNDHEITLICHEN EINSTELLUNGEN UND VERHALTENSWEISEN

Joachim Lewerenz, Rainer Fehr und Ulf Haartje

Nach vierzehnmonatigen Vorarbeiten eines wissenschaftlichen Beirates führt die Gesundheitsbehörde Hamburg in Zusammenarbeit mit der Behörde für Schule und Berufsbildung seit September 1980 ein vom Bundesministerium für Jugend, Familie und Gesundheit gefördertes Modellvorhaben durch, das den Titel trägt: "Gesundheitsberatung von Hamburger Schülerinnen und Schülern sowie deren Familien unter besonderer Berücksichtigung der Ernährungsgewohnheiten".

Die Zielsetzung ist, bei 400 Gesamtschülern in fünften Klassen im Alter von elf bis zwölf Jahren in Richtung auf ein positives Gesundheitsverhalten zu intervenieren. Eine Kontrollgruppe wird aus 400 Gesamtschülern gebildet. Zunächst wird eine intensive Lehrerfortbildung betrieben, dann folgt eine dreijährige Intervention bei den Schülern. Die Umsetzung der Interventionsinhalte soll im Rahmen des Unterrichts durch die 'vertrauten' Lehrer durchgeführt werden. Gleichzeitig wird auch eine Elternarbeit begonnen.

In den folgenden Bereichen soll interveniert und versucht werden, das gesundheitsbezogene Verhalten der Schüler positiv zu modifizieren: gesunde Ernährung (u.a. Kariesprophylaxe), Rauchen, Alkoholkonsum, Drogenkonsum und sportliche Aktivität.

Diesem Modellvorhaben zur Gesundheitserziehung liegt zum Teil das medizinische Risikofaktorenmodell zugrunde; von einer Zurückdrängung der Risikofaktoren werden langfristig positive Auswirkungen auf die Gesundheit der Probanden erwartet. Wir versuchen allerdings, einen Teil der am Risikofaktorenmodell geübten Kritik aufzunehmen, indem wir an Bedingungen ansetzen, die vor den Ebenen von Risikofaktoren und risikoträchtigem Verhalten liegen. Die eher somatisch orientierte Sichtweise des Risikofaktorenmodells wird so um psychosoziale, auch sozialkritische Aspekte erweitert. An die Stelle eines passiven Menschenbildes tritt das Bild des handelnden Wesens, das aktiv seine Umwelt gestalten soll.

KRITIK DER TRADITIONELLEN GESUNDHEITSERZIEHUNG

Die bisherige Form der Prävention in der Gesundheitserziehung in den letzten 15-20 Jahren hat wenige Erfolge aufzuweisen (1). Die überwiegend auf Informationsvermittlung durch Massenmedien (Verteilung von Broschüren u.a.) ausgerichtete traditionelle Gesundheitsaufklärung ist wenig effektiv. Häufig wendet sich die Gesundheitserziehung als 'Aufklärung' bevorzugt an Erwachsene. Dabei haben empirische Untersuchungen (2) gezeigt, daß das individuelle Gesundheitsverhalten relativ invariant ist, weil es in komplexe Verhaltenssysteme eingebaut ist und deshalb nicht isoliert auf der Ebene einzelner Verhaltenselemente verändert werden kann. Einstellungen zur Gesundheit und entsprechende Verhaltensweisen stehen in enger Wechselbeziehung zu anderen Einstellungen, Verhaltensweisen, Bedürfnissen, Interessen und Konflikten, die der Mensch in seiner gesellschaftlichen und sozialen Umwelt tagtäglich erlebt. So sind Konsum-, Ernährungs-, Bewegungs- und Freizeitgewohnheiten nur schwer isoliert zu beeinflussen. Sie stehen in vielfältiger Interdependenz zueinander und zu anderen relevanten Bedürfnissen und Gewohnheiten. Die bisher zumeist angewandten Methoden der Gesundheitserziehung setzten vorwiegend nur an der kognitiven Ebene an und versuchten, über 'richtiges' Verhalten zu belehren.

In unserem Modellvorhaben versuchen wir, schon vor der Fixierung der Konsum- und Suchthaltung primärpräventiv zu wirken, wobei die psychischen und sozialen Entstehungsbedingungen solcher Verhaltensweisen berücksichtigt werden sollen.

URSACHEN FÜR KONSUM- UND SUCHTVERHALTEN

Betrachtet man die Entstehung solcher Verhaltensweisen, so können u.a. folgende Bedingungen genannt werden: Probleme in der Schule, mit dem Freund, der Freundin, mit den Eltern, in der Familie, am Arbeitsplatz oder der Verlust der Sinnperspektive des eigenen Lebens können junge Menschen immer weiter in Unsicherheit, Angst und Resignation treiben. Je weniger sie es schaffen, ihre Lebenskonflikte zu lösen und sich dadurch zu entlasten, je mehr sie ihren Problemen ausweichen und sich anpassen, ohne mit Folgen solcher Anpassung fertig zu werden, desto stärker wird der Problemdruck. Die zunehmende Bereitschaft, Problem- und Konfliktsituationen auszuweichen und in Ersatzverhalten zu flüchten, kann zum Suchtverhalten, zur Abhängigkeit von bestimmten Stoffen (Alkohol, Drogen, Medikamenten, Zigaretten), problematischen Verhaltensweisen (unmäßiges Essen und Trinken, blinde Kauflust, Arbeitswut) oder Zuständen ('feeling' im Pop-Konzert oder Fußballstadion, beim 'totalen' Musikhören oder Fernsehen) führen. Immer wieder vollzogenes Ausweichverhalten verstärkt die Abhängigkeit von diesen Ersatzhandlungen.

GESUNDHEITSERZIEHUNG ÜBER SOZIALES LERNEN

Damit es nicht zu diesem Kreislauf kommt, versuchen wir schon vor der Fixierung von Verhalten z.B. als Abhängigkeit oder Sucht die Einstellungs- und Verhaltensweisen so weit zu beeinflussen, daß die Schüler in geeigneter Form auf solche Alltagssituationen reagieren können und zumindest nicht in gesundheitsgefährdendes Verhalten ausweichen. Dazu gehört auch, den Schülern Hilfen zur Bewältigung von Konflikten zu geben. Durch die Gestaltung eines Lernmilieus, in dem Schüler in ihren Bedürfnissen ernst genommen werden und soziales Außenseitertum verhindert wird, schafft die Schule Voraussetzungen für eine gute Gesundheitserziehung (3).

Ein wichtiges Ziel der Gesundheitserziehung ist die langfristige Erhaltung und Verbesserung des körperlichen, psychischen und sozialen Wohlbefindens. Dazu gehört auch der kritische Umgang mit Alkohol, Nikotin, Drogen, ein gesundes Ernährungsverhalten und körperliche Fitness. Diese Lernprozesse sollten überwiegend im Bereich der Sozialerziehung und im sozialen Lernen stattfinden. Damit kann sich eine Zuordnung zu mehreren Schulfächern ergeben. Wir haben unsere Inhalte der Intervention an folgenden Zielen orientiert (4):

- Findung und Stabilisierung der Ich-Identität
- Entwickeln von Sensibilität
- Erhöhen der Sprachkompetenz
- Einüben von Solidarität
- Einüben von Toleranz
- Einüben von Kooperationsfähigkeit.

Diese abstrakt formulierten Ziele sind von großer inhaltlicher Bedeutung. Sie werden in differenzierten Lernzielen konkretisiert. Diese umfassen jeweils eine thematisch gebundene Lernstruktur, die dem Schüler zur Entwicklung von Erfahrungs-, Wertungs- und Einstellungskategorien verhelfen soll. Angesichts der Breite der Erscheinungen des Sozialverhaltens war es notwendig, die Lernziele unterschiedlichen Theorieansätzen zu entnehmen. Allen Zielen gemeinsam sind 'Emanzipation zum erkenntnisleitenden Interesse' und damit insgesamt die Ausbildung von Sozialkompetenz.

Hinsichtlich der psychologischen und didaktischen Voraussetzungen wird man differenzieren müssen zwischen kognitiven Voraussetzungen (Kenntnissen, Fähigkeiten z.B. der Konfliktlösung) und affektiven (Einstellungen, Haltungen, Bewertungen). Die Ziele sind komplex und umfassen alle vier Dimensionen sozialen Verhaltens (Motivation, Wahrnehmung, Beurteilung, Handeln) sowie die genannten psychologischen und didaktischen Voraussetzungen. Ihre direkte didaktische Umsetzung erfahren sie erst in den einzelnen Interventionsvorschlägen.

INHALTE

Die Unterrichtsvorschläge zu den Interventionsbereichen Bewegung, Rauchen, Alkohol, Ernährung und Drogen sind bereits als Grobkonzepte erstellt. Zu jedem Bereich existiert eine Arbeitsmappe mit konzeptionellen Vorschlägen, die verschiedene Alternativvorschläge beinhalten. Welche der vorgeschlagenen Materialien in dem Modell genutzt werden sollen, wird gemeinsam mit Lehrern während der Vorbereitungsseminare erörtert und entschieden. Damit sind die Inhalte für alle an der Studie beteiligten Klassen verbindlich (5).

Als ein Beispiel für das Vorgehen in unserer Untersuchung soll hier der Interventionsvorschlag für den Bereich 'Bewegung' vorgestellt werden: Wir gehen davon aus, daß nicht die sportliche Höchstleistung, sondern die sportliche Aktivität, das Erlernen von Körperreaktionen und Körperempfinden den Schwerpunkt unseres Unterrichts bilden soll. Dabei sollen die Schüler im ersten Jahr ihre eigene Körperlichkeit erfahren, die im allgemeinen nur in abstrakter Lehrbuchform vermittelt wird (6).

Dieser erste Teil wurde in vier Themenbereiche aufgeteilt:

- Messungen am Körper

  Ziel dieser Unterrichtseinheit ist es, dem Schüler Informationen zu eigenen Körperfunktionen durch aktives Lernen, u.a. auch durch Messungen am eigenen Körper, zu vermitteln. Die Bedeutung der gewonnenen Meßwerte, wie z.B. der Pulsfrequenz, wird in Form von Arbeitsbögen und Bastelvorschlägen für Einzel- und Gruppenarbeit behandelt.

- Körperbelastung

  Ziel dieser Unterrichtseinheit ist es, den Schüler körperliche Belastungen erfahren zu lassen. Das hier eingesetzte Zirkeltraining hat nicht das sportliche Leistungstraining zum Ziel, sondern es dient vorwiegend dazu, körperliche Belastungen selbst zu erleben und seine Reaktionen darauf zu beobachten, zu messen und zu beschreiben.

- Massage und Funktion der Bewegungsmuskulatur

  Ziel ist hier, ein anschauliches 'handgreifliches' Kennenlernen der Rückenmuskulatur durch die direkte Form des Lernens am und mit dem Körper. Muskelfunktionen mit Brückenschlag zu Wahrnehmungsfunktionen und Kreislauf sollen durch affektiv-sinnliche Erfahrung erlernt und durch Gruppenarbeit (an Hand von Arbeitsblättern) in den kognitiven Bereich überführt werden.

- Wahrnehmungsspiele

  Hier handelt es sich nicht um eine geschlossene Unterrichtseinheit, sondern um eine Ergänzung zu den Themenschwerpunkten 'Massage und Muskeln', 'Zirkeltraining' und 'Messungen am Körper'. Durch eine Vielzahl von unterschiedlichen Spielen werden dem Schüler die Funktionsweise und das Zusammenspiel der Sinnesorgane sowie körperlich-psychodynamisches Verhalten in Gruppen erfahrbar.

Im zweiten Jahr soll die praktische Erprobung der Erfahrungen des ersten Jahres in unterschiedlichen Sportarten erfolgen in Zusammenarbeit mit Eltern, Vereinen und Institutionen. Im dritten Jahr gilt es, die Hinführung zum individuellen Freizeitsport auf Dauer, besonders auch unter dem Aspekt des Ausdauersports, zu erreichen.

Um ein Problembewußtsein gegenüber den gesundheitlichen Risikofaktoren zu schaffen und gesundheitsförderliches Verhalten zu stabilisieren, erscheint es uns notwendig, bei jungen Menschen diese Form der Gesundheitserziehung zu erproben. Doch ist es dabei unumgänglich, daß auch die Eltern soweit wie möglich in diese Lern- und Verhaltensänderungsprozesse einbezogen werden.

Für diese Form des Lernens, die auch die affektiven und emotionalen Bereiche beinhaltet, ist eine Vertrauensbasis zwischen den Schülern und Lehrern und eine enge Zusammenarbeit von Eltern, Schülern und Lehrern notwendig. Dieses bedeutet für die Durchführung, daß Lehrer und Eltern für diese Bereiche aus- und weitergebildet werden müssen.

In Seminaren, teilweise auch in Wochenendseminaren, wird versucht, den Lehrern neben der Fachkompetenz für die Themen auch eine Sozialkompetenz zu vermitteln. Dabei werden gruppendynamische und Selbsterfahrungselemente ebenso genutzt wie verschiedene Sozialformen des Unterrichts (Gruppenarbeit, Spiele u.a.). Die Durchführung dieser Lehrerfortbildung ist dadurch ermöglicht worden, daß die an der Studie beteiligten Lehrer für ihre Mitarbeit zwei Stunden wöchentlich entlastet werden. Die genannten Inhalte sind in die herkömmlichen Unterrichtsfächer integrierbar und durch die bestehenden Rahmenrichtlinien abgedeckt. Sie sollen auch von den Lehrern selbständig durchgeführt werden. In der Elternarbeit sollen verschiedene Fortbildungskurse (Anti-Raucher-Kurse, Kurse für Übergewichtige u.a.) angeboten werden.

ANMERKUNGEN

(1) v. TROSCHKE, J.: Effizienz der traditionellen Gesundheitserziehung. In: v. TROSCHKE, J. und R. HERWIG (Hg.): Gesundheit ist lernbar, Bausteinprogramm zur Gesundheitserziehung Erwachsener. Basel (Rocom), 1978.

(2) BIENER, K.: Wirksamkeit der Gesundheitserziehung (Rueti-Studie). Medizin und päd. Jugendkunde. Basel (Karger), 1970.

(3) LEWERENZ, J.: Soziales Lernen in der Tutorenarbeit der Hamburger Gesamtschulen. Hamburg (Sonderdruck), 1977.

(4) PRIOR, H. (Hg.): Soziales Lernen. Düsseldorf (Schwann), 1976.

(5) Das sogenannte Basiskonzept der Schülerintervention zum sozialen Lernen sowie das Konzept zur Lehrerfortbildung befinden sich zur Zeit noch in der Entwicklung.

(6) ALLISON, L.: Unter meiner Haut. Ravensburg (O. Maier), 1979.

BIELEFELDER LEHRERGRUPPE: Schule kann anders sein. Reinbek (Rowohlt), 1979.

SCHNEIDER, T.: Wir sind fit! Ravensburg (O. Maier), 1979.

SELBSTHILFEGRUPPEN GEGEN RISIKOFAKTOREN?

Alf Trojan und Ralf Itzwerth

ZUR INSTRUMENTALISIERUNG DES SELBSTHILFEBEGRIFFS

Für die Berliner Arbeitstagung sind mir Fragen gestellt worden, aus denen ich geringen Respekt vor dem Gedanken der Selbstbestimmung von Betroffenen (bzw. 'Risikoträgern') herausgelesen habe: ob Selbsthilfe-Konzepte 'übertragbar', 'durchführbar', als 'Massenkonzept machbar' seien. Mit solchen Begriffen würde man über eine Therapie oder über ein neues methodisches Instrumentarium der Gesundheitserziehung sprechen; die grundsätzliche Andersartigkeit des Selbsthilfe-Konzepts wird m.E. hierbei ignoriert. Aus der Formulierung der Fragen sprach für mich eine Auffassung, in der 'Risikoträger' wieder nur die Zielgruppen für Maßnahmen der Ärzte, Sozialmediziner, Gesundheitserzieher sind. Das 'Wogegen?' und das 'Wie?' der Selbsthilfe soll anscheinend nicht von den Leuten selbst definiert, sondern von den Professionellen vorgegeben werden.

Anfänglich war ich enttäuscht und ärgerlich über diese instrumentalisierende Sichtweise: Letztendlich hat sich aber die Art der Fragenformulierung als hilfreich erwiesen: Ich habe genauer (als ich es vielleicht sonst getan hätte) auf den Charakter der Selbsthilfeansätze gegen Risikofaktoren geachtet. Die gestellten Fragen habe ich in folgender Form aufgenommen:

1. Gibt es auch Selbsthilfegruppen gegen Risikofaktoren, und wie sind die existierenden zu bewerten?
2. Werden die Selbsthilfeansätze gegen Risikofaktoren voraussichtlich an Bedeutung gewinnen?

SELBSTKONTROLLGRUPPEN UND SELBSTHILFEGRUPPEN

Bei Durchsicht unserer Material- und Literatursammlung wurde bald deutlich, daß es zwei grundsätzlich verschiedene Erscheinungsformen gibt, die aber beide unter der Überschrift 'Selbsthilfe' laufen. Um sie deutlich gegeneinander abzuheben, wollen wir - abweichend von unserem sonstigen Sprachgebrauch - den einen Typ 'Selbstkontrollgruppen', den anderen weiterhin 'Selbsthilfegruppen' nennen.

Selbsthilfegruppen können (idealtypisch) in folgender Weise gekennzeichnet werden: Sie sind autonom, bilden sich zur Verwirklichung eigener Ansprüche an Lebensqualität; sie erfüllen individuelle und soziale Grundbedürfnisse; oft entwickeln sie sich in Sinnzusammenhängen, in denen Risikofaktoren oder Gesundheit keine oder nur untergeordnete Bedeutung haben; konsequenterweise müßten daher bei ihrer Evaluation andere Zielvariablen als die Senkung von Risikofaktoren eine Rolle spielen.

Selbstkontrollgruppen haben die genannten Merkmale gar nicht, kaum oder sogar entgegengesetzte: Sie werden von anderen 'gemacht', durchgeführt, angewendet, geleitet etc.; sie haben von außen (in der Regel von Professionellen) gesetzte Ziele, wobei die Gruppenmitglieder allerdings im wesentlichen selbst kontrollieren sollen, inwieweit sie die letztlich fremdbestimmten (oft aber schon internalisierten) Ziele erreichen; oft sind es Gruppen, in denen ein Leiter nicht mehr ständig dabei sein muß, weil er durch Fernseh- oder Buch-Programme ersetzt wird; man könnte solche Gruppen auch als Instrument der Gesundheitserziehung betrachten (1).

Im folgenden soll zunächst anhand einer Übersicht deutlich gemacht werden, gegen welche Risikofaktoren uns im Prinzip Selbstkontroll- und/oder Selbsthilfegruppen bekannt geworden sind. Anschließend werde ich kurz auf Beispiele eingehen und eine zusammenfassende Bewertung der derzeitigen Situation geben.

Tabelle 1: Risikofaktoren und Beeinflussungsansätze

(Die Kreuze geben an, ob uns für die jeweiligen Risikofaktoren Selbstkontroll- und/oder Selbsthilfegruppen bekannt sind. Die Diskussion, was legitimerweise 'Risikofaktor' genannt werden darf und wie die bekannten Risikofaktoren am besten zu klassifizieren wären, wird hier ausgeklammert.)

EBENE	RISIKO-FAKTOREN	BEEINFLUSSUNGSANSÄTZE	
		Selbstkontroll-gruppen vorhanden	Selbsthilfe-gruppen vorhanden
physiol. Faktoren	- Hypertonie	X	-
Verhalten	- Übergewicht/Ernährung	X	X
	- Bewegungsmangel	X	X
	- Rauchen	X	X
	- 'Typ-A-Verhalten'	?	(X)
Umwelt	- Lärm	-	X
	- Luftverschmutzung	-	X
	- Arbeitsbedingungen	-	X
	u.a.m.		

Zusammenfassen läßt sich die Tabelle folgendermaßen:

- Im Bereich physiologischer Faktoren gibt es praktisch nur Selbstkontrollgruppen. Dies ist nicht verwunderlich, da erst auf dem Boden einer physisch oder psychisch spürbaren eigenen Betroffenheit der Zusammenschluß zu einer Selbsthilfegruppe wahrscheinlich wird.
- Im Bereich von auf der Verhaltensebene definierbaren Risikofaktoren gibt es sowohl Selbstkontroll- als auch Selbsthilfegruppen. In diesem Bereich ist keine klare Trennung zwischen der primär medizinischen und primär sozialen Definition von Risikofaktoren möglich (besonders deutliche Überschneidung bei 'Hypercholesterinämie' und 'Ernährungsverhalten'). Für diesen Bereich ist zu betonen, daß erstens die Kategorisierung als Selbstkontroll- oder Selbsthilfegruppe im konkreten Einzelfall recht schwierig sein kann, da zahllose Mischformen vorkommen, und zweitens, daß jede Selbstkontrollgruppe sich zu einer Selbsthilfegruppe weiterentwickeln kann. (Der umgekehrte Prozeß ist unwahrscheinlicher, aber unter Professionelleneinfluß denkbar).
- Je eindeutiger die Risikofaktoren den Charakter schädigender Umweltbedingungen haben, desto zwangsläufiger müssen Beeinflussungsansätze den Charakter von Selbsthilfe haben. Selbstkontrollgruppen wären für diese Risikofaktoren unsinnig.

BEISPIELE FÜR SELBSTKONTROLL- UND SELBSTHILFEGRUPPEN

Hypertonie. Aus der Bundesrepublik haben wir mehrfach Absichtserklärungen gehört, Selbsthilfegruppen von Hypertonikern anzuregen und zu evaluieren. Konkret geworden ist dies m.W. jedoch bisher nicht. Robinson (2) hat über die jugoslawischen 'Klubs' berichtet, in denen Hypertoniker in 12 bis 18 Monaten lernen, ihren Blutdruck zu kontrollieren. Angeblich möchten viele dieser Personen auch weiterhin zusammenbleiben und eine Funktion als 'Nachbarschaftsgesundheitserzieher' übernehmen. In Utrecht wird ebenfalls nach diesem aus Zagreb stammenden Modell gearbeitet. Im ersten Teil der Gruppensitzung werden Blutdruck und Gewicht gemessen und die Veränderung graphisch veranschaulicht, im zweiten Teil werden Hintergründe des Hochdrucks wie z.B. Ernährungsfaktoren, Streß etc. diskutiert. Bei 40 % der Teilnehmer sei der Blutdruck auf normale Höhe zurückgegangen. Nähere Angaben zur Evaluation der Erfolge fehlen in den mir zugänglichen Quellen (3).

Übergewicht/Ernährungsverhalten. Für diesen Risikofaktor gibt es die meisten und vielfältigsten Selbsthilfegruppen. Die Dichotomisierung in Selbstkontroll- und Selbsthilfegruppen erweist sich hier zwar oft als idealtypische Vereinfachung. Trotzdem kann man als allgemeine Tendenz angeben, daß die Brigitte-Diät-Clubs (ca. 100 Gruppen), Weight-Watchers (ca. 180 'Klassen' mit je 25-100 Mitgliedern), Overeaters Anonymous (ca. 10-15 Gruppen) und die (ca. 230) von der Agrarsozialen Gesellschaft in

Niedersachsen gegründeten Gruppen sehr stark auf die Gewichtskontrolle abgestellt sind. Oft wird mit mehr oder weniger verhaltenstherapeutisch ausgerichteten Selbstkontrollprogrammen und mit Laien-Gruppenleitern gearbeitet. Die berichteten Erfolge sind gut hinsichtlich kurz- bis mittelfristiger Gewichtsabnahme. Evaluationsstudien, die strengeren wissenschaftlichen Maßstäben standhalten, fehlen meines Wissens (4).

Demgegenüber gibt es auch Gruppen, in denen der Risikofaktor 'Ernährungsverhalten' breiter thematisiert wird und daher auch breitere primärpräventive Bedeutung hat, als wenn es nur um die Reduzierung von Übergewicht geht. Beispiele hierfür: Der 'Verein für autogene Aktivierung' (in Hamburg) bietet Kurse mit Atemgymnastik, Körperübungen und Anleitung zur Zubereitung einer optimalen Kost an, die in Selbsthilfegruppen weitergeführt werden. Vom Anspruch her geht es hierbei um eine "aktive Heilmethode, die bei Stress, Depression und Sucht Wege zur Selbsthilfe zeigt" (5). Die 'Katalyse-Umweltgruppe Köln' wollte ursprünglich eine kleine 'Broschüre' über Chemie in Lebensmitteln zusammenstellen, sah sich dann jedoch gezwungen, ein 200-Seiten-Buch zu produzieren, um begründete Verbraucherratschläge halbwegs vollständig zusammenstellen zu können (6). Eine Schweizer Gruppe ('Erklärung von Bern', Aktion für solidarische Entwicklung) verbreitet Informationen über "Hunger und Überfluß / Nahrung und Verteilung / Konzerne und Konserven / Selbsthilfe, Einkaufs- und Einflußmöglichkeiten". Ernährungsverhalten wird hierfür nicht nur unter dem Gesichtspunkt gesunder Ernährung in Europa, sondern gleichzeitig unter dem Blickwinkel sinnvoller Verteilung der Nahrungsressourcen auf der ganzen Welt zu steuern versucht (7).

Die Einflußmöglichkeiten solcher noch vereinzelter Aktionsgruppen sollten nicht unterschätzt werden: Schon die 'Maggi-Studie' von 1969 zeigte ein "verbreitetes latentes Interesse, der 'richtigen' Ernährung bewußte Aufmerksamkeit zuzuwenden" (8).

Läden und Restaurants mit gesunder Nahrung ('Health food') sind wesentlicher Bestandteil der sogenannten 'Alternativkultur' in allen westlichen Ländern; fast alle Lebensgemeinschaften dieser 'Szene' sind Gesundheitsselbsthilfegruppen in dem Sinne, daß sie - teilweise mit deutlichem Mehraufwand an Zeit und Geld - sich bewußt gesund ernähren.

Bewegungsmangel. "Gesundheitssportgruppen finden im 'Modell Biebertal' seit 1978 Anwendung" (9). Solche Gruppen werden durch Ärzte zu präventiven Zwecken gegründet, sollen jedoch gleichzeitig den örtlichen Sportvereinen angegliedert sein.

Viele Aktivitäten gegen Bewegungsmangel lassen sich ohne nähere Informationen nicht eindeutig als mehr selbst- oder mehr fremdbestimmt einordnen: Betriebssportgruppen sind meistens selbst organisiert, teilweise auch (zumindest inoffizielle) 'Pflichtveranstaltungen'. Die relativ breite 'Trimm-Dich'- und 'Jogging'-Bewegung ist ebenfalls schwer einzuordnen: Teilweise wird dabei einem Ideal vom körperlich superfitten, dynamischen Manager nachgejagt (bis zu den ersten Beschwerden am Bewegungsapparat), ande renteils geht es dabei um Selbsterfahrung oder Selbsttherapie im Sinne seelischen Wohlbefindens (10).

Ein Beispiel von Selbsthilfe-Aktionsgruppen aus der sogenannten Alternativkultur sind die 'Grünen Radler'. Typisch ist wiederum, daß die aktive Propagierung des Radfahrens in Sinnzusammenhängen erfolgt, die nicht nur etwas mit Bewegungsmangel zu tun haben, sondern sich gleichzeitig gegen andere Gesundheitsgefährdungen richten (Autounfälle, Verkehrslärm) oder mit ökologischen Argumenten begründet werden (verringerte Umweltverschmutzung durch Autoabgase, reduzierter Energieverbrauch). In solchen Gruppen finden primäre Prävention und 'Gesundheitserziehung' gleichzeitig statt. Von außen 'machbar' wären solche Gruppen nicht, wohl aber unterstützbar (z.B. durch mehr Radwege und ähnliche Maßnahmen).

Rauchen. Aus einer Folge von drei Veröffentlichungen des Nord-Karelien-Interventionsprojektes gegen Herzkreislaufkrankheiten (1978, 1979, 1980) wird deutlich, wie sich die Darstellung der Maßnahmen gegen das Rauchen zunehmend von dem Konzept der 'Gesundheitserziehung' zum 'moderner' erscheinenden Konzept der 'Selbsthilfe' verschiebt. Während die organisierte, angeleitete Gruppendiskussion begleitend zu einem Fernsehkurs zunächst unter der Überschrift "smoking cessation groups" firmiert, werden in den späteren Veröffentlichungen "self-help groups" daraus. Der Erfolg dieser Gruppen wird teilweise als positiv, teilweise wegen Selbstselektion dieser Gruppen als nicht beurteilbar eingeschätzt (11).

In den Jahren 1974-1976 entstanden die ersten (ca. 20) 'Nichtraucher-Aktivgruppen'. Die wesentlichsten Zielsetzungen dieser Gruppen sind:

1. unmittelbarer Schutz des Nichtrauchers in der Öffentlichkeit
2. Vorbeugende Maßnahmen, besonders bei Kindern und Jugendlichen
3. Aufbau eines Nichtraucher-Selbstbewußtseins in der Bevölkerung
4. Aktivierung von Mitarbeitern im Kampf gegen das Rauchen.

Eine kürzlich erschienene 'Spiegel'-Titelgeschichte über die 'Anti-Rauch-Bewegung' enthält zahlreiche Beispiele für teils witzige, teils aggressive Einzelaktionen dieser Nichtraucher-Selbsthilfegruppen. Typisch für die Gruppen sind auch gerichtliche Auseinandersetzungen zur Eindämmung des Rauchens. Analoge Initiativen in den USA ('Action on Smoking and Health', 'Group against Smoking and Pollution') unterlagen in Kalifornien nur knapp (47 % : 53 %) bei einer Volksabstimmung, die die Unterteilung sämtlicher öffentlicher Gebäude sowie aller Geschäfts- und Arbeitsräume in Raucher- und Nichtraucher-Abteilungen obligatorisch machen sollte (12).

'Typ-A-Verhalten'. Ohne daß wir konkrete Beispiele benennen könnten, gibt es hier wahrscheinlich einerseits professionell geleitete, verhaltenstherapeutisch orientierte Selbstkontrollprogramme.

Andererseits könnte man auch einige Selbsthilfegruppen als gegen das Typ-A-Verhalten gerichtet interpretieren. Expliziert man als wesentliches

Merkmal des 'Typ-A-Verhaltens' die Diskrepanz zwischen objektiv hohen bzw. subjektiv als zu hoch empfundenen Anforderungen und objektiv niedrigen bzw. subjektiv als niedrig empfundenen eigenen Fähigkeiten, dann kann jede dieser Teilkomponenten allein Grund für die Teilnahme an einer Selbsthilfegruppe sein. Ohne daß sich diese Leute des erhöhten Herzinfarktrisikos bewußt sind, werden sie sich teilweise Selbsthilfegruppen anschließen, z.B. weil sie unter ihrer "mangelnden Selbstsicherheit" leiden oder weil sie das Gefühl haben, ganz allgemein "mit dem Leben nicht mehr fertig zu werden" (13).

Umweltfaktoren als Risiko. Ursprünglich wollte ich in meinem Referat am ausführlichsten gerade auf Selbsthilfegruppen in diesem Bereich eingehen. Das Gegenteil wird jetzt der Fall sein. Einsichtiger Grund: die Tagung war der Bedeutung des Risikofaktorenmodells für die Primärprävention gewidmet, und so wie sich das Risikofaktorenmodell in Theorie und Forschungspraxis darstellt, spielen Umweltfaktoren keine wesentliche Rolle darin - allenfalls als verbaler Appendix. Auf der Tagung erschien mir das medizinische Risikofaktorenmodell erdrückend dominant. Kritik daran von soziologischer Seite muß m.E. auch mit Selbstkritik einhergehen: Es fehlen weitgehend Studien (Ausnahme: Marburger Medizinsoziologen), die soziale Rahmenbedingungen medizinischer Risikofaktoren spezifizieren; völlig fehlen meines Wissens genauere Untersuchungen darüber, welche unerwünschten psychosozialen Nebenwirkungen die Etikettierung und Behandlung von Risikoträgern mit sich bringt. (Es wäre wissenschaftssoziologisch auch interessant, die für mich nicht ganz verständlichen förderungspolitischen Erfolge des Risikofaktorenmodells zu analysieren!)

Lärmbelastung und Luftverschmutzung werden als negative Einflußfaktoren im allgemeinen Lebensbereich u.a. auch auf das Herzkreislaufsystem angesehen. Die Bundesregierung zitiert eine Untersuchung, nach der ca. 40 % der Bevölkerung sich zeitweise oder dauerhaft durch Lärmbelastung beeinträchtigt fühlen (14). Selbsthilfegruppen gegen Risikofaktoren dieser Art heißen meistens Bürgerinitiativen. Da man häufig den Eindruck hat, daß solchen Bürgerinitiativen nicht oder nur ungern die gleiche Wertschätzung zuteil wird, die man der Gesundheitsselbsthilfe in Form von Gesprächsgruppen zugesteht, ist es erfreulich, in derselben Bundestagsdrucksache (S. 6) zu lesen: "Das vorhandene Engagement des Bürgers in Fragen des Umweltschutzes ... gilt es zu ermutigen und für eine bürgernahe, fortschrittliche Umweltpolitik zu nutzen." Inwieweit die zahllosen Initiativen gegen Autobahnen, Autobahnzubringer, Flugzeuglandebahnen, Luftverschmutzung und anderes mehr diesen Vorsatz der Regierung schon verwirklicht sehen, kann hier nicht diskutiert werden (15).

Gesundheitsschädliche Arbeitsbedingungen gibt es in ähnlicher Vielfalt wie negative Faktoren im allgemeinen Lebensbereich. In einer Repräsentativbefragung fühlten sich 78 % der Interviewten manchmal oder oft durch ihre Tätigkeit "gestreßt" (16). Lärm ist auch in der Arbeitswelt einer der häufigsten Belastungsfaktoren (17). Fast immer muß davon ausgegangen werden, daß die gesundheitsschädigenden Faktoren unspezifisch negative Auswirkungen haben.

Die traditionelle Selbsthilfeorganisation im Arbeitsbereich ist die Gewerkschaft. Sie hat jedoch in vielerlei Hinsicht ihren ursprünglichen Charakter verloren (18). Neue Ansätze der Selbsthilfe sind aus diesem Grunde nötig gewesen: Das Konzept der italienischen Arbeitermedizin basiert darauf, daß die 'homogene Gruppe' am Arbeitsplatz den Gesundheitsschutz primär selbst in die Hand nimmt (19). Ein anderes Symptom für die unzureichende gewerkschaftliche Interessenvertretung in Gesundheitsbelangen sind 'spontane Aktionsformen' und 'autonome Betriebs- und Basisgruppen' zur Verbesserung der Arbeitssituation (20).

Die allgemein größere Bedeutung von sozialer Prävention im Vergleich zu medizinischen Ansätzen ist in der vergangenen Zeit mehrfach belegt worden (21). Im hier gegebenen Diskussionszusammenhang ist besonders der Artikel von MARMOT und WINKELSTEIN erwähnenswert: Sie beziehen sich auf Daten aus dem 'Pooling Project' und kritisieren die begrenzte Effektivität und Effizienz von Interventionsansätzen, die sich allein auf die drei 'primären' Risikofaktoren beschränken. Sie erwähnen wichtige epidemiologische Ergebnisse, die durch das Risikofaktorenmodell nicht erklärt werden können, und schließen: "It may well be that these differences will suggest social or environmental factors that make possible true prevention of Coronary Heart Disease" (22).

ZUSAMMENFASSENDE BEURTEILUNG DER SELBSTKONTROLL- UND SELBSTHILFEGRUPPEN

Mit dem Ausdruck Selbstkontrollgruppen haben wir Beeinflussungsansätze für Risikofaktoren bezeichnet, die sehr stark basieren auf: einer professionellen Definition des Problems, professionellen Standards in den Gruppenzielen und einer professionell (verhaltenstherapeutisch) orientierten Arbeitsweise. Der Übergang zu Selbsthilfegruppen kann im konkreten Einzelfall fließend sein.

Selbstkontrollgruppen finden sich gegen Hypertonie und gegen die auf der Verhaltensebene definierbaren Risikofaktoren. Die Ergebnisse sind - ohne daß methodisch gesicherte Evaluationsstudien vorliegen - eher entmutigend; Erfolge wären am ehesten bei Übergewichtigkeit zu erwarten. Man könnte dies als überraschend ansehen, weil alle Risikofaktoren mehr oder weniger deutlich auf einem Suchtverhalten basieren (Rauchen, Essen, z.T. Arbeitsstreß). Im Bereich des Suchtverhaltens (Alkohol-, Drogenabhängigkeit) gibt es seit langem die meisten Gruppen mit den am besten gesicherten Erfolgen. Der wesentliche Unterschied liegt in dem 'Faktor der wirklichen Betroffenheit'. Es ist unwahrscheinlich, daß Selbstkontrollgruppen als Instrument der Gesundheitserziehung erfolgreich sind, solange sie sich auf Personen richten, bei denen nicht ein gewisses Ausmaß persönlicher Betroffenheit vorliegt. Bei 'Risikoträgern' fehlt diese Betroffenheit in der Regel. Wenn Übergewichtige sich in sehr großer Zahl in Gruppen zusammenfinden, dann sind durchweg andere Motive als die Angst vor einem Herzinfarkt die Ursache.

Selbsthilfegruppen gibt es für ein breites Spektrum von Risikofaktoren. Motiv für einen Zusammenschluß ist jedoch in den seltensten Fällen das von außen vorgegebene 'Problem', an einem erhöhten Herzinfarkt-Risiko zu 'leiden'. Die meisten Gruppen entstehen in sehr komplexen Sinnzusammenhängen (oft auch politisch-sozialen). Eine Evaluation anhand von Kriterien wie 'Senkung des medizinisch definierten Herzinfarktrisikos' geht am Wesen der Sache vorbei. Für diese Gruppen stellt sich nicht die Frage, ob und wie 'machbar', 'anwendbar' oder 'durchführbar' sie sind. Diese Ansätze, die als Teil einer sozialen 'Bewegung' angesehen werden müssen, haben ganz offensichtlich große Bedeutung für die Primärprävention. Unsere Frage sollte daher lauten, ob und wie sie professionell und staatlich unterstützt werden können, ohne daß sie dadurch ihres eigentlichen Wesens als Selbsthilfeinitiativen beraubt werden.

WIRD SICH DIE SELBSTHILFEBEWEGUNG VERBREITERN?

Auf diese Frage kann man in ganz unterschiedlicher Weise eingehen: In zwei Repräsentativumfragen äußerten ein Drittel bzw. zwei Drittel der Befragten, daß sie sich bei Vorliegen eines entsprechenden Problems einer Selbsthilfegruppe anschließen würden (23). Ausgehend von der verbal geäußerten Bereitschaft könnte man sich also zuversichtlich geben und abwarten.

Eine andere Antwort könnte lauten, daß die weitere Entwicklung der Selbsthilfebewegung von der Unterstützung abhängt, die sie von außen erfährt. Auch diese Antwort müßte einen eigentlich optimistisch stimmen: Die momentane Begeisterung für Selbsthilfegruppen ist bei Politikern aller Parteien anzutreffen. (Berliner Innensenator, CDU: "Ich bin sehr für Selbsthilfe; mehr Eigenständigkeit, weniger Staat; mein Gott, da finden sie in mir einen großen Vorkämpfer dafür." Der gesundheitspolitische Sprecher der bayerischen SPD-Fraktion ließ sich in seiner Begeisterung sogar dazu hinreißen, eine "Verpflichtung des Kranken" zur Teilnahme an Selbsthilfegruppen vorzuschlagen.)

Der offensichtliche Haken bei der Sache ist jedoch, daß die bereitwillig gewährte Unterstützung in der Regel mit Eigeninteressen verbunden ist, die nicht zwangsläufig den Interessen der Selbsthilfe dienen. Wegen ihrer großen praktischen Bedeutung für Gesundheitsselbsthilfegruppen möchte ich hier auf drei potentielle Unterstützergruppen kurz eingehen: Gewerkschaften, Krankenkassen, niedergelassene Ärzte.

Gewerkschaften und Krankenkassen. Beides sind Selbsthilfezusammenschlüsse, die sich zu Massenorganisationen ausgewachsen haben (vgl. Anm. 18). Weil diese Organisationen am breitesten die allgemeine Bevölkerung repräsentieren, scheinen sie mir sozusagen 'natürliche' Verbündete darzustellen. Von Gewerkschaften und Krankenkassen werden Selbsthilfegruppen jedoch bisher weitgehend ignoriert oder auch mal als 'konservativer Rückzug' in Frage gestellt (24). Hinsichtlich der Ökologie- oder anderer Alternativgruppen ist das Verhältnis sogar als reserviert bis feindlich zu charakterisieren.

Zwei positive Ansätze sind jedoch in dem allgemein eher enttäuschenden Bild herauszuheben: Die WSI-Studie über 'Sozialpolitik und Selbstverwaltung' fordert eine Reform der Sozialpolitik (25), "die der 'Enteignung' sozialer und gesundheitlicher Bedürfnisse durch industrielle Komplexe, durch Bürokratie und Expertentum eine kollektive Gegenmacht der Bürger entgegensetzt" (S. 18). Aus der Studie, auf die hier nicht näher eingegangen werden kann, wird m.E. deutlich, daß es innerhalb der Gewerkschaft Strömungen gibt, die in ihren Forderungen identisch sind mit dem, was sich in Form von Selbsthilfezusammenschlüssen schon 'materialisiert'.

Als Konkretisierung einiger 'Zukunfts-Visionen' aus der WSI-Studie verstehe ich die letzten Abschnitte aus einem Aufsatz von NEUHAUS zur "Rolle der Krankenkassen in der Prävention" (26). Prinzipiell hält er die "Aktivierung der Betroffenen" durch die Selbstverwaltung der Krankenkassen für eine notwendige Voraussetzung von Prävention. Kontaktpersonen der Krankenkassen sollen Risikogruppen und -bereiche identifizieren und Personen mit gleichgelagerten Problemen in Gruppen zusammenbringen. Erläutert wird dies an den Umwelt-Risikofaktoren 'Ernährung' und 'Verkehr'. Die Krankenkassen sollen nicht nur verwalten, sondern vor allem "Selbst-, Nachbarschafts- und Laienhilfe fördern".

Diese zwei Beispiele dafür, daß von Gewerkschaft und Krankenkassen theoretisch Unterstützung für Selbsthilfegruppen zu erwarten wäre, dürfen jedoch nicht darüber hinwegtäuschen, daß faktisch wenig bis gar nichts passiert und daß momentan auch für die Zukunft keine großen 'Aktivitätsschübe' zur Unterstützung präventiver Selbsthilfeinitiativen abzusehen sind.

Niedergelassene Ärzte. Hier scheint es positiver auszusehen: "Fundament und Basis der Prävention und Gesundheitserziehung ist die Arztpraxis ... Es bestehen dadurch fast 100.000 'Anlaufstellen' der präventiven Medizin und der individuellen Gesundheitserziehung." Und, da dieses Prinzip heutzutage nicht mehr selbstverständlich zu sein scheint: "Die zentrale Figur ist und bleibt der Hausarzt, dem alle Aktionen zugeordnet werden müssen" (27).

Der gesundheitspolitische Zusammenhang, in dem die ärztlichen Bemühungen um die Gesundheitserziehung zu sehen sind, wird aus einem anderen Zitat deutlich: "Je intensiver sich die Ärzte um die Gesundheitsberatung bemühen, desto geringer wird die Gefahr, daß das Spektrum ärztlicher Tätigkeit von der Flanke der Prävention her durch systeminkonforme Versorgungsstrukturen zu Lasten der Patienten unterwandert wird." Zur Gesundheitsberatung wären auch zu zählen: "Zusammenarbeit mit Selbsthilfe- oder Selbsterfahrungsgruppen, etwa auf den Gebieten Rauchen, Ernährung, Bewegung etc." (28).

Hier deutet sich m.E. die Gefahr an, daß der Selbsthilfebegriff von potentiellen Unterstützern für ihre Zwecke instrumentalisiert wird. Der Anteil der niedergelassenen Ärzte an den Gesamtausgaben der Krankenkassen ist in den vergangenen zehn Jahren um ca. 5 % relativ gegenüber anderen Anbietern zurückgegangen (29). Neue Tätigkeitsbereiche, mit denen die Ärzte diese relativen Verluste im 'Verteilungskampf' wieder wettmachen wollen, sind Ärztehäuser, ambulantes Operieren, die Einrichtung von Notfalldienstzentralen und eben auch die Einführung von Gesundheitserziehung, Beratung und Prävention zunächst in das Leistungsspektrum und dann in die Gebührenordnung.

Ich glaube nicht, daß die ärztlichen Pioniere, die sich in das "Niemandsland organisierter Nichtverantwortlichkeit" (den Bereich der Vorsorge) aufmachen, anerkennen werden, daß "Gesundheitsvorsorge es mit verdeckten sozialen Konflikten zu tun hat" (30).

Die mögliche Instrumentalisierung des Selbsthilfebegriffs in diesem gesundheitspolitischen Zusammenhang würde sich m.E. in dreifacher Hinsicht negativ auswirken:

- Gesundheitsselbsthilfe als gesundheitspolitisches Konzept läuft Gefahr, auf die aus ärztlicher Sicht wichtigen Probleme reduziert zu werden; dies hieße vor allem: Präferenz für die Senkung der medizinischen Risikofaktoren, Präferenz für Selbstkontrollgruppen. Selbsthilfe gegen andere krankmachende Faktoren bliebe also ausgeklammert.

- Bei gesonderter Honorierung von Ärzten für die Zusammenarbeit mit Selbsthilfegruppen würde die Ungleichheit im Arzt-Patient-Verhältnis weiter stabilisiert werden: eine gleichberechtigte Interaktion kann nicht zustande kommen, wenn ein Interaktionspartner durch Bezahlung symbolisch als 'Besserwissender', als 'Experte' hingestellt wird. Die Kooperation mit Selbsthilfegruppen <u>muß</u> jedoch gleichberechtigt sein; andernfalls werden Selbsthilfegruppen ihres eigentlichen Charakters beraubt.

- Einer 'Medikalisierung' des Alltagslebens würde Vorschub geleistet werden. Medizinkritiker (wie zum Beispiel ILLICH) haben Selbsthilfe ("Wiederaneignung der Gesundheit") als <u>Gegengewicht</u> verstanden zur Ausweitung des professionellen 'Mitbestimmungs'-Anspruchs weit in den Alltagsbereich hinein. Als ärztliche Leistung honorierte Beratung von Selbsthilfegruppen unter der großen Überschrift 'Gesundheitserziehung' würde eine Ausdehnung der ärztlichen Kompetenzansprüche in den Alltag hinein fördern. Dies ist m.E. genausowenig wünschenswert wie die beiden anderen genannten Punkte, die mir als 'Instrumentalisierung' der Selbsthilfe unter dem Deckmantel von 'Unterstützung' erscheinen (31).

DANKSAGUNG

Die vorliegende Arbeit ist im Diskussionszusammenhang des (vom Bundesminister für Forschung und Technologie geförderten) Forschungsprojektes 'Gesundheitsselbsthilfegruppen' entstanden. Wir danken allen Mitarbeitern für ihre Unterstützung.

ANMERKUNGEN

(1) In diesem - mehr medizinisch orientierten - Zusammenhang sollen soziologisch interessante Gedankengänge nicht weiter verfolgt werden. Der Begriff 'Selbstkontrollgruppen' impliziert jedoch bewußt, daß Selbsthilfegruppen auch eine Form internalisierter 'Sozialer Kontrolle' darstellen können. Eine soziologische Analyse der Selbsthilfegruppen im Spannungsfeld zwischen perfektionierter sozialer Kontrolle und Gegenwehr gegen soziale Kontrolle steht m.W. bisher noch aus.

(2) ROBINSON, D.: Self-help groups in primary health care. World Health Forum 1: 185-191 (1981)

(3) LAFAILLE, R.: Self-help, a new perspective for health care. Unveröff. Manuskript (Tilburg), 1981.

(4) Zitiert nach diversen Zeitungsberichten u.ä. Materialien. Zusammenfassend vgl.: DEUTSCHE GESELLSCHAFT FÜR ERNÄHRUNG (Hg.): Ernährungsbericht 1980. Frankfurt/M. (Eigenverlag), 1981.

(5) Verein für autogene Aktivierung, Steindamm 8, 2000 Hamburg 1

(6) Katalyse-Gruppe Köln, Palmstraße 17, 5000 Köln 1

(7) 'Erklärung von Bern' für solidarische Entwicklung, Gartenhofstraße 27, CH-800 Zürich

(8) FERBER, C.v.: Ernährungsgewohnheiten: Zur Soziologie der Ernährung. Z. Soziol. 9: 221-235 (1980)

(9) SIEGFRIED, J.: 'Gesundheitssportgruppen'. Dtsch. Ärztebl. 78: 1005-1006 (1981)

(10) Vgl. z.B. 'Psychologie heute' Nr. 8 (1981) oder: ROHE, F.: Zen des Laufens. Berlin (Bodymind), 1978.

(11) TUOMILEHTO, J. et al.: A community anti-smoking programme. Int. J. Health Educ. 21 (Suppl. 4): 1-15 (1978)

PUSKA, P.: A comprehensive television smoking cessation programme in Finland. Int. J. Health Educ. 22 (Suppl. 4): 1-29 (1979)

McALISTER, A. et al.: Mass communication and community organization for public health education. Am. Psychologist 35: 375-379 (1980)

(12) Vgl. 'Der Spiegel' Nr. 19/1981 und 'Die Ortskrankenkasse', S. 343 (1981)

(13) Diese - etwas 'wackligen' - Parallelen sind durch DITTMANNs Bericht über die Marburger Herzinfarkt-Studie (Beitrag in diesem Band, S. 149-160) angeregt worden.

(14) Vgl. z.B. die Bundestags-Drucksache 8/3713 v. 27.2.1981 zur Umweltpolitik.

JANSEN, G.: Sozialmedizinisches Problem: Fluglärm. Ärztl. Prax. 31: 1349-1355 (1979)

LASZT, L. und R. SCHAAD: Luftverunreinigung und Herz-Kreislauf-System. Basel (Karger), 1980.

(15) Auch für viele andere Selbsthilfeinitiativen, die sich gegen eine Verschlechterung ihrer Lebensbedingungen wehren, spielt das Argument 'Gesundheitsgefährdung' eine entscheidende Rolle. Beispiel Sanierung: 'Der Spiegel' überschrieb eine Story zu diesem Thema mit dem Titel: 'Sanierung haut den Gesündesten um'; noch ausführlicher wird dies dokumentiert in einer Broschüre der 'Ambulanz im SSK' mit dem Titel: 'Sanierung macht Angst, Angst macht krank, Sanierung macht krank'.

(16) WISSENSCHAFTLICHES INSTITUT DER ÄRZTE DEUTSCHLANDS (WIAD): Gesundheitsberatungskonzept für niedergelassene Ärzte. Manuskript (Bonn), 1980.

(17) KARMAUS, W. et al. (Hg.): Stress in der Arbeitswelt. Köln (Bund), 1979.

(18) RODENSTEIN, M.: Arbeiterselbsthilfe, Arbeiterselbstverwaltung und staatliche Krankenversicherungspolitik. In: Starnberger Studien 2: Sozialpolitik als soziale Kontrolle, Frankfurt/M. (Suhrkamp), 1978.

(19) WINTERSBERGER, H.: Gesundheitsselbsthilfe in der Fabrik: Arbeitermedizin in Italien. In: KICKBUSCH, I. und A. TROJAN (Hg.): Gemeinsam sind wir stärker. Selbsthilfegruppen und Gesundheit. Frankfurt/M. (Fischer), 1981.

(20) EGGERS, B. und V. MÜLLER: Frauen in der Auseinandersetzung mit Benachteiligungen im Erwerbsleben. Manuskript (Hamburg), 1981.

(21) McKINLAY, J.B.: Epidemiological and political determinants of social policies regarding the public health. Soc. Sci. Med. 13A: 541-558 (1979)

MILLER, M.K. und C.S. STOKES: Health status, health resources and consolidated structural parameters: Implications for Public Health Care Policy. J. Health Soc. Behav. 19: 263-279 (1978)

(22) MARMOT, M. und W. WINKELSTEIN: Epidemiologic observations on intervention trials for prevention of coronary heart disease. Am. J. Epidemiol. 101: 177-181 (1975)

(23) Bisher unveröffentlichte Ergebnisse aus einem Bielefelder Projekt (GRUNOW und Mitarb.) und einer Augsburger Befragung (H. SCHULZE)

(24) BÄCKER, G.: Entprofessionalisierung und Laisierung sozialer Dienste - richtungsweisende Perspektive oder konservativer Rückzug? WSI-Mitteilungen 32: 526-537 (1979)

(25) WIRTSCHAFTS- UND SOZIALWISSENSCHAFTLICHES INSTITUT DES DGB (WSI) (Hg.): Sozialpolitik und Selbstverwaltung. WSI-Studie Nr. 35. Köln (Bund), 1978.

(26) NEUHAUS, R.: Krankenversicherung und Gesundheitssicherung. Die Rolle der Krankenkassen in der Prävention. Die Krankenversicherung 31: 116-126 (1979)

(27) GÖSSNER, E.: Gesundheitserziehung - eine Sache für Multiplikatoren. Dtsch. Ärztebl. 77: 395 (1980)

(28) KREUTER, H.: Gesundheitsberatung als Aufgabe des niedergelassenen Arztes. Der deutsche Arzt, Ausg. A. (3) v. 10.2.1981

(29) Vgl. z.B. 'Dr. Mabuse' Nr. 21: 23-25 (1981)

(30) Beide Zitate aus: FERBER, C.v.: Das sozialtherapeutische Instrumentarium der Gesundheitshilfe. - Eine kritische Analyse der Situation in der BRD. Die Ortskrankenkasse 60: 237-243(1978)

(31) In der Diskussion ist meine Sorge, daß die Selbsthilfe instrumentalisiert werden könnte, als vielleicht etwas 'überängstlich' kritisiert worden. Das wäre zu hoffen! - Andererseits zeigt sich am Beispiel Hypertonie, daß die Pharmaindustrie die Behandlung des 'milden Hochdrucks' hemmungslos propagiert, obwohl dies von epidemiologischer Seite nicht geraten wird (vgl. z.B. den Beitrag von HOLLAND in diesem Band S. 86-90). Dies erscheint mir als eindeutiges Beispiel einer unzulässigen Instrumentalisierung der Forschung zum Risikofaktor Hochdruck.

GESUNDHEITSORIENTIERTE SELBSTHILFE ALS SOZIALE AKTION

Karin Becker und Peter Franzkowiak

> "Es gilt auch für gute Ohren, für den Mann, der sich etwas sagen läßt: Damit er zuhört, muß er von seiner eigenen Lage her gepackt sein, und zwar zunächst von seiner Lage, wie sie sich ihm spiegelt. Erst dann hat das Weitere Aussicht, gehört und verstanden zu werden, erweckt Vertrauen. Das aber gelingt nie von außen und oben her." (Ernst Bloch)

DIE BANDBREITE GESUNDHEITSORIENTIERTER SELBSTHILFE

Wir wollen zunächst TROJANs (1) Faden weiterspinnen und versuchen, eine grobe Unterteilung dessen vorzunehmen, was landläufig unter dem Stichwort Selbsthilfe auftaucht und professionelle Helfer skeptisch aufhorchen läßt, erschreckt, verstört oder mitunter Anlaß dazu gibt, die eigene Rolle neu zu überdenken.

Selbsthilfegruppen haben sich unter den Prinzipien Selbstbetroffenheit und Selbstbestimmung in den letzten Jahren zu gesundheitsbezogenen, lebensproblembezogenen und gegenkulturellen Aspekten zusammengeschlossen. Nicht immer lassen sie sich direkt diesem Schema zuordnen; es existieren vielmehr häufig Mischformen, z.B. Frauenselbsthilfegruppen, die gesundheitsrelevante Themen und Verhaltensformen ihres Alltags am konsequentesten in einen Zusammenhang bringen und für sich zu verändern suchen. Gemeinsam ist ihnen allen das Ziel, in und mit der Gruppe Probleme ihrer aktuellen Lebenssituation zu lösen, unter Zuhilfenahme von Bewältigungsstrategien des Alltags, die sich in der Gruppe ergänzen und vervielfachen.

Verschiedene Selbsthilfevereinigungen, genannt seien hier Rheuma-Liga, Psoriasis- und Diabetiker-Bund oder die Krebshilfe, bilden eine Interessenvertretung bzw. Lobby für diejenigen Gruppen, die sich zur Bewältigung von Folgeerscheinungen einer Krankheit und/oder von Behinderungen zusammengeschlossen haben. Sie nehmen überwiegend organisatorische, beratende und integrative Funktionen wahr, betreiben Öffentlichkeitsarbeit und können letztlich als dem Medizinsystem verhaftete Ansätze bewertet werden.

Eine ganzheitliche Vorstellung, d.h. die praktische Zusammenführung von Alltagserfahrungen, Alltagshandeln und Gesundheit begründet die Ansätze zur gesundheitsbezogenen Selbstorganisation, unserem eigentlichen Thema.

Hier treffen drei Bestrebungen aufeinander:

- o die Kritik am System herkömmlicher medizinischer Versorgung und an der Überbewertung der 'Experten' und ihres Wissens;
- o Unzufriedenheit mit der Abwertung vorhandener, teilweise verschütteter Selbsthilfepotentiale sowie
- o Vorstellungen neuer gemeindenaher interventiver Ansätze.

Zum Teil geschieht dies allerdings als Reaktion auf eine sich bereits ausweitende Selbsthilfebewegung. Hier laufen Experten auch ihrem Selbstverständnis von 'Rationalität' oder 'Machbarkeit' hinterher und suchen dieses umständlich zu verteidigen.

ALLTAGSHANDELN, PRÄVENTIVES HANDELN UND SELBSTHILFE

TROJAN (1) hat ausführlich dokumentiert, wie derzeit der Selbsthilfebegriff, aber auch die gesamte Bewegung innerhalb der sozialstaatlichen Versorgung und in der Präventivmedizin massiv vereinnahmt wird. Selbsthilfe wird als technokratischer Ersatz der erfolglosen Gesundheitserziehung 'entdeckt', ihr werden Reparatur- und Entsorgungsfunktionen aufgepfropft, so daß die ernsthafte Gefahr besteht, daß Selbsthilfe - wie das ebenso 'wiederentdeckte' Laiensystem - zur Legitimation und Verschleierung sozialstaatlicher Mängel benutzt wird. All dies selbstverständlich hinter dem Rücken der Betroffenen und über ihre Köpfe hinweg.

In diesem Zusammenhang wird oft gesagt, daß Selbsthilfe als <u>Vehikel</u> von Prävention mit 'Gesundheitsverhalten' zu tun habe. Hier bleibt man jedoch der herkömmlichen biomedizinischen Sichtweise verhaftet, in der Menschen als isolierte Merkmals- oder Risikoträger gelten, denen es allein an medizinisch abgesicherten Präventiv-Verhaltensmustern fehlt. Solch eine Perspektive hat aber einen Haken: die Sicht der modernen Medizin bzw. der risikofaktorenbezogenen Epidemiologie unterscheidet sich gravierend von den Handlungsorientierungen der sich im Alltag 'durch's Leben schlagenden' Menschen. 'Gesundheitsverhalten' ist ein wissenschaftliches Konstrukt, das in seiner medizinischen Eindeutigkeit dem Bewußtsein des handelnden Individuums fremd ist. Die verschiedenen, im Gesundheitsverhalten zusammengefaßten Handlungsweisen sind in unterschiedlicher Art in den Alltag der Menschen eingefügt, sie sind Teil langfristig erworbener Gewohnheiten (2). Im alltäglichen Verständnis ist Gesundheit eingebettet in konkrete Lebensumstände und wird eben nicht in verschiedene Bereiche zergliedert. Gesundheit ist eine umfassende Angelegenheit; zuallererst ist sie Voraussetzung, am Arbeitsprozeß teilzunehmen. Und daneben ist sie untrennbar mit allgemeinem Wohlbefinden, Lebensfreude und Lebensqualität sowie den persönlichen Möglichkeiten der Lebensgestaltung verbunden.

Es ist daher nicht zu erwarten, daß es ein durchgängiges 'Gesundheitsverhalten' gibt, das aus einer Vielzahl präventiver Elemente besteht und auf die gesundheitlich bedeutsamen Lebensbereiche anzuwenden wäre. Eher existiert ein miteinander verflochtenes Netz von alltäglichen Handlungsorientierungen, das in sozialen Bezügen verankert ist und dadurch gesundheitlich wirksam wird. Diese Umkehrung des bislang üblichen, individualisierenden Modells von Gesundheitserhaltung und -vorsorge ist entscheidende Grundlage für Planung und Durchführung von präventiven Anstrengungen im Lebensraum Stadt/Gemeinde bzw. die Leitschnur für gesundheitsbezogene Selbstorganisation. Aber davon mehr in den folgenden Abschnitten.

Wenden wir uns nun wieder den Möglichkeiten der Prävention zu. Ohne Zweifel besteht bei einem Menschen, der am eigenen Leibe den Endpunkt eines gesundheitsgefährdenden Lebensstils und/oder die Auswirkungen gesundheitsschädigender Lebensbedingungen erfährt, eine Motivation, sich von nun an 'gesundheitsgerechter' zu verhalten. Aus Fehlern wird man klug, sagt ein altes Sprichwort - die leibhaftige Erfahrung jahrzehntelang vorbereiteten Leidens verhilft Individuen dann oft zu sekundärpräventivem Handeln. Jedoch nicht immer und auch nicht allen Betroffenen. Mit dem primärpräventiven Handeln, also einem, das auf die Erhaltung und Stabilisierung des eigenen Wohlbefindens ausgerichtet ist, ist es noch viel schwieriger. Hier besteht in der Regel kein vorangegangener Anlaß oder ein Bewußtsein, seinen Lebensstil zu ändern oder dafür zu sorgen, daß die unmittelbaren Lebensbedingungen (von den Wohn- und Nachbarschaftsverhältnissen bis hin zu ökologischen Gegebenheiten wie z.B. Industriebelastungen) nicht zusätzlich gesundheitsbeeinträchtigende Auswirkungen haben. Im Fall der noch nicht aufgetretenen, jedoch langfristig zu erwartenden Schädigung haben wir es wieder mit den Strukturen des Alltagslebens zu tun. Und dieses Alltagsleben müssen wir ins Auge fassen, um die Bedeutsamkeit eines ganzheitlichen, auf soziale Aktion ausgerichteten Selbsthilfe-Ansatzes für die primäre Prävention zu erkennen.

Ob wir uns auf FEYERABEND (3) oder GOFFMAN (4) stützen oder unsere eigenen Erfahrungen: das Alltagsleben ist 'in uns' und 'mit uns'. Es ist die praktische Grundlage menschlichen Denkens und Handelns, seine Maßstäbe sind intuitiv und traditionsgebunden. Der allen Menschen einer Kultur oder Subkultur gemeinsame 'common sense' entscheidet, was existiert und welche Eigenschaften die beherrschende Realität ausmachen. An die Stelle von abstrakten Normen oder Autoritäten tritt die Erfahrung; im Klartext: nicht Experten, Intellektuelle oder Sozialmediziner entscheiden über gesellschaftliche Praxis, sondern die in ihren eigenen Bezugssystemen verankerten Menschen.

Und dazu haben sie, die sogenannten Laien (so der gängige wissenschaftliche Sprachgebrauch!), auch eine prinzipielle Kompetenz: die "Sinngebungskompetenz", wie es GERHARDT benannt hat (5). Darunter verstehen wir die in langen persönlichen und gemeinschaftlichen Auseinandersetzungen erworbene Fähigkeit, mit den Anforderungen ihres Lebensraumes, ihren eigenen seelischen und sozialen Bedürfnissen und auch ihrem gesundheitlichen Befinden umzugehen. Wie diese Umgangsformen je nach

Individuum oder sozialer Gruppe ausgeprägt sind, steht auf einem anderen Blatt. Daß es sie aber gibt, und zwar in bedeutsamem Ausmaß, kann nicht geleugnet werden.

Primärpräventives Verhalten existiert nicht 'an sich' und nicht 'für sich'. Es kann nur ausgeprägt werden, wenn es über sozial gestärkte Erfahrungsprozesse die Gestalt einer Tradition annimmt. Wenn im Rahmen professioneller oder spontaner Interventionen das Ziel Gesundheit angestrebt wird, sind daher nur solche Vorgehensweisen erfolgversprechend, die an alltäglichen Erlebnisvorgängen und deren Bedingungen ansetzen und beide Komponenten von den Betroffenen selbst aktiv verändert werden. Das Interventionsziel wird verfehlt mit Methoden, die Menschen zu reinen 'Risikoträgern' degradieren und in diesem, von wissenschaftlichen Konzeptionen verengten, Alltagsraum allein verhaltensorientierte Anpassung an medizinische Grenzwerte im Auge haben.

INHALTE GESUNDHEITSBEZOGENER SELBSTORGANISATION

Kehren wir nach diesen Vorüberlegungen zurück zum Thema: gesundheitsbezogene Selbstorganisation. In unserem Verständnis sind dies Betroffenenzusammenschlüsse, deren Thema ihr Alltag ist und was ihnen darin 'auf den Nägeln brennt'. Wie uns die politische Psychologie (6) zeigt, ist in Initiativen, die auf der gemeinsamen Betroffenheit aller Teilnehmer fußen, wichtigster Lern- und Handlungsimpuls nicht das Aufpfropfen neuen (abstrakten) Wissens, sondern die Erinnerung und Erneuerung von verfügbaren, aber verschütteten Kompetenzen. In diesem Rahmen sind vielfältige, einstellungs- und verhaltensändernde Erfahrungen möglich:

- o sinnliche Erfahrungen von möglicher und erfolgreicher Änderung der eigenen Lebenspraxis bzw. einer gelungenen Einflußnahme auf schädigend oder einschränkend wahrgenommene Lebensbedingungen;
- o die Erfahrung produktiven Lernens, also Überwindung bisheriger Apathie oder Abhängigkeit und
- o qualifizierte, auf gemeinsame Ziele gerichtete Lernerfahrungen.

All diese Erfahrungen werden dadurch ermöglicht, daß in Selbstorganisation die Chance besteht, 'Mangelmotivation' und 'Kompetenzmotivation' (6) zu entwickeln. Das heißt, die Beteiligten verwandeln ihre bisherige Orientierung (Mangel = handlungslähmende Ohnmacht) durch gemeinsame Kompetenzerlebnisse im Gruppenprozeß in die praktische Gewißheit, daß die Lebensverhältnisse nicht blindes Schicksal sind, sondern der eigenen Einflußnahme zugänglich. Der selbstgesteuerte Gruppenprozeß ermöglicht eine Überwindung der gewohnten Apathie und mündet in eine soziale Aktion. Wichtigste Umsetzungspunkte bei dieser Selbstaktivierung von Betroffenen sind dabei:

- o die Umwandlung privater Betroffenheit in gemeinsame Betroffenheit, also Neuinterpretation des Problems;

- o der Erwerb von gesellschaftlichem Bewußtsein, d.h. Einblick in soziale Steuerungs- und Verteilungsvorgänge und ihre Auswirkungen auf die unmittelbaren Lebensverhältnisse der Betroffenen;
- o darüber das Ermöglichen eigener Kompetenzerfahrungen innerhalb der Gruppe als Voraussetzung zum Erkennen und Verwirklichen von Handlungsalternativen und
- o zuletzt die Herstellung und Aufrechterhaltung persönlicher und überschaubarer Bezüge.

Die abschließend genannte Komponente von Selbsthilfebewegungen haben TROJAN und BEHRENDT (7) auf einen fünfteiligen Nenner gebracht. Intensivierung von Bezügen stützt sich auf Dezentralisierung, Abkehr von formalen Regeln und berufsbezogenem Spezialistentum und damit zusammenhängend Ausblendung von sogenannten Experten - also Vertrauen in die eigenen Fähigkeiten, die anstehenden Probleme aus eigener Kraft zu erkennen und zu bewältigen. Als fünften, politisch wichtigsten Bestandteil zeichnen sich Selbsthilfeaktivitäten durch eine umfassende Demokratisierung aus.

Wenn gesundheitsbezogene Selbsthilfe zunächst an den Alltagsproblemen und -bedürfnissen der Bürger ansetzt, mag sich mancher fragen, wo denn da 'die' Gesundheit oder eine spezifische Prävention bleibt. Wir wollen nicht verhehlen, daß der hier skizzierte 'Aktivierungs-Ansatz' gerade nicht krankheitsspezifisch ist und viele Selbsthilfegruppen zunächst oder im Laufe der Zeit andere Ziele verfolgen, als sich z.B. speziell ausgewählten Risikofaktoren zuzuwenden. Dies ist allerdings eine Tendenz, die schon in der Praxis 'reiner' Gesundheits-Selbsthilfegruppen aufscheint, was sich mit der folgenden Aussage belegen läßt: "Ihre Themen sind Bedürfnisse, wie sie von den Gruppenmitgliedern identifiziert werden. Solche Bedürfnisse tendieren dahin, sich eher persönlichen und sozialen Problemen einer (Lebens-)Bedingung zuzuwenden als den mit ihr verbundenen medizinischen Aspekten per se" (8).

Allerdings erscheint uns die obengenannte Befürchtung - sie ist geradezu typisch für Politiker wie Gesundheitsexperten - eher ideologisch als inhaltlich begründet. Vor dem Hintergrund eines ganzheitlichen, psychosozialen Verständnisses von Alltagsleben (wie es beispielsweise in gemeinde-psychologischer und -psychiatrischer Theorie und Praxis aufscheint) sind die Einheit von Lebensraum und Handlungsorientierungen seiner Bewohner Ausgangspunkt jedweder, auch primärpräventiver, Interventionen.

SELBSTHILFE ALS SOZIALE AKTION

> "Lieber beobachten und zuhören als reden, die Krankheit wieder in ihren gesellschaftlichen und emotionellen Zusammenhang stellen ..." (9)

In diesem vorletzten Abschnitt wollen wir aufzeigen, welche praktischen Folgerungen wir aus den dargestellten Überlegungen ziehen. In unserem Arbeitsfeld sind wir mit der Aufgabe konfrontiert zu überprüfen, welche Zugangswege und Realisierungschancen für eine gemeindebezogene Prävention chronischer Erkrankungen (hier: Herz-Kreislauf-Krankheiten) bestehen. Es geht im folgenden also um die Darstellung der Methode, die wir aus unserem Selbstverständnis, der Theorie und praktischen Erfahrungen dieses Jahres in einem traditionellen Mannheimer Arbeiterstadtteil ableiten.

Neben dem Studium schriftlicher Materialien (Gemeindedatei, Rahmenpläne zur gerade stattfindenden Sanierung, Stadtteilzeitungen politischer Ortsvereine) haben wir vor allem versucht, im Stadtteil heimisch zu werden, das Leben in den Straßen und Häusern zu erahnen. Wir haben uns in dieser ersten Phase zu verschiedenen Tageszeiten relativ lange beobachtend, am Rande Gespräche führend (nicht weil sie geplant waren, sondern weil sie sich ergaben) im Stadtteil aufgehalten. Eindrücke haben sich verfestigt, ein Stück Atmosphäre konnte eingefangen werden; durch die teilnehmende Beobachtung in Kneipen, an der 1.-Mai-Feier, am Stadtteilfest.

"Wenn es eine Methode gibt, so fängt sie hier an: in der Kneipe, auf der Straße, auf dem Marktplatz, in den Häusern der 'Gesunden'. Da die Krankheit etwas ausdrückt, kann man die Leute nicht von außen behandeln, wie man eine Maschine repariert. Um die Krankheit richtig einzuschätzen, muß man unbedingt die verschiedenen Ausdrucksweisen der Menschen kennen, ihre Sprache sprechen, d.h. einer von ihnen sein" (10).

Wir sind nicht in der Lage zu sagen, nun, da wir genug gesehen haben, könne die Intervention anfangen. Die Größe unserer Lernschritte wird von der Dauer unserer Anwesenheit abhängen. Unser Fragenkatalog an die ortskundigen Funktionsträger im Stadtteil hat sich erweitert: Er findet Eingang in Gesprächsleitfäden, die wir entsprechend den Methoden der Gemeinwesenarbeit (11) entwickelt haben und mit denen wir in einem zweiten Schritt sogenannte Expertengespräche führten. Zu diesen lokalen Experten gehören Stadträte, Pfarrer, Sozialarbeiter, Funktionäre von Partei-Ortsverbänden, der Vorsitzende des Bürgervereins und Mitglieder von Stadtteilinitiativen - um nur einige zu nennen. Und so, aus der Analyse schriftlicher Materialien, aus Beobachtung und Gesprächen konnten wir ein vorläufiges Problemprofil des Stadtteils erstellen; eine Problem- und Mängelsammlung, die allerdings noch einer Kontrolle durch die Betroffenen unterworfen werden muß.

Sowohl während der teilnehmenden Beobachtung, der vorsichtigen Teilhabe am Stadtteilgeschehen wie auch in den Expertengesprächen haben wir unsere Vermutung bestätigt gefunden, daß die Bewohner ihr gesundheitliches Befinden im Zusammenhang (z.T. in direkter Abhängigkeit) mit ihren realen Lebensverhältnissen sehen. Zu keinem Zeitpunkt und bei keinem Gesprächspartner wurden medizinische Sachverhalte losgelöst von den Lebensbedingungen und ihrer subjektiven Wahrnehmung genannt.

Unsere bisherigen Hypothesen zum Problem- und Gesundheitsprofil des Stadtteils stellen wir im nächsten Schritt den subjektiven Realitäten und ungefilterten Vorstellungen der Betroffenen gegenüber. Mit Hilfe der aktivierenden Befragung (11) sollen tatsächliche Konflikte und Problemfelder identifiziert, Lösungsvorschläge und die Bereitschaft zum persönlichen Engagement erfragt werden. Ziel dieses Vorgehens ist ein Problemprofil der Bewohner, das die vorläufige Problemsammlung aus eher offiziösen und Expertenquellen kontrolliert, evtl. auch zurechtrückt. Die aktivierende Befragung stellt somit den Beginn einer Aktion dar, die wir jedoch nur dann einleiten, wenn eine längerfristige Perspektive realistisch erscheint.

An diesem Punkt erfahren die Bewohner zum ersten Mal von unserer Existenz im Stadtteil. Sie lernen unsere Vorstellungen und Pläne kennen und haben die Möglichkeit, diese Einmischung in ihr Leben abzulehnen, aber auch ihre eigene Betroffenheit zum Untersuchungsgegenstand zu machen. Ziel dieser gesamten Aktionsuntersuchung ist es, am Ende über Fortführung oder Abbruch der Aktion zu entscheiden, eigene (Vor-)Urteile zu überprüfen und ggf. Gleichbetroffene in ersten Aktionsgruppen zusammenzuführen. Denkbar sind dabei sowohl gesundheits- wie lebensfeldbezogene Gruppen.

Um für die Bewohner erfahrbar zu werden, Vertrauen zuzulassen, ist unsere tägliche Anwesenheit unabdingbar. Dazu gehört ein fester Ort, an dem wir anzutreffen sind, wo Fragen gestellt werden können. Für uns bedeutet dies nicht etwa, 'Sprechstunden abzuhalten', sondern uns auf den Alltag der Menschen einzulassen, auf ihre Möglichkeiten und ihre Zwänge. Als solchen Ort richten wir ein Stadtteilbüro ein, bauen ein 'Gesundheitshaus' auf - in Verbindung mit der Straße, ohne künstliche Grenzen zu errichten. Unsere Aufgabe ist es dabei, Chancen zur Veränderung aufzuspüren und zu unterstützen: in der Nachbarschaft, im Quartier, im Stadtteil.

AUF DEN PUNKT GEBRACHT

Wir verabschieden uns von immer raffinierteren Verhaltensänderungskonzepten, von der Ideologie, 'zur Gesundheit zu überreden', und stellen defizitären Ansätzen ein Aufgreifen vorhandener oder verschütteter Selbsthilfepotentiale gegenüber. Gemeindenahe Intervention sollte so nicht zur neuesten wissenschaftlichen Trendfloskel verkommen, sondern auf einem Eingebundensein im Gemeinwesen beruhen. Unser Verständnis von Prävention kann somit auf die individualisierende Perspektive der Professionellen verzichten. Gesundheit und Gesundheitsrisiken sind in vielfältiger Weise vergesellschaftet, Gesundheit kann also keine Privatangelegenheit von einzelnen sein, vor allem deswegen nicht, weil Individuen eben nicht in freier Weise über ihre Situation und ihre Bestände verfügen können (12). Allerdings wird der gesellschaftliche Konfliktstoff Prävention derzeit immer noch auf dem Rücken der einzelnen Menschen ausgetragen. Die soziale Belastung erscheint als ureigenstes, persönliches Problem, frei nach dem Motto: "Beherrschen sollen sich diejenigen, die den Schaden davontragen!" (13).

Gesundheitsbezogene Selbsthilfe als soziale Aktion stellt dagegen einen Anspruch, der viel 'banaler' klingt und doch weit über rein verhaltensgebundene Gesundheitsmoral hinausgeht. Ihr Ziel kann nicht allein die vereinzelte, ausschnitthafte Verhütung von - körpermedizinisch definierten - Krankheiten sein, ihr Ziel ist eine befriedigende Bewältigung des Alltags. Oder 'bewußte Lebenspraxis', wie Gemeindepsychologen sagen. Oder in den Worten von CARPENTIER: "sein Leben von der Geburt bis zum Tod zu leben und dabei glücklich zu sein" (14). Gesundheit in diesem Sinne ist Eigenschaft der Gesamtperson, eingebettet in einen gesundheitsgerechten Lebensraum. Wir ziehen in diesem Zusammenhang gern die Überzeugung heran, daß die Einbindung in ein überdauerndes Netzwerk sozialer Unterstützung wohl die beste präventiv wirksame 'Medizin' sei. Dies kann u.E. nur gelingen, wenn Gruppen von Betroffenen sich in selbstorganisierter Arbeit engagieren, bei der es um ihre gemeinsamen Alltagssorgen geht und dadurch soziale Entscheidungsprozesse in Gang bringen, die ihr Wohlbefinden verbessern.

LITERATUR

(1) TROJAN, A.: Selbsthilfe gegen Risikofaktoren? Beitrag in diesem Band, S. 235-247.

(2) SIEGRIST, J. und K. RITTNER: Expertise zur Durchführung von "Motivationsstudien zum Gesundheitsverhalten". Unveröff. Manuskript, Marburg, 1980.

(3) FEYERABEND, P.: Erkenntnis für freie Menschen. Veränderte Ausgabe, Frankfurt/M. (Suhrkamp), 1980.

(4) GOFFMAN, E.: Das Individuum im öffentlichen Austausch. Frankfurt/M. (Suhrkamp), 1974.

GOFFMAN, E.: Interaktionsrituale. Frankfurt/M. (Suhrkamp), 1972.

(5) GERHARDT, U.: Probleme der Definition sozialer Risikofaktoren. Beitrag in diesem Band, S. 65-75.

(6) GRONEMEYER, M.: Motivation und politisches Handeln. Hamburg (Hoffmann und Campe), 1976.

(7) TROJAN, A. und J.-U. BEHRENDT: Lokale Bewegungen - Modelle gemeindebezogener Gesundheitsselbsthilfe in der BRD. Österr. Zeitschr. f. Politikwiss. 1: 93-109 (1980)

(8) PILISUK, M., S. CHANDLER und C. D'ONOFRIO: Reweaving the Social Fabric - A Model for Immunizing against Stress-induced Illness. Unveröff. Manuskript, University of California, Davis, 1978.

(9) CARPENTIER, J.: Aufwiegelung zur Gesundheit, S. 98. Berlin (Rotbuch), 1979.

(10) CARPENTIER, J.: Aufwiegelung..., a.a.O., S. 98.

(11) SEIPPEL, A.: Handbuch Aktivierende Gemeinwesenarbeit. Gelnhausen (Burckhardthaus-Verlag), 1976.

(12) FERBER, C.v.: Gesundheitsverhalten. In: SIEGRIST, J. und A. HENDEL-KRAMER (Hg.): Wege zum Arzt, S. 7-23. München (Urban und Schwarzenberg), 1979.

(13) KICKBUSCH, I. und E. WENZEL: Risikoverhalten - die alltägliche Gesundheitsbewegung. Forum für Medizin und Gesundheitspolitik 17, S. 36 (1981).

(14) CARPENTIER, J.: Aufwiegelung..., a.a.O., S. 145.

DIE KOOPERATION VON EXPERTEN UND LAIEN - BEDINGUNG ODER GEFAHR FÜR DIE PRÄVENTION VON VOLKSKRANKHEITEN?

Alex Füller

VORBEMERKUNGEN

Bei einer Reihe von Volkskrankheiten erscheinen Behandlung und Vorbeugung unter medizinischen Gesichtspunkten prinzipiell möglich, denn man hat Informationen über einige verursachende Faktoren, durchschnittliche Verläufe und über wirksame therapeutische und präventive Strategien, wie eine pharmakologische Therapie, Früherkennungsuntersuchungen oder Verhaltensbeeinflussungen.

Trotz dieser Informationen und Strategien blieb vielfach der durchschlagende Erfolg versagt:

- die Verschreibung von Medikamenten führt, wie das Beispiel Nordkarelien zeigt, nur bei einem Teil der Behandelten zur Normalisierung des Blutdrucks;
- trotz aller Werbekampagnen nehmen nur Teile der Bevölkerung an Krebsfrüherkennungsuntersuchungen teil;
- die vielfältige Beeinflussung durch Gesundheitsratschläge führt nur zu geringfügigen Verhaltensänderungen.

Als eine wesentliche Ursache dieser unzulänglichen Erfolge wird immer wieder die unzureichende Compliance der Behandelten oder Erfaßten genannt; d.h. diese fügen sich nicht oder nicht in ausreichendem Umfang den Ratschlägen, Empfehlungen und Vorschriften der in der Gesundheitsversorgung tätigen Personen.

EINE SCHEINBARE VORAUSSETZUNG ERFOLGREICHER BEHANDLUNG UND PRÄVENTION: AUSREICHENDE COMPLIANCE

Auf der Basis von Überlegungen und Studien über Bedingungen und Ursachen unzureichender Compliance wird vorgeschlagen, dieses Verhalten durch erleichternde und unterstützende Maßnahmen wie z.B.

- eine Veränderung der Dosierung von Medikamenten,
- die Verbesserung der Informationen über die Medikation,
- die Bildung von Patienten- und Klienten-Gruppen oder
- die negative Sanktionierung der Unbotmäßigkeit bei ärztlichen Anordnungen

zu fördern.

Eine angemessene Beeinflussung der Compliance durch die beteiligten Ärzte, so wird erwartet, soll zumindest langfristig zu einer Verbesserung der Therapie- und Präventionserfolge führen.

PROBLEME BEI DER BEEINFLUSSUNG VON COMPLIANCE

Es ist bekannt, daß ein komplexes Geflecht von psychischen und sozialen Ursachen gesundheitsrelevante Verhaltensweisen wie die Compliance bedingt. Daher kann vorausgesetzt werden, daß eine Beeinflussung der Compliance durch Ärzte und anderes medizinisches Personal nicht ohne weiteres zu handhaben ist. Es kommt jedoch hinzu, daß die unzureichende Compliance nicht selten ein sinnvolles und rationales Verhalten darstellt (1). Hierfür gibt es einige Gründe:

- in der öffentlichen Diskussion wird auf die Gefahren von durch Ärzte angeordneten Verhaltensweisen, besonders der Einnahme von Medikamenten hingewiesen (unerwünschte Wirkungen, Langzeitfolgen, Abhängigkeiten),
- Patienten erfahren selber, z.T. besser als die vorschreibenden Ärzte, ob und inwieweit die verschriebenen Medikamente wirken,
- Patienten nehmen hin und wieder unzureichende Kompetenzen von Ärzten, die Anordnungen erteilen, wahr.

In Anbetracht vielfältiger Schwierigkeiten auf Seiten von Patienten und Klienten mit der Compliance und in Anbetracht der Probleme von Ärzten, Verhalten und Verhaltensbedingungen beeinflussen zu können, wäre es ziemlich kühn, von einer Verbesserung der Compliance eine baldige oder auch eine mittelfristige Erhöhung der Erfolge in der Behandlung und Vorbeugung von Volkskrankheiten zu erwarten. Darüber hinaus kann jedoch die Frage gestellt werden, ob eine Verbesserung der Compliance überhaupt anzustreben ist.

DYSFUNKTIONALITÄT DER COMPLIANCE BEI CHRONISCHEN KRANKHEITEN

Das Compliance-Verhalten entspricht weitgehend der Patientenrolle bei der Behandlung akuter Krankheiten; diese Rolle beinhaltet, das eigene Verhalten von einem Arzt (oder einer anderen im Gesundheitswesen tätigen Person) vorschreiben zu lassen, also z.B. nicht zu arbeiten, im Bett zu liegen, Medikamente einzunehmen oder eine Diät einzuhalten (2). Vom Grad der Übernahme dieser Rolle wird ihre Dauer abhängig gemacht.

Diese Patientenrolle und die Akzeptanz von Vorschriften ist bei chronischen Krankheiten nicht so sinnvoll wie bei akuten, denn vom chronisch Kranken wird mehr erwartet (3) (von derartigen Erwartungen sind allerdings bisher chronisch psychisch Kranke ausgenommen):

- Selbstbeobachtung und -kontrolle
- technische und diätetische Fertigkeiten
- Kenntnisse und Kompetenz
- aktive Mitarbeit bei der Behandlung.

Derartige Qualifikationen sind hier insofern von Bedeutung, als chronische Krankheiten eine ständige, aktive Auseinandersetzung mit den Krankheiten provozieren, welche persönliche Lebensbezüge, Verhaltensmuster und soziale Bedingungen beeinflussen. Eigene Erfahrungen der Klienten mit diesen Wechselwirkungen und die Auseinandersetzung damit lassen die bloß reaktive Unterordnung unter ärztliche Anordnungen als unangemessen erscheinen.

Ähnliche Probleme mit der Compliance wie bei chronisch Kranken treten bei Gesunden auf, deren Verhalten präventiv beeinflußt werden soll. Auch hier kann angenommen werden, daß diese Menschen eigene Erfahrungen mit Verhalten und seinen Bedingungen und Folgen haben, die nicht ohne weiteres aufgrund von guten Ratschlägen und Manipulationen über Bord geworfen werden können.

Gerade die eigenen Erfahrungen, Verhaltenseigentümlichkeiten, persönlichen Kompetenzen und Qualifikationen widersprechen dem Modell der Compliance in der Medizin.

ZUR STRUKTUR DES MODELLS DER COMPLIANCE: HERRSCHAFTSVERHÄLTNIS

Compliance in der Medizin bedeutet die Fügsamkeit und Unterordnung des Verhaltens eines nichtkompetenten Laien unter die Vorschriften eines überlegenen, kompetenten und machthabenden Experten, d.h. im allgemeinen des Arztes. Dieses Verhältnis entspricht weitgehend der Struktur des stabilen Herrschaftsverhältnisses. Dabei scheint die Zuschreibung überlegener Kompetenz Voraussetzung dafür zu sein, dieses Verhältnis zu legitimieren. Die Anerkennung der Kompetenz des Experten und die damit verknüpfte Anerkennung eigener Nichtkompetenz auf Seiten der Laien trägt dazu bei, das bestehende Verhältnis der Über- und Unterordnung als 'Ordnung' zu stabilisieren. Diese Anerkennung eines solchen Verhältnisses auf Dauer führt schließlich zur Erfüllung des Wunschtraumes aller Experten: "die Unterworfenen, d.h. die fügsamen Laien, wollen das tun, was sie müssen", wobei diese gleichzeitig akzeptieren, daß die Experten, durch Sachzwänge genötigt, "das tun müssen, was sie tun" (4). Eine derartige Anerkennung einer Herrschaftsordnung durch die machtunterworfenen Laien dürfte ihrerseits eine "Suggestivwirkung auf die Legitimitätsgewißheit" der Experten ausüben und von ihrer Seite aus zur Stabilisierung dieses Verhältnisses beitragen.

Gerade dieses Machtverhältnis, das nach Auffassung der Medizin der erfolgreichen Behandlung und Vorbeugung von Volkskrankheiten dienen soll, birgt wesentliche Gefahren für dieses Ziel in sich.

ERWEITERUNG DER EXPERTENMACHT: GEFAHR FÜR BEHANDLUNG UND VORBEUGUNG VON VOLKSKRANKHEITEN

Eine Compliance von Patienten und Klienten kann in ihrer Suggestivwirkung zu einem Ausbau der Macht und Unentbehrlichkeit der medizinischen Experten nicht nur gegenüber den individuell Behandelten, sondern in gesellschaftlicher Hinsicht beitragen. Dieser sogenannten "Medikalisierung" (5) werden verschiedene schädliche Wirkungen auf die Gesellschaft und die Gesundheit der Menschen in ihr zugeschrieben:

(1) Eine Ausdehnung der sozialen Kontrolle über die Menschen durch eine umfassende Anwendung des Krankheitsbegriffs; dabei werden tendenziell zunehmend Menschen durch Stigmatisierung ausgesondert und isoliert (6).

(2) Durch zunehmende Definition verschiedener Formen von Abweichung als Krankheit werden von der Medizin neue Volkskrankheiten z.T. erst produziert (z.B. psychische Krankheiten, Hypotonie, Hypertonie in ganz milder Form u.a.) (7).

(3) Eine Individualisierung von sozialen und politischen Problemen durch eine zunehmende Anwendung des medizinisch-naturwissenschaftlichen Denkens und Handelns zu ihrer Lösung. Dieses Denken und Handeln liegt auch dem Risikofaktoren-Modell zugrunde, das von vornherein auf individuelles Verhalten, nicht auf soziale Strukturen bezogen ist.

Eine solche Individualisierung führt dazu, den Opfern von Verhältnissen eigenes Verschulden zuzuschreiben, dabei neue Möglichkeiten zur sozialen Kontrolle (und zur Selbstkontrolle), neue Ziele und Schwerpunkte der Sozialisation und neue Formen der Devianz zu schaffen.

Bei Politikern kann eine solche Entwicklung Dankbarkeit hervorrufen; sie werden der Verantwortung für soziale Probleme, deren Benennung fast für frivol gehalten wird, enthoben.

(4) Lösungen von so fast ausschließlich individuell und medizinisch gesehenen Problemen werden wieder entsprechend dem vorherrschenden Modell auf technokratischem Weg gesucht, durch Medikation, Eingriffe, Verhaltensmanipulation. Dabei bildet die für die Lösung als zuständig erklärte Medizin eine Allianz mit wirtschaftlichen Interessen.

(5) Durch den Ausbau medizinischer Dienstleistungen (Medikation, Verhaltensbeeinflussung) werden die Menschen abhängiger davon und verlieren die Fähigkeiten, sich selber um ihre Lebenssituation (zusammen mit anderen) zu kümmern und sich aktiv mit körperlichen Veränderungen auseinandersetzen zu können (z.B. mit Krankheit, Gebrechlichkeit, Alter, Tod) (8).

Schädliche Wirkungen im Hinblick auf die Behandlung und Vorbeugung von Volkskrankheiten liegen bei dieser Entwicklung vor allem in:

- dem Aussondern, Isolieren von Kranken,
- der Produktion von (neuen) Kranken und Krankheiten,
- der Verfestigung von gesundheitsschädlichen Bedingungen durch Verhinderung sozialer Wandlungen,
- einer allgemeinen Gesundheitsgefährdung durch umfassende Medikation,
- einer Entmündigung durch Verhaltensmanipulationen,
- der Entstehung und Förderung einer Dienstleistungsmentalität,
- dem Abbau und Verlust von Fähigkeiten zur Selbstbewältigung, Selbsthilfe und Solidarisierung.

Demgegenüber kann freilich angenommen werden, daß diese Entwicklung zur umfassenden Medikalisierung einigen Interessen entspricht, nämlich denjenigen

- an Planbarkeit, Berechenbarkeit und Kontrolle der Gesellschaft,
- an einer Trennung zwischen Personen, die produzieren und konsumieren, und solchen, welche die Produktion und Konsumtion stören (Alte, Kranke, Gebrechliche, Abweichler),
- an einer Ausweitung von Märkten.

Daher stellt die Nicht-Compliance, nicht nur wegen der Sorgen um eine zunehmende Morbidität und Mortalität an den Volkskrankheiten, ein nicht ganz unwesentliches Problem für die Medizin und die mit ihr verbundenen Interessen dar. Diese stellt nämlich als von einem erwarteten abweichendes Verhalten eine permanente Gefährdung der durch die Medikalisierung ausgedehnten, jedoch immer prekären Herrschaftsordnung im Bereich der Gesundheitsversorgung dar (9).

KONSEQUENZ FÜR EINE ERFOLGREICHE BEHANDLUNG UND VORBEUGUNG VON VOLKSKRANKHEITEN: AUSBAU DER LAIEN-KOMPETENZ

Obwohl es sich zeigen läßt, daß Compliance bei der Bewältigung von Volkskrankheiten weder ganz funktional noch völlig rational ist, ist sie dennoch ein Problem in entsprechenden Überlegungen und Maßnahmen in Forschung und Gesundheitspolitik. Dies kann einerseits an bestimmten Interessen, andererseits jedoch auch an herrschenden Denk- und Handlungstraditionen liegen.

Überlegungen, die sich kritisch mit den Entwicklungen im Gesundheitswesen und dem Gesundheitszustand der Bevölkerung auseinandersetzen, stellen nicht mehr erwünschte oder erwartete Verhaltensweisen (Gesundheits-, Präventiv-, Krankheitsverhalten) und Wege, dieses zu erreichen, in den Vordergrund, als vielmehr die Kompetenz und selbstverantwortliche Aktivität der sogenannten Laien, selbsttätig, in Verbindung mit anderen, mit der eigenen Situation umgehen und sie bewältigen zu können. Dabei wird auch die Möglichkeit impliziert, sich zur Änderung der Bedingungen zu organisieren, jedoch auch, bestimmte körperliche Veränderungen zu akzeptieren (10).

Im Zusammenhang der Behandlung von Volkskrankheiten bedeutet der Aufbau und die Ausbreitung von Kompetenz ein verändertes Verhältnis zwischen Arzt und Patient, das sich als eine "therapeutische Allianz" bezeichnen läßt (11). Dieses Kooperationsverhältnis bedingt u.a.:

- den Abbau von Machtgefälle (d.h. der Arzt ist nicht direktiv),
- das Zugeständnis des Rechts auf Nichtfügsamkeit des Patienten,
- die Reziprozität des Verhältnisses: der Arzt kann vom Patienten über dessen Situation Bewältigungsstrategien für sich selbst lernen,
- die Vermittlung von Einsichten über den Sinn von Entscheidungen, Veränderungen durch den Arzt über eine Verbesserung der Kommunikation,
- die Einbeziehung des sozialen Umfeldes des Klienten in die Kooperation (12).

Es wird vermutet, daß sich vor allem bei jüngeren Ärzten Ansätze eines Umgangs mit Patienten zeigen, die in den genannten Aufzählungen angedeutet wurden (13). Es darf jedoch nicht übersehen werden, daß es mächtige Interessen gegen eine mit einer solchen Entwicklung verbundene Deprofessionalisierung und Gefährdung von Einflüssen und Märkten gibt.

Dagegen hilft (für die Laien) letzten Endes wohl nur der Ausweg, sich im Hinblick auf medizinische (und andere) Dienstleistungen selbst zu beschränken, die Fähigkeiten und den Willen zur Selbstheilung zu stärken, solidarische Selbsthilfepotentiale zu entwickeln und zu erproben, d.h. sich mit seinen Lebensbedingungen auseinanderzusetzen und damit umgehen zu lernen. Eine solche Entwicklung beinhaltet eine neue Art der Bewältigung von Volkskrankheiten; dabei können weder das aus einer bestimmten Tradition und Interessenlage entstammende Risikofaktoren-Konzept noch das Problem der Zusammenarbeit zwischen Arzt und Laie ihren bisherigen Stellenwert behalten.

LITERATUR

(1) WEINTRAUB, M.: Intelligent non-compliance and capricious compliance. In: LASAGNA, L. (Hg.): Patient compliance, S. 39-47. New York (Mount Kisco), 1976.

(2) SCHMÄDEL, D.: Der Arztbesuch als Teilaspekt des Krankheitsverhaltens. In: RITTER-RÖHR, D. (Hg.): Der Arzt, sein Patient und die Gesellschaft, S. 124-166. Frankfurt/M. (Suhrkamp), 1975.

PFLANZ, M.: Medizinsoziologie. In: KÖNIG, R. (Hg.): Handbuch der empirischen Sozialforschung, Bd. 14, S. 237-344. Stuttgart (Enke), 1979.

(3) REDLER, E.: Selbsthilfegruppen. Medizin, Mensch, Gesellschaft 4: 8-13 (1979)

(4) POPITZ, H.: Prozesse der Machtbildung. Tübingen (Mohr-Siebeck), 1968.

(5) ZOLA, I.K.: Gesundheitsmanie und entmündigende Medikalisierung. In: ILLICH, I. et al.: Entmündigung durch Experten, S. 57-80. Reinbek (Rowohlt), 1979.

(6) GOFFMAN, E.:Stigma. Frankfurt/M. (Suhrkamp), 1967.

ZOLA, I.K.: Gesundheitsmanie ... a.a.O.

ARIES, P.: Studien zur Geschichte des Todes im Abendland. München (Hanser), 1976.

(7) SCHEFF, T.J.: Das Etikett 'Geisteskrankheit'. Soziale Interaktion und psychische Störung. Frankfurt/M. (S. Fischer), 1973.

SZASZ, Th.: Geisteskrankheiten - ein moderner Mythos. Freiburg-Olten (Walter), 1972.

(8) ILLICH, I.: Die Nemesis der Medizin. Reinbek (Rowohlt), 1978.

(9) BECKER, H.S.: Außenseiter - zur Soziologie abweichenden Verhaltens. Frankfurt/M. (Suhrkamp), 1973.

(10) ILLICH, I.: Die Nemesis ... a.a.O.

(11) ZOLA, I.K.: Gesundheitsmanie ... a.a.O.

(12) BECKMANN, D.: Wesentliche Voraussetzungen für ein langfristiges Arbeitsbündnis zwischen Arzt und Patient. In: BOCK, K.D. (Hg.): Arzt und Hypertoniker. Braunschweig, 1979.

HULKA, B.S., J.C. CASSEL und L.L. KUPPER: Disparities between medications prescribed and consumed among chronic disease patients. In: LASAGNA, L. (Hg.): Patient compliance, a.a.O., S.123-153.

KICKBUSCH, I.: Laiensystem und Krankheit. Medizin, Mensch, Gesellschaft 4: 2-8 (1979)

SIEGRIST, J.: Forschungsfragen zum Problem der Compliance bei Hypertonikern. In: WEBER, E. et al. (Hg.): Patienten-Compliance, S. 29-33. Baden-Baden (Witzstrock), 1977.

(13) PFLANZ, M.: Medizinsoziologie, a.a.O.

VOM UMGANG MIT DER UTOPIE: ANMERKUNGEN ZUM GESUNDHEITSBEGRIFF DER WELTGESUNDHEITSORGANISATION

Ilona Kickbusch

"Gesundheit ist der Zustand des völligen körperlichen, geistigen und sozialen Wohlbefindens und nicht nur das Freisein von Krankheit und Gebrechen" (1).

Ich möchte im Verlauf dieses Artikels verdeutlichen, daß es weiterhin wert ist, sich mit der vielkritisierten Gesundheitsdefinition der Weltgesundheitsorganisation (WHO) zu beschäftigen, vorausgesetzt, wir betrachten sie vor einem neuen Hintergrund. Dies ist um so notwendiger, als sich ein Paradigmen-Wandel innerhalb der Organisation selbst abzeichnet - den ich ebenfalls in aller Kürze skizzieren will -, der für einen sozialen Gesundheitsbegriff anstelle eines medizinischen Verständnisses plädiert. Die Grundelemente eines sozialen Gesundheitsbegriffs will ich anhand des Ansatzes des Gesundheitserziehungsprogramms des europäischen Regionalbüros der WHO vorstellen.

Der Hauptvorwurf gegen die oben zitierte Definition ist ihr Utopismus: etwas so Unerreichbares führe zu falschen Erwartungen und negiere bestehende gesellschaftliche Verhältnisse und Ungleichheiten. Sie sei - so eine neue deutsche Publikation (2) - so unverbindlich in ihrer Aussage, daß es möglich werde, sie für jegliches gesellschaftliches Interesse zu ge- bzw. mißbrauchen. Die entscheidende Schwäche aber liege in ihrer zeitlosen, ihrer unhistorischen Formulierung: Sie beantworte nicht, unter welchen gesellschaftlichen Bedingungen ein derart vollkommener Zustand zu erwarten sei.

Inzwischen hat sich die Organisation ein zeitlich begrenztes und von daher noch utopischer anmutendes Ziel gesetzt: Die 32. Weltgesundheitsversammlung verabschiedete 1979 in Genf die Grundprinzipien einer "Globalstrategie für Gesundheit für alle bis zum Jahr 2000" (3), die auf der Grundlage eines Strategiedokuments des Exekutivausschusses der WHO formuliert wurde (4). Darin werden die Mitgliedsstaaten sowie die sechs Regionalbüros der Organisation darauf verpflichtet, regionale und nationale Strategien zur Erreichung dieses Zieles vorzulegen. Das Europäische Büro ist dieser Aufforderung nachgekommen, indem es im Oktober 1980 eine regionale Strategie vorlegte, die in ihren Grundzügen auf dem 30. Regionalkomitee - hierbei handelt es sich um das 'Parlament' der Organisation, in dem alle Mitgliedsstaaten einer Region vertreten sind - verabschiedet wurde (5).

Der Beschluß, "... daß das wichtigste soziale Ziel für die Regierungen und die WHO in den kommenden Dekaden die Erreichung eines Gesundheitszustandes durch alle Bürger der Erde bis zum Jahr 2000 sein sollte, der ihnen die Führung eines sozial und wirtschaftlich produktiven Lebens ermöglicht" (6), ist innerhalb wie außerhalb der Organisation nicht nur wegen seines Produktivitätsbegriffes unter Beschuß geraten. Das Ziel selbst konnte angesichts der Realität in der dritten und vierten Welt, der Gefahr eines Atomkrieges und anderer Projektionen wie 'Global 2000' (7) von vielen nur mit Skepsis, Ablehnung und Zynismus entgegengenommen werden. Der Tenor der ersten Reaktionen könnte ebenfalls als Überschrift für diesen Artikel gelten: "How unrealistic can you get" oder - wieviel Utopie kann sich eine UN-Organisation leisten, um weiterhin ernst genommen zu werden? Es gilt aber, noch einen Schritt weiterzugehen: Von welchen gesellschaftlichen Gruppen will die WHO auf welche Weise ernstgenommen werden, ob als Partner oder Gegner?

Ich möchte mit den Worten meines Kollegen WAGNER fortfahren, der versucht, eine der Grundideen dieser Strategie zu umreißen: "Wenn sie das erste Mal den neuen Slogan der WHO 'Gesundheit für alle bis zum Jahr 2000' hören, meinen viele Leute, daß die Weltgesundheitsorganisation verrückt geworden sei, ein so unrealistisches Ziel zu verfolgen. Aber ich bitte Sie, darüber nachzudenken. Gesundheit ist ein Mittel, kein Endpunkt. Gesundheit umschreibt einen Prozeß, durch den Individuen und soziale Gemeinschaften versuchen, selbst definierte Ziele zu erreichen. Wenn Professionelle im Gesundheitswesen - die WHO eingeschlossen - bereit sind, die Selbstbestimmung dieses Prozesses an die Betroffenen zurückzugeben und ihre eigene Integrität dadurch zum Ausdruck bringen, daß sie eine echte Partnerschaft anbieten, dann könnten wir bis zum Jahr 2000 Gesundheit für alle haben. Damit meine ich, daß bis zum Jahr 2000 die Betroffenen selbst in den Prozeß 'Gesundheit' involviert sind und Gesundheit als Mittel zur individuellen und gesellschaftlichen Erfüllung begreifen" (8).

Das mag den einen weiterhin zu vage und idealistisch klingen, eben weil keine konkreten Aussagen über ein bestimmtes zu erreichendes Gesellschaftssystem gemacht werden; ein Bereich übrigens, in dem von UN-Organisationen aufgrund ihrer Funktion und Zusammensetzung nur Vages erwartet werden kann. Auf einer anderen Ebene aber wird diese Umorientierung als 'revolutionär' bezeichnet. Der Generaldirektor der WHO, Halfdan MAHLER - Initiator und Architekt der Umorientierung -, hat versucht, in einem Interview die Bedeutung der Globalstrategie mit dem Satz zu umreißen "die WHO muß das schlechte Gewissen ihrer Mitgliedsstaaten werden" und sich deutlich auf ihre soziale und politische Rolle besinnen (9). MAHLER will weg von idealistischen Resolutionen, die auf nationaler Ebene selten oder nie umgesetzt werden; er will weg von einer Gesundheitspolitik, die sich mehr mit Diensten als mit Gesundheit beschäftigt und sich zudem hauptsächlich auf die oberen zehn Prozent der 'Gesundheitspyramide' bezieht, den sekundären und tertiären Sektor; er will weg von einer Ressourcenverteilung, in der 80 bis 90 % der Ressourcen auf 10 bis 15 % der Gesundheitsprobleme hin strukturiert sind. Die Irrationalität oder/und die fehlgeleitete Logik der Gesundheitssysteme der hochentwickelten Industriestaaten soll nicht exportiert werden - zugleich soll sich der reiche Teil der Welt auf eine basisnahe primäre Gesundheitsversorgung rückbesinnen und sich seiner Verpflichtung gegenüber den ärmeren Ländern bewußt werden.

Die Probleme einer solchen Strategie liegen auf der Hand: Das politische Engagement der Organisation hat keine Entsprechung auf der Ebene der Durchführung und der Sanktionen. Sie kann gerade so viel erreichen, wie die Mitgliedsstaaten bereit sind, auf nationaler Ebene durchzusetzen. Und trotzdem gibt es da ein 'Mehr': Die Mitgliedsstaaten können sich auf der internationalen Ebene Problemlösungen vornehmen, die im ausschließlich nationalen Rahmen unlösbar erscheinen, und die WHO kann sie dazu motivieren. Denn über das schlechte Gewissen hinaus sieht MAHLER die Aufgabe der Organisation in ihrer 'challenging role', d.h. immer von neuem Problemlösungen herauszufordern, auch dann, wenn es den Mitgliedsstaaten, oder zumindest einigen, ungenehm ist. Als Beispiel sei der 'Internationale Codex über die Marktführung von Muttermilchersatzprodukten' (10) genannt. Zum ersten Mall trafen sich auf der 'Plattform WHO' die Vertreter der Mitgliedsstaaten, der Industrie und - als völliges Novum - der Verbraucherverbände (z.B. IBFAN International Babyfood Action Network), um einen Konsensus zu erreichen, auf den die WHO weiterhin konsequent ihre Mitgliedsstaaten hinweisen wird. Zwei weitere heiße Eisen, die im Vordergrund der WHO-Politik stehen, führen zur Konfrontation mit Mitgliedsstaaten, Industrie und kritischen Gruppen: die Forderung, bei der Einschränkung des Zigarettenkonsums nicht nur die Beschränkung der Verbraucher, sondern auch die Beschränkung der Zigarettenindustrie ins Auge zu fassen, und die Forderung der Beschränkung auf einen begrenzten Katalog von unverzichtbaren Arzneimitteln. Beide Forderungen rühren an handfeste ökonomische und politische Interessen. So ist es die Auffassung der WHO, daß eine Auswahl von ca. 200 Arzneimitteln genügt, um - auch in den Industriestaaten - ca. 95 % der anfallenden Gesundheitsprobleme zu lösen (11). Darüber hinaus wird von der Organisation verdeutlicht, daß der Zugang zu diesen Arzneimitteln keinesfalls nur über Professionelle (Mediziner) erfolgen muß und daß in weiten Bereichen positive Formen der Selbstmedikation möglich sind. Damit ist nicht nur in das Wespennest der Industrie gestochen, sondern es wird auch an die ureigensten Interessen der medizinischen Profession gerührt. Eine derart konsequente Weiterführung der Prinzipien der primären Gesundheitsversorgung, wie sie 1977 in ALMA ATA verabschiedet wurden (12), führt demnach auf zwei Ebenen zu heftigen Konfrontationen: Dort, wo die Kompetenz und das Mitspracherecht von Laien und auf der Statushierarchie niedrig angesiedelten Gesundheitsarbeitern hervorgehoben wird, und dort, wo die sich stellenden Aufgaben weit jenseits der Kompetenzen und Zuständigkeit einer Gesundheitsorganisation liegen. MAHLER weist in dem schon zitierten Interview auf das Dilemma hin, dem sich die Organisation gegenübersieht (er bezieht sich auf die unverzichtbaren Arzneimittel): "Wir beschäftigen uns mit Technologie, Herstellung, Patenten, Warenzeichen und der neuen ökonomischen Ordnung im weitesten Sinne. Aber wir müssen uns fragen: Ist dies die Aufgabe der WHO? Ich meine, daß wir Probleme aufbereitet haben, und daß nun andere internationale Organisationen ... die Schlüsselrolle spielen sollten" (13).

Es wird also kaum realistisch sein, ausgerechnet von der Weltgesundheitsorganisation Veränderungen in den ökonomischen Bedingungen zu erwarten; es ist manchmal schon frustrierend genug, sie aufgrund der Konstitution der Organisation nicht klar benennen zu können. Viel zu kurz greift für viele Gegner der Säuglingsnahrungsindustrie der verabschiedete Codex. Viel zu langsam geht das Programm zur Einführung der unbedingt notwendigen Arzneimittel vonstatten. Unglaubhaft erscheinen sich widersprechende Äußerungen und Programme der Organisation. Denn der Paradigmen-Wandel in Richtung auf soziale, nichtmedizinische Ziele hat auch innerhalb der Organisation zu vehementer Unruhe geführt und ist keinesfalls von allen Mitarbeitern durchgängig akzeptiert. MAHLER hofft auf eine progressive Verbesserung, die von technokratischer Krankheitsverwaltung zu sozialer Gesundheitsverantwortung fortschreitet.

Wo aber läge dann die Chance und die Verantwortung der Organisation? Für mich - und deshalb arbeite ich dort - in der Neubestimmung dessen, was Gesundheit ist und wer über sie zu bestimmen hat: Gesundheit als soziales statt als bürokratisch-industrielles Modell. Denn es geht längst nicht mehr allein um eine Medizin- oder Professionellen-Kritik, sondern um das Aufspüren von Mustern sozialer Kontrolle in weiten Bereichen alltäglichen Lebens. Es geht um Strategien, die nicht den vereinzelten Opfern die Schuld zuschieben ('blaming the victim'), und die ihnen gemeinschaftlich-gesellschaftliche Lösungen ermöglichen. Es geht um ein nicht-moralistisches Verständnis von Risikoverhalten, anstatt es in Faktoren zu zerlegen und isoliert verändern zu wollen. Es geht um eine Neudefinition von Kompetenzzuschreibungen.

Es ist auch kein historischer Zufall, daß eine Organisation wie die WHO sich ausgerechnet in den letzten fünf Jahren einem Paradigmen-Wechsel zuwendet. Die Zeichen sind unübersehbar geworden, und die Regionalstrategie für Europa nennt in ihrer Einleitung deutlich die zentralen Entwicklungen, die Errungenschaften und Mißerfolge der Gesundheitsversorgung in der europäischen Region. In Anerkennung insbesondere der biomedizinischen Erfolge der letzten 30 Jahre, schreitet das Dokument schnell zu den Mißerfolgen:

- das unverhältnismäßige Ansteigen der Kosten im sekundären und tertiären Sektor bei gleichzeitiger Vernachlässigung einer basisnahen primären Gesundheitsversorgung;
- das Mißverhältnis von steigenden Kosten des Gesundheitswesens und seinen Erfolgen (traditionell in Morbidität und Mortalität gemessen);
- das Versagen gegenüber den Zivilisationskrankheiten;

- die tiefe Kluft zwischen verschiedenen sozialen Gruppen im Hinblick auf Gesundheitsstand und Gesundheitsversorgung;
- die Orientierung der Gesundheitsinvestitionen am kurativen System, anstatt an einer konsequent präventiven Politik;
- die in manchen Ländern weiterhin hohe Mütter- und Säuglingssterblichkeit, trotz einer hochentwickelten Gesundheitsversorgung;
- die ausschließliche Orientierung an professionellen und hochspezialisierten Versorgungsformen, ohne Anerkennung von Selbsthilfepotentialen;
- die Armut in all ihren Erscheinungsformen als weiterhin eines der grundlegendsten Gesundheitsprobleme auch der europäischen Region, dem nur mit einer Ressourcenumverteilung von Nord nach Süd beizukommen sein wird;
- Das Versäumnis zu erkennen, daß praktisch jeder Bereich der Politik ein Gesundheitsproblem berührt, und das Fehlen einer klar definierten Gesundheitspolitik in den Mitgliedsstaaten: "Es muß eine klar abgegrenzte nationale Gesundheitspolitik und ein Plan festgelegt werden, um Schritt für Schritt die gewählten Aufgaben entsprechend ihren Prioritäten zu verwirklichen, statt Forderungen nach zusätzlichen Ressourcen Rechnung zu tragen. In der Tat sind manche Systeme der Finanzierung der sozialen Sicherheit so strukturiert, daß ihnen ein Eingreifen erst möglich ist, wenn konkrete Forderungen vorliegen. Die Versorgungseinrichtungen warten also gewissermaßen auf den Patienten, statt aktiv auf diejenigen zuzugehen, die ihrer am meisten bedürfen" (14).

Die Regionalstrategie empfiehlt eine grundlegende Neuorientierung, als deren Schlüsselelement ein organisiertes System der primären Gesundheitsversorgung genannt wird. Darüber hinaus nennt die Strategie drei Hauptelemente: die Förderung von gesundheitsdienlichen Lebensweisen, die Eindämmung verhütbarer Erkrankungen und die Bereitstellung einer Versorgung, die für alle angemessen, zugänglich und akzeptabel ist. Die zugrundeliegenden Prinzipien sind Gerechtigkeit, Prävention, Partizipation und Kostenwirksamkeit. Das klingt fast, so könnte man sagen, wie eine jener idealistischen Resolutionen, von denen MAHLER Abschied nehmen will. Trotzdem kann ich nur empfehlen, sich die Mühe zu machen, das Dokument zu lesen: Es benennt die Barrieren und die Grenzen, es sieht die ökonomischen Restriktionen und weist auf die zwei wichtigsten Formen politischer Unterstützung hin, derer ihre Durchsetzung bedarf: die sozialökonomische Kooperation zwischen den Mitgliedsländern, d.i. die Umverteilung des Reichtums, und die Basisunterstützung. "Bürgerkommissionen, denen Männer und Frauen, Verbraucher und Leistungsträger angehören, sind geeignete Gremien, durch die eine Basisunterstützung und ein dezidierter Druck seitens der Öffentlichkeit ausgeübt werden kann, um auf diese Weise sicherzustellen, daß das Ziel 'Gesundheit für alle' in der hierfür vorgegebenen Zeitspanne verwirklicht wird" (15). Damit sind wir wieder bei der schon zitierten Aussage von WAGNER: Die Betroffenen selbst sollen in den Prozeß Gesundheit involviert sein, und zwar nicht im Sinne von begrenzter Ausführungsmacht, sondern von Definitionsmacht (16). Das bedeutet, daß Selbsthilfe oder Selbstverantwortung nicht verstanden wird als einseitiger Delegationsprozeß, in welchem von außen definiert und zugewiesen wird - was schlimmstenfalls heißt, daß diejenigen, die ein Problem haben, es auch gefälligst selbst zu lösen haben -, sondern als Umverteilung von Kompetenz und Ressourcen.

Die Gefahren des Mißbrauchs des Selbsthilfeansatzes sind stets präsent, besonders in Zeiten ökonomischer Krise und konservativer Politik. Selbsthilfe wird um so brisanter, je weiter sie in den Präventionsbereich vordringt, und zwar nicht in Form individueller Jogging-Aktivitäten, sondern im kollektiven Widerstand gegen Luft- und Wasserverschmutzung, gegen Arbeits- und Lebensbedingungen, die ein positives Gesundheitsverhalten verunmöglichen. Für mich ist der Selbsthilfeansatz nur in Verbindung mit einem sozialen Gesundheitsbegriff tragfähig. LEVIN hat in einem Gutachten für die WHO-Zentrale in Genf versucht, die Grundelemente eines solchen darzulegen, und ich möchte seine Ausführungen hier kurz zusammenfassen, um dann von den von LEVIN genannten Bestimmungsfaktoren zur anfangs zitierten WHO-Definition zurückzukehren (17).

- Ein sozialer Gesundheitsbegriff sieht sich im Gegensatz zum professionell entwickelten, industriell-bürokratischen Gesundheitsmodell. Das traditionelle Arzt-Patient-Modell ist im Dienstleistungsmodell zum Produzenten-Konsumenten-Verhältnis geworden. Erst die 'Wieder'entdeckung der nicht-professionellen Gesundheitsversorgung hat es ermöglicht, erste Schritte weg von diesem Tauschmodell zu unternehmen. Ein sozialer Gesundheitsbegriff baut demnach auf einer nichtprofessionellen, alltäglichen Konstruktion von Gesundheit und Krankheit auf.

- Ein sozialer Gesundheitsbegriff sieht realistisch, daß für viele Menschen Gesundheit nicht das höchste Ziel im Leben darstellt. Gesundheitsnormen stehen häufig im Gegensatz zu einem wichtigeren Ziel, nämlich Glück. Damit ist allen paternalistischen Ansätzen von Gesundheitserziehung eine Absage erteilt: Es ist Bestandteil des Alltags, daß Menschen Risikoentscheidungen treffen (wollen und müssen), und es birgt große Gefahren, die wenigen Optionen, die Menschen heute noch offenstehen, aus gesundheitserzieherischem Wohlwollen noch weiter einzuschränken. "Die Auseinandersetzung über soziale versus persönliche Kontrolle in bezug auf Gesundheit und Sicherheit spielt eine zentrale Rolle" (14, S. 2).

- Ein sozialer Gesundheitsbegriff sieht Selbstverantwortung als Ausdruck menschlicher Würde und Selbstbestimmung, als Möglichkeit der Persönlichkeitsentwicklung. Von daher ist die Selbstbehandlung (self-care) die erste und die am weitesten verbreitete Form von

Gesundheitsversorgung - alle anderen Ebenen der professionellen (auch der primären) Versorgung sind ergänzend und unterstützend. Diese Bedeutung von self-care steht in keinem Verhältnis zur Machtlosigkeit der nicht-professionellen Gesundheitsversorgung im Vergleich zur professionellen. Mit wenigen Ausnahmen ist letztere elitär, ausgrenzend und mystifizierend. An Selbsthilfe orientierte Gesundheits(erziehungs-)strategien müssen demzufolge stets ein erweitertes Selbstbestimmungspotential vor Augen haben. Sie müssen Optionen erweitern, auch zum Eintritt in das professionelle System, anstatt sie einzugrenzen.

- Ein sozialer Gesundheitsbegriff beinhaltet die Erkenntnis, daß mehr als nur eine dominante medizinische bzw. Heilkultur möglich ist. In jeder Gesellschaft sind verschiedene Umgangsweisen mit Gesundheit und Krankheit gleichzeitig vorhanden, und oft bewegen sich die Betroffenen sehr selbstverständlich zwischen diesen Systemen. Damit soll nicht jeder kurz aufleuchtenden Gesundheitsmode das Wort geredet werden, doch sollte die grundsätzliche Ausrichtung deutlich werden: "Gesundheit ist ein komplexes Ganzes, und alle Maßnahmen einer erfolgreichen Intervention müssen ebenfalls ganzheitlich bzw. integriert sein" (19).

- Ein sozialer Gesundheitsbegriff beinhaltet eine neue Rolle für Gesundheitserziehung: Sie muß eine beratende und unterstützende Funktion für die Betroffenen ausüben, sie ist "soziale Aktion ohne soziale Kontrolle" (20). Diese Grundorientierung ist vom Europäischen Büro der WHO für das 1979/80 entwickelte Programm "Gesundheitserziehung" übernommen worden und in einem "Regionalprogramm über Gesundheitserziehung und Lebensweisen" im September 1981 dem 31. Regionalkomitee vorgelegt worden (21). Das Programm wurde von den Mitgliedsstaaten angenommen, mit der zusätzlichen Aufgabe, auf dem 33. Regionalkomitee 1983 eine ausführliche Darstellung zum Thema "Lebensweisen und ihre gesundheitliche Auswirkung" vorzulegen. In der Diskussion um das Programm wurde hervorgehoben, daß weder Selbsthilfe noch Gesundheitserziehung eine nützliche Ersatzstrategie für mangelnde strukturelle Interventionen sein können.

Die Politik, die vonnöten ist, ist die einer aktiven Gesundheitssicherung, aktiv im Sinne ihrer präventiven Ausrichtung und der aktiven Beteiligung der Betroffenen. Am deutlichsten hat für mich in der Bundesrepublik GRAUHAN einer solchen Politik das Wort geredet, damals noch ohne Bezug auf die wachsenden sozialen Bewegungen, sondern an die Adresse der Gewerkschaften gerichtet (22). GRAUHAN fragt: "Was ist denn eigentlich 'Gesundheit'? Was ist denn ein 'gesundes Leben', ein Leben, das dem, der es lebt, 'lebenswert' ist?" (23). Was Gesundheit <u>nicht</u> sein kann, ist ein festgesetzter normativer Zustand, der medizin-polizeiliche Zugriffe aufgrund von Normabweichungen zuläßt. Der Gesundheitsbegriff kann also kein medizinischer sein, der Gesundheit als 'Regelzustand' voraussetzt und Krankheit als 'Abweichung' begreift, die, ohne hinterfragt zu werden, zu

Fremdeingriffen berechtigt. Eine Gesundheitsbestimmung von der Basis her muß laut GRAUHAN sich gegen die Gefahr der 'Entsozialisierung' richten, oder positiv gewendet, sie muß neue Wege einer 'sozialen Solidarität' weisen.

Anhand dieser Prämisse überprüft GRAUHAN den Gesundheitsbegriff der WHO und kommt zu der Aussage: "Das Rationale an dem WHO-Begriff, das auch anderswo die Menschen umtreibt, ist, daß er erstmals wieder das 'völlige Wohlbefinden' des einzelnen Menschen in den Mittelpunkt des Gesundheitsbegriffs gerückt hat, und zwar nicht das des vereinzelten Individuums. Ausdrücklich ist das 'soziale Wohlbefinden' in die Definition mit aufgenommen worden, das Wohlbefinden des Menschen in seinen sozialen Bindungen" (24). Die sozialen Bedingungen, die GRAUHAN im folgenden anspricht, sind auch der Hauptakzent der Gesundheitserziehungsstrategie, die im europäischen Regionalbüro zur Zeit für den Zeitraum 1984-1989 entwickelt wird unter dem Titel "Nicht-professionelle, gemeindenahe und alternative Gesundheitsversorgung" (lay, community and alternative health care) (25). Und GRAUHAN tut etwas, das eigentlich in die Domäne konservativen Gedankenguts verbannt worden ist: Er spricht von Liebe und Glück. Die wichtigsten sozialen Bindungen des Menschen sind für ihn

- die 'Kollegen', mit denen man sich solidarisch fühlt,
- die 'Nächsten', die man liebt,
- der/die 'Allernächste', der/die einen glücklich machen kann.

Pragmatiker haben vorgeschlagen, dem WHO-Gesundheitsbegriff einfach das Wort 'völlig' herauszustreichen. Andere möchten Gesundheit als Prozeß, nicht als Zustand ausgedrückt sehen. Skeptiker weisen darauf hin, daß auch soziale Modelle Gefahren in sich bergen, wenn sie zunehmend den Eingriff in das Alltagsleben (z.B. durch Prävention) ermöglichen. Gesundheit ist nur als Begriff denkbar, der sowohl die gesellschaftliche wie die individuelle Gesundheitssicherung umfaßt. Aber wir tun uns schwer, in den entwickelten Wohlfahrtsstaaten mit all ihren Versorgungsinstitutionen von Selbsthilfe zu sprechen, denn es ist ja die Aufgabe der anderen, des Staates, sich um gesunde Lebensbedingungen zu kümmern. GRAUHAN wendet diese Zweiseitigkeit, indem er verdeutlicht, daß Gesundheit als <u>gesellschaftliches Gut</u> eine Gesundheitspolitik für alle erfordert, daß aber die Tatsache, daß Gesundheit zugleich ein höchst <u>persönliches, intimes Gut</u> ist, jedes System von Gesundheitsnormen und Normkontrollverfahren, die für alle gelten, unmöglich machen muß. Es ist aufgrund dieser sozialen Doppelbestimmung von Gesundheit, daß GRAUHAN sich für die Utopie entscheidet und damit für die WHO-Definition. Ich meine, damit macht er Mut, nicht nur mir, die tagtäglich mit diesem Begriff arbeiten muß.

"'Soziales Wohlbefinden' in allen diesen drei Dimensionen heißt: Der Mensch fühlt sich gesund: Er kann kämpfen, er kann lieben, er kann glücklich sein. Das Utopische an diesem Gesundheitsbegriff ist, daß er als Zustandsbegriff definiert ist, noch dazu, wenn dieser Zustand als Dauerzustand aufgefaßt wird!" (26).

Vielleicht kann es manchmal auch positiv verstanden werden, wenn Organisationen auf Utopien bestehen. Daß sie stets von neuem herausgefordert werden müssen, ihre Ideologie zu überprüfen, das ist keine Frage.

LITERATUR

(1) WORLD HEALTH ORGANIZATION: Constitution. Genf 1976.

(2) HAIL, D., T. KIMMICH und R. LAUX: Die Aneignung der Gesundheit. Widersprüche 1: 15-47 (1981)

(3) WORLD HEALTH ORGANIZATION: Global strategy for health for all by the year 2000. Genf (WHO), 1981.

(4) WORLD HEALTH ORGANIZATION: Formulating strategies for health for all by the year 2000. Genf (WHO), 1979.

(5) WELTGESUNDHEITSORGANISATION, Regionalbüro für Europa: Regionale Strategie zur Erreichung des Ziels "Gesundheit für alle bis zum Jahr 2000". EUR/RC 30/8, Kopenhagen (WHO), 1980.

(6) Resolution der WHA 30.43. Genf, 1979.

(7) Global 2000. Bericht an den amerikanischen Präsidenten. Frankfurt/M. (Zweitausendeins), 1980.

(8) WAGNER, M.: Whose life is it anyway?. Unveröffentl. Vortragsmanuskript. Kopenhagen 1979.

(9) AGARWAL, A.: Mahler's revolutionary study. Nature 284: 206-209 (1980)

(10) Resolution der WHA 34.22. Genf, 1981.

(11) WORLD HEALTH ORGANIZATION : The selection of essential drugs. First and second report of a WHO expert Committee. Technical Report Series 615 und 641. Genf (WHO), 1979.

vgl. auch Action programme on essential drugs. Report by the director-general. EB 69/22. Genf, 1981.

(12) WORLD HEALTH ORGANIZATION: Alma Ata 1978. Primary Health Care. Genf (WHO), 1978.

(13) AGARWAL, A.: Mahler's revolutionary study, a.a.O.

(14) WELTGESUNDHEITSORGANISATION, Regionalbüro für Europa: Regionale Strategie ..., a.a.O., S. 15.

(15) WELTGESUNDHEITSORGANISATION, Regionalbüro für Europa: Regionale Strategie ..., a.a.O., S. 77.

(16) KICKBUSCH, I.: Von der Zerbrechlichkeit der Sonne. Einige Gedanken zu Selbsthilfegruppen. In: KICKBUSCH, I. und A. TROJAN (Hg.): Gemeinsam sind wir stärker. Frankfurt./M. (S. Fischer), 1981.

(17) LEVIN, L.S.: Self-care oriented health education from the perspective of the WHO role. World Health Organization HED/80.1. Genf (WHO), 1980.

(18) LEVIN, L.S.: Self-care ..., a.a.O., S. 2.

(19) LEVIN, L.S.: Self-care ..., a.a.O., S. 5.

(20) LEVIN, L.S.: Self-care ..., a.a.O., S. 9.

(21) WELTGESUNDHEITSORGANISATION, Regionalbüro für Europa: Regionalprogramm über Gesundheitserziehung und Lebensweisen. EUR/RC 31/10. Kopenhagen (WHO), 1981.

(22) GRAUHAN, R.-R.: Gesundheitswesen oder gesundes Leben. Widersprüche 1: 125-138 (1981)

(23) GRAUHAN, R.-R.: Gesundheitswesen ..., a.a.O., S. 127-128.

(24) GRAUHAN, R.-R.: Gesundheitswesen ..., a.a.O., S. 134.

(25) Dieses Programm ist noch nicht endgültig verabschiedet und daher noch nicht veröffentlicht. Es ist in seinen Grundzügen im Januar 1981 den Mitgliedsstaaten zugesandt worden.

(26) GRAUHAN, R.-R.: Gesundheitswesen ..., a.a.O., S. 125.

AUTOREN IN STICHWORTEN

HEINZ-HARALD ABHOLZ Dr. med. - Klinikum Steglitz der Freien Universität Berlin

Geb. 1945. Medizin-Studium in Berlin. Autodidaktische Aufarbeitung im Fach Sozialmedizin mit Schwerpunkt Epidemiologie. Facharzt für Innere Medizin im Klinikum Steglitz, Lehrbeauftragter für Sozialmedizin an der Freien Universität. Mitglied der Redaktion 'Medizin' der Zeitschrift 'Das Argument'.

SABINE BARTHOLOMEYCZIK Dr. rer. pol. Dipl. Soz. - Institut für Sozialmedizin und Epidemiologie des Bundesgesundheitsamtes

Geb. 1944. Ausbildung und Berufstätigkeit als Krankenschwester, Studium der Soziologie, Psychologie und Methoden empirischer Sozialforschung in Mannheim, an der School of Public Health, University of Michigan, Ann Arbor, USA, und in Berlin. Arbeitsschwerpunkte: Berufe des Gesundheitswesens, Inanspruchnahme medizinischer Institutionen, soziale und psychische Bedingungen von Krankheit, Analyse von Krankenhausstrukturen.

HEINZ-DIETER BASLER Prof. Dr. phil. Dr. med. habil. Dipl. Psych. - Abt. Medizinische Psychologie der Medizinischen Hochschule Hannover

Geb. 1943. Studium der Pädagogik (1962-1966) und Psychologie (1966-1970). Wissenschaftlicher Assistent an der Abteilung Epidemiologie und Sozialmedizin an der MHH (1971-1975), Oberassistent an der Abteilung Medizinische Psychologie der MHH (1975-1980). Seit 1981 Professor für Medizinische Psychologie. Arbeitsschwerpunkte: Psychologie des Gesundheitsverhaltens, verhaltenstherapeutische Methoden bei psychosomatischen Erkrankungen, Gruppentherapie der essentiellen Hypertonie.

KARIN BECKER Dipl. Soz.-Arb. - Deutsches Institut zur Bekämpfung des Hohen Blutdruckes, Heidelberg

Geb. 1951. Studium der Sozialarbeit (1974-1979). Schwerpunkt: Gemeinwesenarbeit. Arbeit mit männlichen jugendlichen Delinquenten und deren Familien im Jugendstrafvollzug; Stadtteilarbeit mit Frauen in einem Neubaugebiet (Emmersgrund-Heidelberg). Seit 1979 Mitarbeit im Hochdruckinstitut, Arbeitsschwerpunkt: Prävention im Stadtteil, Arbeit mit Selbsthilfegruppen.

JÜRGEN BENGEL

Dipl. Psych. cand. med. - Psychologisches Institut der Universität Freiburg i.Br.

Geb. 1955. Psychologiestudium, seit Anfang 1978 Studium der Medizin. Arbeitsgebiete: Psychotherapieforschung im Bereich Adipositastherapie, Evaluationsforschung, Adipositas und Bluthochdruck. Seit Anfang 1980 wissenschaftlicher Angestellter im Forschungsprojekt 'Interdisziplinäre Adipositastherapie' der Universität Freiburg.

ECKARDT BERGMANN

M.A. - Institut für Sozialmedizin und Epidemiologie des Bundesgesundheitsamtes

Geb. 1947. Studium der Soziologie, Mathematik und Bildungsökonomie an der Technischen Universität Berlin (bis 1975). Wissenschaftlicher Angestellter im Institut für Stadt- und Regionalplanung der TU Berlin in der Arbeitsgruppe Wanderungsforschung und in der Berliner Arbeitsgruppe Strukturforschung im Gesundheitswesen (BASiG) (1975-1979). Seit 1979 wissenschaftlicher Angestellter im Institut für Sozialmedizin und Epidemiologie des Bundesgesundheitsamts, Fachgebiet mathematische Statistik und Statistikberatung. Arbeitsschwerpunkte: Multivariate Analysen und EDV.

HEIDE BERNDT

Prof. Dr. phil. - Fachhochschule für Sozialarbeit und Sozialpädagogik Berlin

Geb. 1938. Studium der Soziologie in Frankfurt und Berlin (1959-1966). Wissenschaftliche Assistentin am Sigmund-Freud-Institut Frankfurt (1966-1974). Arbeitsschwerpunkte: Stadtsoziologie; Wohnen und Umwelt; Sozialpsychiatrie. Freie Mitarbeiterin am Internationalen Institut für Vergleichende Gesellschaftsforschung im Wissenschaftszentrum Berlin (1977/1978). Arbeitsschwerpunkt: Sozialwissenschaftliche Belastungsforschung. Seit 1979 an der Fachhochschule für Sozialarbeit und Sozialpädagogik Berlin. Schwerpunkte: Sozialpsychiatrie, Sozialmedizin.

DIETER BORGERS

Dr. med., M.P.H. - Institut für Sozialmedizin und Epidemiologie des Bundesgesundheitsamts

Geb. 1947. Medizinstudium in Würzburg, Freiburg und Berlin. Klinische und praktische Tätigkeit mit Schwerpunkt Arbeitsmedizin (1974-1976). Weiterbildung an der Universität von Ann Arbor in Epidemiologie und Präventivmedizin. Seit 1977 Mitarbeiter im Institut für Sozialmedizin und Epidemiologie des Bundesgesundheitsamts. Arbeitsschwerpunkte: Prävention der Herz-Kreislauf-Krankheiten, Gesundheitsstatistik (Krebsregister, Todesursachenstatistik), Strukturforschung im Gesundheitswesen.

ULRICH BRINKMEIER | Dipl. Psych. - Abt. Medizinische Psychologie der Medizinischen Hochschule Hannover

Geb. 1950. Studium der Psychologie, Ausbildung in Gesprächs- und Verhaltenstherapie. Seit 1980 wissenschaftlicher Angestellter an der Medizinischen Hochschule.

KURT BUSER | Dr. phil. - Abt. Medizinische Soziologie der Medizinischen Hochschule Hannover

Geb. 1942. Studium der Philosophie, Soziologie, Sozialpsychologie und Volkswirtschaft in Bonn und Köln. Diplom-Volkswirt sozialwissenschaftlicher Richtung (1972). Seit 1972 wissenschaftlicher Angestellter an der MHH. Promotion an der Technischen Universität Hannover (1978). Arbeitsschwerpunkte: Strukturen des Gesundheitswesens, Hochschuldidaktik, Gruppendynamik, Sozialökologie.

IRENE DIEGRITZ | Cand. med. - Medizinische Hochschule Hannover

Geb. 1956. Studium der Humanmedizin an der Medizinischen Hochschule Hannover seit 1976. Mitarbeit im Forschungsvorhaben 'Kovariablen des Abbruchs einer psychologischen Gruppenbehandlung bei Adipösen mit essentieller Hypertonie' im Rahmen einer Dissertationsarbeit.

KLAUS HERRMANN DITTMANN | Dipl. Psych., Dipl. Soz. - Abt. für Medizinische Soziologie der Universität Marburg, Fachbereich Humanmedizin

Geb. 1951. Studium an den Universitäten Mainz und Marburg. Wissenschaftlicher Mitarbeiter am Psychologischen Institut der Universität Tübingen (1976-1979). Seit 1979 an der Abteilung für Medizinische Soziologie der Universität Marburg. Arbeitsschwerpunkte: Sozialpsychologie, Klinische Psychologie und Methodologie.

FREDERICK H. EPSTEIN | Prof. Dr. med. - Institut für Sozial- und Präventivmedizin der Universität Zürich

Geb. 1916. Schulbesuch in Frankfurt und Zürich. Studium der Medizin in Cambridge und London. Assistenzarzt in London, seit 1948 - verbunden mit klinischer Forschung - in New York. Erste epidemiologische Studien Anfang der 50er Jahre. Von 1956-1973 an der School of Public Health, University of Michigan, Ann Arbor, USA, seit 1963 als Professor der Epidemiologie. Umhabilitierung nach Zürich im Jahre 1973. Lehr- und Forschungstätigkeit auf dem Gebiet der präventiven Kardiologie und Epidemiologie chronischer Krankheiten.

RAINER FEHR

Dr. med. - Abteilung für Gesundheitsvorsorge und -fürsorge der Gesundheitsbehörde Hamburg

Geb. 1947. Medizinstudium in Marburg, Birmingham und Hamburg. Seit 1975 am Institut für Mathematik und Datenverarbeitung des Universitätskrankenhauses Hamburg-Eppendorf. Promotion (1979): 'Einfache Cluster-Algorithmen in der Konstruktion von Persönlichkeits-Fragebögen'. Lehrbeauftragter für Biomathematik; Projekt-Kurse als Unterrichtsversuch. Seit 1981 Referent für Epidemiologie in der Gesundheitsbehörde Hamburg; u.a. Auswertung des Hamburger Krebsregisters.

PETER FRANZKOWIAK

Dipl. Psych. - Deutsches Institut zur Bekämpfung des Hohen Blutdruckes, Heidelberg

Geb. 1952. Diplom-Psychologe (Freie Universität Berlin, 1978). Klinisch-psychologische Tätigkeit in Berlin (Erziehungsberatung, Einzeltherapie, Fortbildungsveranstaltungen 1978-1980). Seit 1980 wissenschaftlicher Mitarbeiter im Hochdruckinstitut im Projekt 'Gemeindenahe Prävention von Herz-Kreislauf-Krankheiten'. Arbeitsschwerpunkte: Gemeindeintervention, Neuformulierung des Konzepts 'Risikoverhalten'.

ALEX FÜLLER

M.A. - Deutsches Institut zur Bekämpfung des Hohen Blutdruckes, Heidelberg

Geb. 1939. Seit 1964 Tätigkeit als Lehrer. Studium der Soziologie, Geschichte und Psychologie. Mitarbeiter an der Abteilung Medizinische Soziologie der Universität Freiburg (1976-1979). Lehrtätigkeit, Forschungsschwerpunkte Gesundheitsverhalten und Gesundheitserziehung. Seit 1980 am Hochdruckinstitut im Forschungsprojekt 'Herz-Kreislauf-Prävention in der Gemeinde'. Lehrbeauftragter an den Fachhochschulen für Sozialwesen Freiburg und Mannheim.

CLAUS GARBE

Dipl. Päd., cand. med. - Institut für Sozialmedizin und Epidemiologie des Bundesgesundheitsamts

Geb. 1951. Studium der Soziologie und Pädagogik (1970-1975), seit 1976 Studium der Medizin. Seit 1979 wissenschaftlicher Mitarbeiter im Institut für Sozialmedizin und Epidemiologie des Bundesgesundheitsamts. Arbeitsschwerpunkt: Epidemiologische Forschung zu gesundheitlichen Risiken durch berufliche Beanspruchung und Schadstoffbelastungen.

UTA GERHARDT

Prof. Dr. phil. - Zentrum für Psychosomatische Medizin, Justus-Liebig-Universität Giessen

Geb. 1938. Studium der Soziologie, Psychologie, Geschichte und Philosophie in Frankfurt (Institut für Sozialforschung) und an der Freien Universität Berlin. 1969 Promotion bei Ralf Dahrendorf mit einer Arbeit zur Rollentheorie. 1973/1974 DFG-Stipendium an der University of California, dort und später Forschung zu Krankenkarriere und Existenzbelastung. 1974-1979 Lecturer für Medizinsoziologie an der University of London. Arbeitsschwerpunkte: Theorie in der Medizinsoziologie, soziale Aspekte chronischer Erkrankungen.

EBERHARD GREISER

Prof. Dr. med. - Bremer Institut für Präventionsforschung und Sozialmedizin (BIPS)

Geb. 1938. Studium der Medizin an der Universität Hamburg und an der Freien Universität Berlin (1958-1967). Wissenschaftlicher Assistent am Institut für Biometrie und Dokumentation der Medizinischen Hochschule Hannover (1967-1974). Habilitation für das Fachgebiet 'Medizinische Statistik und Epidemiologie' (1975). Leiter der Abteilung für medizinische Statistik und Epidemiologie des Diabetes-Forschungsinstitutes, Düsseldorf (1975-1981). Seit 1981 Leiter des Bremer Instituts für Präventionsforschung und Sozialmedizin (BIPS). Arbeitsschwerpunkte: Arzneimittelepidemiologie, Epidemiologie kardiovaskulärer Krankheiten.

ULF HAARTJE

Dipl.-Soz. - Abteilung für Gesundheitsvorsorge und -fürsorge der Gesundheitsbehörde Hamburg

Geb. 1951. Nach Studium der Soziologie (bis 1977) Mitarbeit in verschiedenen soziologischen Projekten (Universität Hamburg, Statistisches Landesamt Hamburg). Seit 1980 wissenschaftlicher Angestellter im Referat Epidemiologie der Gesundheitsbehörde Hamburg. Arbeitsschwerpunkte: Datenauswertung aus verschiedenen Bereichen des Öffentlichen Gesundheitswesens. Betreuung des Hamburger Krebsregisters, der Todesursachenstatistik u.a.; Projektevaluation, Untersuchungspläne.

KLAUS-DIETER HAEHN

Prof. Dr. med. - Zentrum Öffentliche Gesundheitspflege (Abt. IV - Allgemeinmedizin) der Medizinischen Hochschule Hannover

Geb. 1927. Nach Studium an der Freien Universität Berlin und der Universität Hamburg Assistenzarzt in Hamburg und Bad Segeberg. Seit 1961 Allgemeinmediziner in Kirchboizen. Seit 1972 zunächst Gastprofessor für

Allgemeinmedizin an der MHH, seit 1976 ordentlicher Professor und Abteilungsleiter. Besonderes Interesse gilt epidemiologischen Fragestellungen, der Gestaltung des Arztbildes 'Allgemeinarzt' sowie der Erprobung neuer Methoden für die Praxis (Gruppen-Therapie).

HOLGER HANSEN — M.D., Dr. P.H., Associate Professor of Community Medicine and Health Care - University of Connecticut School of Medicine

Geb. 1934. Medizinische Ausbildung an der Humboldt-Universität und der Freien Universität Berlin. Studium des Öffentlichen Gesundheitswesens und der Epidemiologie an der Columbia University, Arbeit als Perinatologe an der Medizinischen Fakultät der Columbia University. Seit 1979 Leiter der Abteilung für Epidemiologie der University of Connecticut School of Medicine. Arbeitsschwerpunkte: Planung und Auswertung von Präventivmaßnahmen und epidemiologische Methodik.

HANS HARMSEN — o. Prof. (em.) Dr. med. habil. Dr. phil. - Universität Hamburg

Geb. 1899. Medizinstudium in Berlin, Marburg, München und Wien. Medizinisches Staatsexamen und Promotion in Berlin (1924). Rockefeller-Fellow (1925-1927). Dr. phil. in Marburg (1927, Staatsrecht, Nationalökonomie). Gesundheitswesen der Inneren Mission (1927-1937), Berufsgenossenschaft für Gesundheitsdienst und Wohlfahrtspflege (1937-1945). Habilitation in Berlin (1939). Stabsarzt, beratender Hygieniker Afrika-Rußland-Balkan. Leiter der Akademie für Staatsmedizin in Hamburg (1945), o. Prof. für Allgemeine und Soziale Hygiene an der Universität Hamburg, Direktor des Hygiene-Instituts. Arbeitsschwerpunkte: Bevölkerungswissenschaften, Familienplanung, Flüchtlingsforschung.

WALTER W. HOLLAND — Professor of Clinical Epidemiology and Social Medicine - St. Thomas's Hospital Medical School, London

Geb. 1929. Various posts in Epidemiology at St. Thomas's Hospital Medical School, London School of Hygiene, Johns Hopkins University. Professor at St. Thomas's since 1968. Director of Health Services Research Unit. Mayor interests: Chronic Bronchitis, Epidemiologic Methods, H.S.R.

RALF ITZWERTH — Dipl. Soz. - Universität Hamburg, Medizinische Soziologie

Geb. 1950. Studium der Soziologie und Psychologie in Hamburg. Seit 1979 wissenschaftlicher Mitarbeiter im Forschungsprojekt 'Gesundheitsselbsthilfegruppen'. Arbeitsschwerpunkt: Methoden teilnehmender Beobachtung.

WINFRIED KAHLKE — Prof. Dr. med. - Universität Hamburg, Interdisziplinäres Zentrum für Hochschuldidaktik (ZIHD) - Didaktik der Medizin

Geb. 1932. Medizinstudium in Kiel und Heidelberg (1953-1959). Physiologisch-chemisches Institut der Universität Köln (1961-1964); Medizinische Klinik der Universität Heidelberg (1964-1973): Klinik für Diagnostik von Stoffwechselstörungen. Venia legendi für Innere Medizin (1970). Seit 1974 Professur für Hochschuldidaktik in der Medizin, Universität Hamburg: Interdisziplinäre Gruppentherapie; Gesundheitsberatung; Studienreform der ärztlichen Ausbildung.

WILFRIED KARMAUS — Dr. med. - Medizinische Soziologie des Universitätskrankenhauses Eppendorf, Hamburg

Geb. 1949. Arzt, Studium der Soziologie, Hochschulassistent. Arbeitsgebiete: Epidemiologie, Streß- und Copingforschung, degenerative rheumatische Erkrankungen, Arbeitsbelastungen im Krankenhaus.

ILONA KICKBUSCH — Europäisches Regionalbüro der Weltgesundheitsorganisation, Kopenhagen

Geb. 1948. Studium der Bibliothekswissenschaften in Stuttgart (1967-1970), Studium der Politologie, Soziologie und Pädagogik in Stuttgart und Konstanz (1970-1975), Promotionsstipendium der Friedrich-Ebert-Stiftung (1975-1977), wissenschaftliche Angestellte in Forschungsvorhaben zu konsumentenzentrierter Gesundheitspolitik in Konstanz, Beraterin für Gesundheitserziehung und 'Frauen und Gesundheit' beim europäischen Regionalbüro der WHO (1980-1981). Seit 1981 Regionalbeauftragte für Gesundheitserziehung der WHO in Kopenhagen. Arbeitsschwerpunkte: Gesundheitserziehung, nicht-professionelle Gesundheitsversorgung, Frauengesundheitsforschung.

JOHANNES KORPORAL — Prof. Dr. med., Dipl.-Soz. - Fachhochschule für Sozialarbeit und Sozialpädagogik Berlin

Geb. 1942. Studium der Humanmedizin von 1964 bis 1970, klinische Tätigkeit (1970-1972), Mitarbeit im Sonderforschungsbereich Embryonalpharmakologie an der Freien Universität Berlin (1973-1975). Studium der Soziologie (1972-1976). Seit 1976 Hochschullehrer für soziale Medizin an der Fachhochschule für Sozialarbeit und Sozialpädagogik Berlin. Arbeitsschwerpunkte: Sozialmedizinische Bedingungen von Schwangerenvorsorge und Säuglingssterblichkeit, Epidemiologie von Unfällen und Vergiftungen im Kindesalter, sozialmedizinische Probleme von Abhängigkeit und Sucht, gesundheitliche Folgen der Migration, Rehabilitation.

ULRICH LAASER

Priv.-Doz. Dr. med. - Deutsches Institut zur Bekämpfung des Hohen Blutdruckes, Heidelberg

Geb. 1941. Medizinisches Staatsexamen in Berlin (1966), Diplome of Tropical Medicine and Hygiene in London (1969), Master of Public Health in Baltimore (1970). Public Health Program in Westafrika (1971/72), Internistische Facharztausbildung in Köln (1973-1978). Projektleitung der Kölner Studie zum Kardiovaskulären Risikoprofil bei Jugendlichen (1974-1980), Projektleitung der Gemeindestudie Rhein-Neckar (seit 1979). Leitung der Abteilung Epidemiologie, Statistik und Transferforschung des Hochdruckinstituts (seit 1980), Venia legendi für Epidemiologie in der Inneren Medizin (1980).

JOACHIM LEWERENZ

Dipl.-Päd. - Abteilung Gesundheitsvorsorge und -fürsorge der Gesundheitsbehörde Hamburg (Studie 'Gesundheitserziehung')

Geb. 1947. Nach Lehrerstudium 1. Staatsexamen 1972. Wissenschaftlicher Angestellter an der Universität Hamburg, Fachbereich Erziehungswissenschaften (1972-1978). Neben Lehrtätigkeit hauptsächlich mit der wissenschaftlichen Begleitung der Gesamtschulen im Bereich soziales Lernen/Tutorenarbeit beschäftigt. Veröffentlichungen zum sozialen Lernen. Referendariat mit Abschluß des 2. Staatsexamens (1978-1980). Lehraufträge an einer Gesamtschule und am Institut für Lehrerfortbildung. Seit 1980 Projektleiter der Studie 'Gesundheitserziehung'.

WERNER MASCHEWSKY

Priv.-Doz. Dr. phil. - Wissenschaftszentrum Berlin, Internationales Institut für Vergleichende Gesellschaftsforschung

Geb. 1944. Nach dem Abitur Programmierer. Studium der Psychologie in Köln, Bochum und Berlin (FU) (1966-1972). Wissenschaftlicher Assistent für Methodenlehre am Institut für Schulpädagogik der Freien Universität Berlin. Seit 1977 am Wissenschaftszentrum Berlin. Dissertation über 'Das Experiment in der Psychologie' (Campus, 1977).

HANS-ULRICH MELCHERT

Dr. rer. nat. - Institut für Sozialmedizin und Epidemiologie des Bundesgesundheitsamts

Geb. 1942. Studium der Chemie an der Technischen Universität Berlin. Promotion 1971 mit einer Arbeit über die Stabilität von Tocopherolen. Forschungsarbeiten zur Lipidoxidation sowie zur Analytik von Fettbegleitsubstanzen. Seit 1975 tätig im Fachgebiet Klinische Chemie des Instituts für Sozialmedizin und Epidemiologie des Bundesgesundheitsamts. Arbeitsschwerpunkte: Analytik von Serum-Lipiden und endokrinen Streßindikatoren.

REGINE MÖLDERS-KOBER — Dipl. Soz. - Zentrum Öffentliche Gesundheitspflege (Abt. IV - Allgemeinmedizin) der Medizinischen Hochschule Hannover

Geb. 1953. Studium der Soziologie mit den Nebenfächern Politik, Wirtschafts- und Sozialgeschichte und Pädagogik an den Universitäten Freiburg i. Br. und Marburg, Diplom 1978. Wissenschaftliche Hilfskraft am Institut für Medizinische Soziologie der Universität Marburg im Rahmen eines von der DFG geförderten Forschungsprojektes (1977-1979). Seit 1979 wissenschaftliche Angestellte der Abt. Allgemeinmedizin an der MHH. Arbeitsschwerpunkt: Life-event-Forschung.

DIETER VON SCHMÄDEL — Prof. Dr. phil. - Universität Regensburg

Geb. 1939. Promotion 'Führung im Interessenverband' (1966). 4 Jahre Assistent am Institut für Sozialphilosophie und Allgemeine Soziologie an der Universität Linz. Assistent bzw. Gastprofessor an der Abteilung für Medizinsoziologie und Sozialpsychologie der Universität Ulm (1971-1977). Habilitation im Fach Medizinische Soziologie der Medizinischen Fakultät der Universität Ulm (1976). Seit 1978 Professur an der Universität Regensburg für das Fach Medizinische Soziologie. Arbeitsschwerpunkte: Gesundheits- und Krankheitsverhalten, Ethnomedizin.

KONRAD WOLFGANG TIETZE — Prof. Dr. med. - Institut für Sozialmedizin und Epidemiologie des Bundesgesundheitsamts

Geb. 1933. Klinische Tätigkeit in Berlin und Mainz (1962-1974). Facharzt für Frauenheilkunde und Geburtshilfe. Habilitation und Erhalt der Venia legendi für das Fach Frauenheilkunde und Geburtshilfe (1974). Seit 1974 Fachgebietsleiter für Planung und Organisation epidemiologischer Studien im Institut für Sozialmedizin und Epidemiologie des Bundesgesundheitsamts. Arbeitsschwerpunkte: Medizinische und Soziale Dienste in der Schwangerschaft und für das Kleinkind; methodische Probleme bei Wachstums- und Reifungsvorgängen in der Bevölkerung.

ALF TROJAN — Priv.-Doz. Dr. med. Dr. phil., M.Sc. - Universität Hamburg, Medizinische Soziologie

Geb. 1944. Studium der Medizin und Soziologie in Hamburg, Wien, Berlin und London. Seit 1974 wissenschaftlicher Assistent in der Medizinischen Soziologie Hamburg. Arbeitsschwerpunkte: Drogen- und Alkoholabhängigkeit; psychiatrische Soziologie und Sozialpsychiatrie; gemeindebezogene Gesundheitssicherung; Primärversorgung und Selbsthilfegruppen.

INGBERT WEBER

Dipl. Sozialwiss. - Abt. für Medizinische Soziologie der Universität Marburg, Fachbereich Humanmedizin

Geb. 1949. Studium an den Universitäten in Münster/Westfalen, Freiburg/Br. und Bochum. Seit 1976 wissenschaftlicher Mitarbeiter an der Abteilung für Medizinische Soziologie der Universität Marburg. Arbeitsschwerpunkte: Psychosoziale Belastungsforschung im Rahmen der Epidemiologie der Herz-Kreislauf-Krankheiten; Arbeits- und Organisationssoziologie.

ANGELA ZINK

Dipl.-Soz. - Institut für Soziologie der Freien Universität Berlin

Geb. 1953. Studium der Soziologie in Berlin (1972-1976). Mitarbeit in sozialmedizinischen Forschungsprojekten (1977-1979). Wissenschaftliche Angestellte im Institut für Sozialmedizin und Epidemiologie des Bundesgesundheitsamts (1979-1980). Seit 1981 wissenschaftliche Mitarbeiterin im Institut für Soziologie der Freien Universität Berlin im Schwerpunkt Gesundheitssystemanalyse. Arbeitsschwerpunkte: Epidemiologie rheumatischer Erkrankungen, sozialmedizinische Bedingungen von Schwangerenvorsorge und Säuglingssterblichkeit, Epidemiologie von Unfällen und Vergiftungen im Kindesalter, gesundheitliche Folgen der Migration, Sozialpolitik.

SACHREGISTER

Abwehrmechanismen 162
Adipositas 131, 135, 136, 137, 144, 201, 209, 219, 222
Adipositastherapie 120, 144, 145, 209, 218, 221, 223, 224
Ärzte, niedergelassene 100, 243
Aktionsforschung 255
Akzeleration 129
Alltagsleben, -handeln 72, 102, 230, 251, 253
Alma-Ata-Konferenz 269
Angina pectoris 169, 170, 172
AOK Mettmann 145
Arbeitsbedingungen 79, 240
Arbeitsmedizin 161
Arteriosklerose 92
Arzneimittel, unverzichtbare 269, 270
Arzneimittelrisiken 198, 199, 200
Arzt-Patient-Beziehung 32, 33, 111, 144, 166, 182, 209, 212, 244, 260, 264, 272
A-Typ s. Typ-A-Verhalten
Australian National Blood Pressure Study 93, 94, 115, 116

Balint-Gruppen 167
Befragung, aktivierende 255
Behandlung von Risikoträgern, medikamentöse 4, 34, 45, 60, 87, 88, 93, 95, 98, 100, 106-109, 111-113, 116, 119, 121, 143, 182, 186, 189, 204, 222, 224, 259
Belastung, psychosoziale 161, 162, 256
Belastungskonzeptionen 78, 79, 161
Beobachtung, teilnehmende 255
Berufstätigkeit von Frauen 173, 176
Beta-Blocker 184
Betroffenheit 252
Bewältigungsverhalten 67, 70, 162, 163, 164, 166
Bewegungsmangel 238
Blutdruck (vgl. auch Hypertonie) 77, 91, 92, 213, 215
Blutdruckmessung 87, 96, 97, 114
Body Mass Index 125, 136, 137
BROCA-Index 125
Build and Blood Pressure Study 131, 219

Cholesterin 92, 119, 120, 121, 135, 182, 183
Clofibrat 183, 184, 185
Compliance 98, 189, 209, 215, 217, 259, 260, 261
Coping 70, 71, 73, 149
Coronary Drug Project 185

Diabetes mellitus 143, 144, 184
Diätberatung 144
Differentialsteuer für Zigaretten 195
Disposition 19, 20, 23, 27, 39

Einschränkung der Verfügbarkeit 194, 198, 200
Ernährungsverhalten 120, 121, 220, 237, 238
Etikettierung von Risikoträgern 240
Eugenik 12, 13
Evans-County-Studie 44
Experten s. Professionelle
Exposition 27, 39

Framingham-Studie 41, 44, 61, 92, 130, 131, 186, 187, 219
Früherkennungsuntersuchungen s. Screening
Frustrations-Aggressions-Hypothese 68

Geschlechtsspezifik 170, 175
Gesundheitsbegriff, sozialer 267, 272, 273

Gesundheitserziehung 4, 34, 102, 154, 229, 230, 236, 239, 243, 267, 273
Gesundheitsverhalten 173, 233, 250
Gesundheitsversorgung, gemeindenahe 274
Gesundheitsversorgung, primäre 269
Gewerkschaften 241, 242
Göteborg-Studie 112, 113
Grenzwertproblematik 54, 106, 119, 186, 187

Handeln, soziales 67, 68, 73
Health Interview Survey 174
Healthy-Worker-Hypothese 174, 175
Heilstättenbewegung 9, 10, 11, 18
Herrschaftsverhältnis 261, 263
Hypertension Detection and Follow-Up Program 45, 88, 93, 94, 106, 113, 114, 115, 185
Hypertonie 86, 93, 135, 137, 206, 209, 219, 237
Hypertonie, milde 45, 46, 57, 106-110

Impfprogramme 31
Industrie, pharmazeutische 183, 199, 200
Industrie, Säuglingsnahrungs- 269, 270
Industrie, Zigaretten- 197, 198, 269
Intentionalität 68
Intervention, strukturelle 197, 273 (vgl. auch Prävention, strukturelle)
Interventionsstudien 3, 4, 47, 219

Karzinome 185
Kausalität 2, 3, 38, 42, 51, 54, 55, 65, 66, 154, 182, 183, 220
Kausalmodelle 78, 83
Klagsamkeit 175
Körpergewicht, relatives 125, 126, 129, 131
Kohorteneffekt 129, 130
Kontrollambition 147, 165
Kontrolle, soziale 262, 263, 270, 272, 273
Kontrollverlust 149
Krankenkassen 242, 243
Krankheitsverständnis 77, 167

Lärmbelastung 240
Laien 261, 269
Lebensqualität 145
Lebenswelt 72
Lipidhypothese 119
Luftverschmutzung 240

Medikalisierung 102, 110, 207, 262
Meßprobleme 80, 96
Methodenprobleme 40, 52, 53, 54, 55, 58
Modell Wiesloch 205, 206
Muscatine-Studie 61

Nebenwirkungen 32, 100, 108, 109, 186, 187
Non-Compliance 203, 204, 205, 263
Nord-Karelien-Projekt 72, 239
Nordenham-Brake-Studie 169, 187

Oslo-Studie 116

Papworth-Siedlung 13, 14
Pfadanalyse 83
Pharmakoprophylaxe s. Behandlung von Risikoträgern
Pooling Project 41, 91, 92, 93, 219, 241
Prädiktoren 65, 66
Prävention 28, 29, 101, 251
Prävention, gemeindebezogene 4, 254, 255
Prävention, individuelle 57
Prävention, primäre 57, 65, 70, 86, 203, 252, 253
Prävention, sekundäre 153
Prävention, soziale 241
Prävention, strukturelle 154, 193
Präventivmedizin 105, 203, 204
Professionelle 241, 261, 269
Psychosomatik 161, 165, 166, 167
Psychotherapie 153, 154

Rassenhygiene 20, 31
Rauchen 66, 92, 137, 194, 195, 197, 239
Raucherentwöhnung 197
Reflexivität 68
Risiko, individuelles 186
Risiko, relatives 53
Risikofaktoren, soziale 67, 86, 220
Risikofaktoren, Zusammenhänge von 42, 65, 66, 135, 144
Risikopopulationen 57, 114, 186
Risikoverhalten 66, 270
Roseto-Studie 45

Schadstoffgehalt von Zigaretten 195, 196
Schweine-Influenza 109
Screening 33, 89, 98, 99, 100, 102, 259
Selbstbehandlung 272
Selbsthilfe 235, 239, 244, 249, 250, 252, 253, 254, 264, 272, 273
Selbsthilfegruppen 69, 102, 235, 237, 241
Selbstkontrollgruppen 222, 223, 235, 236, 237, 239, 241
Selbstverschulden 135
Seven Countries Study 219
Sinnsetzungskompetenz 70, 73, 251
Social Support 176, 177, 178
Sozialdarwinismus 30
Sozialhygiene 9, 10, 17, 22, 30
Sozialkompetenz 231, 233
Stanford Heart Disease Prevention Program 72
Strain 161
Stress 24, 147, 149, 151, 164, 169, 170, 177
Suchtverhalten 205, 230, 241

Tabellenanalyse, mehrdimensionale 81
Therapie von Risikoträgern s. Behandlung von Risikoträgern
Therapiestudien 95, 184, 185
Tierversuche 122, 183
Tracking 43, 60, 61, 62, 129
Tuberkulose 7-15, 17-25, 107, 167
Typ-A-Verhalten 44, 147-151, 153, 163, 239

Übergewicht s. Adipositas
Umweltrisiken 164, 240
University Group Diabetes Program 184

Verhaltenstherapie 210, 222
Verhaltenstyp A s. Typ-A-Verhalten
Veterans Administration Cooperative Study 88, 93

Weißenhof-Siedlung 14
Werbung 196, 198, 200
Western Collaborative Group Study 151

FSC
www.fsc.org
MIX
Papier | Fördert gute Waldnutzung
FSC® C083411

Kolibri 360 GmbH
Ferdinand-Jühlke-Straße 7
99095 Erfurt, Deutschland
produktsicherheit@kolibri360.de